对症刮痧不生病

DUIZHENG GUASHA BUSHENGBING

易磊 兰翠平 ◎ 编著

上海科学技术文献出版社
Shanghai Scientific and Technological Literature Press

图书在版编目（CIP）数据

对症刮痧不生病/易磊，兰翠平编著. —上海：上海科学技术文献出版社，2016.3
ISBN 978-7-5439-6940-7

Ⅰ.①对… Ⅱ.①易… ②兰… Ⅲ.①刮搓疗法
Ⅳ.①R244.4

中国版本图书馆CIP数据核字(2016)第023656号

责任编辑：祝静怡

对症刮痧不生病

易磊　兰翠平　编著

*

上海科学技术文献出版社出版发行
（上海市长乐路746号　邮政编码200040）
全 国 新 华 书 店 经 销
北京振兴源印务有限公司印刷

*

开本 787×1092　1/16　印张 20　字数 256千字
2016年3月第1版　2016年3月第1次印刷
ISBN 978-7-5439-6940-7
定价：32.80元
http://www.sstlp.com

前言

健康是人生第一财富，但人吃五谷杂粮，难免不生病，生病就要治病，但挂号难看病贵的问题一直是人们的"心病"。常说求医不如求己，但自己没学过医，也没有专业的知识，如何才能呵护自己的健康？由此，寻求一种无毒副作用有效而经济的养生治病之法成了很多人的心愿。

刮痧正是这样一种方法，它具有保健和治疗的双重功效，刮痧以其简单易学、成本低廉、安全可靠、疗效显著等得天独厚的特点与优势，发挥着良好的桥梁、中介与助推作用，进而使全民健身的意识与人民群众对于健康的期盼变为现实。有病治病，无病养生，而且还不受时间、空间及个人专业知识的限制。无论是保健还是治病，手持刮痧板，就能真正实现"手到病自除"。

本书分三篇，上篇集刮痧医理、顺序、手法和禁忌于一体，中篇立足怎么刮不生病，下篇着重生病了怎么刮，合乎人们养生、治病的逻辑安排，其中总结出养生、治病的理、法、方、术，使刮痧疗法与时俱进，对号入座，一"刮"就灵。

在养生方面，"怎么刮不生病"不但根据体质收录气虚、阳虚、阴虚、气郁、血瘀、痰湿等不同体质的刮痧调理之法，还从亚健康的角度收录了失眠健忘、盗汗自汗、食欲缺乏、手脚冰凉、腰腿疼痛、心慌气短、眼睛疲劳等刮痧调理之法，每种亚健康状态，又从头部、腹部、下肢、背部等不同部位对刮痧方法分别叙述。此外，现代人关注的美白、瘦身也分别针对不同的情况做了刮痧方法指导。

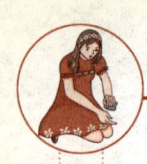

在疾病方面，"生病了怎么刮"收录了内科、外科、男科、妇科、儿科、五官科、皮肤科等常见病症的刮痧疗法，每种病症又根据不同的病症分型，分别做了刮痧方法介绍，无论是医师参考还是患者自疗都能有所参考，获得指导。

立足读者朋友，想您所想，我们从细节做起，比如，为了方便读者阅读，本书采用了一对一图解刮痧的方法，反射区定位和精准找穴，一种养生，一种病症，看书就能全面获悉，尽可能做到一看就懂，一学就会。

保健、治疗、美容"三合一"，理、法、方、术"四位一体"，刮痧疗法与时俱进。走健康之路，《对症刮痧不生病》一路与您相伴。

编 者

目录 Contents

上篇　刮痧必知常识

第一章　刮痧：活气血，平阴阳，保健康

刮痧医理 /004

活血祛瘀：祛瘀生新，促进血液循环 / 004

调整阴阳：改善、调整脏腑阴阳平衡 / 005

舒筋通络：排除代谢障碍，缓解疼痛 / 007

排除毒素：加速排除体内废物、毒素 / 008

信息调整：提高免疫力，调整肠运动 / 009

刮痧顺序及应用 /011

头部刮痧：以百会穴为中心，呈放射状 / 011

面部刮痧：前额两颧下颌，自上而下 / 012

颈部刮痧：正中到两侧肩上，向外扩散 / 014

背颈刮痧：从正中到两侧，依次进行 / 015

胸部刮痧：以任脉为中心，由上而下 / 016

腹部刮痧：腹部正中到两侧，由里向外 / 016

膝关节刮痧：膝眼到委中，从前向后 / 017

四肢刮痧：上肢下肢，内侧外侧各不同 / 019

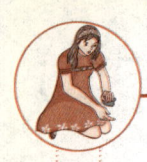

刮痧方法 /020

角揉法：用刮痧板厚边棱角回旋摆动 / 020

边揉法：刮痧板厚边在"病灶点"揉动 / 021

角推法：刮痧板厚边棱角做直线推移 / 022

按法：刮痧板厚边棱角面侧着力 / 023

点法：用刮痧板棱角着力 / 023

拍法：以刮痧板面拍击施治穴位 / 024

徒手法：小毛病一抓一揪，事半功倍 / 025

注意事项 /028

刮痧前：这些人不可刮痧 / 028

刮痧时：要点谨记，让刮痧更容易 / 029

刮痧后：不宜立即洗浴 / 030

晕刮：找到原因，辨清症状做防治 / 031

中篇　怎么刮不生病

■ 第二章　因人而异，根据自己体质来刮痧

怎么刮补气虚 /036

体质特点：肌肉松软多气虚 / 036

刮拭总则：刮拭肺俞穴，补虚益气 / 036

背部：刮拭志室及俞穴，缓解气虚疲乏 / 037

腹部：从任脉到胃经，调理胃肠不气虚 / 038

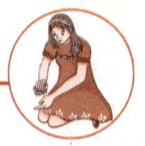

下肢：刮拭足三里等穴，强肾健脾补气虚 / 039

注意事项：力度适中，多应用补法刮拭 / 040

怎么刮补阳虚 /041

体质特点：疲乏畏寒多阳虚 / 041

刮拭总则：刮拭肾俞穴，提升阳气 / 041

背部：刮拭大椎、命门等穴，让你"阳气十足" / 042

腹部：刮拭气海等穴，阳气不虚身体倍儿棒 / 043

下肢：刮拭足三里、涌泉穴，阳不虚身体棒 / 044

注意事项：切不可盲目追求将痧全出透 / 045

怎么刮补阴虚 /046

体质特点：手心热，睡眠差，视物花 / 046

刮拭总则：刮拭心俞穴，清泻虚热 / 046

背部：从上到下刮拭"三俞穴"进补 / 047

腹部：刮拭气海等穴，理气养血调阴阳 / 048

下肢：刮拭血海、三阴交穴，阴不虚体自康 / 049

注意事项：如果皮肤感染等，刮痧应避开 / 049

怎么刮除气郁 /051

体质特点：胸胀易怒，让你"气不顺" / 051

刮拭总则：刮拭肝俞穴，疏肝解郁 / 051

背部：肝俞、胆俞穴，"肝胆相照"调气郁 / 052

胸部：刮拭胸部两侧及膻中穴，气顺心畅 / 053

下肢：刮拭足三里、大敦等穴，疏肝解郁 / 053

注意事项：从上至下，刮痧方向是关键 / 054

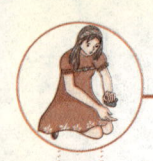

怎么刮去血瘀 /056

体质特点：瘀斑、疼痛，血瘀面子不好看 / 056

刮拭总则：刮拭天宗穴，活血祛瘀 / 056

背部：刮拭大椎等穴，气血不瘀体畅通 / 057

胸部：刮拭膻中至中庭，血瘀悄然去无踪 / 058

四肢：刮拭曲池等穴，解决血瘀就地取材 / 059

注意事项：血瘀体质，以通为要务 / 060

怎么刮除痰湿 /061

体质特点：胸闷、多汗，都是痰湿惹的祸 / 061

刮拭总则：刮拭脾俞穴，健脾利湿 / 061

背部：刮拭"三俞穴"，出痰祛湿显奇效 / 062

胸腹：刮拭中府、上脘等穴，痰湿不侵 / 063

下肢：刮拭丰隆穴，祛湿化痰防肥胖 / 064

注意事项：刮走痰湿，健脾是关键 / 065

第三章　怎么刮除亚健康

失眠健忘 /068

头部：前后发际刮拭，防止大脑退化 / 068

背部：刮拭膏肓、志室等穴，改善失眠健忘 / 068

两经：刮拭心包经、心经，让你睡得香 / 069

两穴：刮按内关、神门等穴，增血供氧 / 070

盗汗自汗 /071

背部：拉长刮拭面，从上向下综合刮拭 / 071

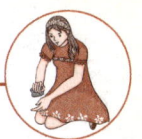

腰胸部：刮拭膻中、肾俞穴，防汗液外泄 / 072

四肢：刮拭曲池等穴，调节睡眠不佳盗汗 / 073

食欲缺乏 /074

腹部：刮拭中脘穴，脾胃好胃口好 / 074

脾胃体表反射区：刮到毛孔张开吃嘛嘛香 / 074

下肢：刮拭足三里等穴，缓解食欲缺乏 / 075

背部：刮拭脾俞、胃俞穴，开老人胃口 / 076

手脚冰凉 /077

上肢：刮拭手掌及手指，行气暖身 / 077

下肢：刮拭脚掌及脚趾，不再怕冷 / 077

腰腿疼痛 /078

腰部：刮拭命门等穴，利腰脊去疼痛 / 078

下肢：拍打委中等穴，有效缓解下肢疼痛 / 078

膝关节经穴：从上向下刮拭，改善下肢酸痛 / 079

心慌气短 /081

背部：刮拭心俞等穴，宽胸理气 / 081

胸腹部：刮拭膻中等穴，气机顺畅好宽心 / 082

上肢：刮拭肘窝经穴，疏通血脉护心脏 / 082

眼部疲劳 /084

头部：刮拭风池穴，消除眼部疲劳 / 084

面部：刮拭睛明等穴，防眼疾解疲劳 / 084

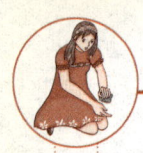

第四章　刮痧养颜，选对穴，刮享"花样年华"

美　白 /088

脸部：排除阳毒，生发阳气不做"黄脸婆" / 088

背部：血瘀为斑，刮拭活血做"无瑕美人" / 089

祛眼袋 /090

面部：刮痧祛眼袋，这样配穴最管用 / 090

腹部：消除眼袋，面子问题从腹部刮起 / 091

背部：刮膈俞、脾俞穴，运化好眼袋自然消 / 091

丰　胸 /093

胸部：刮拭膻中、天溪等穴，通气血升罩杯 / 093

肩部：刮拭肩井穴，让你罩杯日渐升级 / 094

下肢：刮拭足三里穴，消除"飞机场" / 094

乳四穴：刮拭乳头四周，丰胸"就地取材" / 095

祛　皱 /096

眉眼间：刮拭眉间心肺区，补养心肺并祛皱 / 096

眼角：刮拭太阳、瞳子髎穴，抚平眼尾小细纹 / 096

额头：刮拭百会、阳白穴，淡化额头小细纹 / 097

颈背部：刮拭天柱等穴，颈纹不再泄露年龄 / 098

祛黄褐斑 /099

刮拭面部及黄褐斑部位，消除瘀血斑痕消 / 099

背部：刮拭"三俞穴"，调节脏腑，淡化黄褐斑 / 099

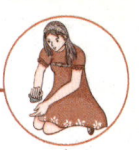

第五章　刮刮就能瘦，刮除赘肉塑身减肥

瘦　腹 /104

腹部：顺时针方向刮拭去除"大肚腩" / 104

背部：刮拭肾俞穴，肌肉不松瘦下来 / 105

下肢：刮拭丰隆穴，控制食欲好减肥 / 105

瘦　腿 /107

胸腹：刮除痰湿，补气养虚，防止"腿粗体胖" / 107

腿部：刮拭伏兔等穴，紧致肌肉，消除"大象腿" / 108

下肢：刮拭委中等穴，去除赘肉"亭亭玉立" / 109

瘦　腰 /110

腹部：刮拭带脉穴，塑出你的动人腰线 / 110

腰背部：刮拭脾俞等穴，芊芊细腰亮出来 / 111

下肢：刮拭居髎穴，消除腰臀部赘肉 / 111

美　臀 /113

腰部：刮拭腰眼穴，助你提臀、美臀 / 113

腿部：刮拭承扶穴，提拉肌肉，紧致臀部 / 114

臀部：刮拭环跳穴，还你紧实、上翘臀部 / 114

瘦肩臂 /116

刮拭肩上、肩前、上肢内侧，秀肩亮出来 / 116

刮拭肩后、腋下、上肢外侧，瘦臂亮出来 / 116

肩胛部：刮拭天宗等穴，圆润双肩瘦手臂 / 117

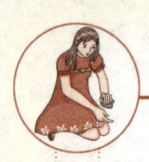

下篇　生病了怎么刮

■ 第六章　内科病怎么刮

头　痛 /122

方法1：头痛头晕：刮拭百会等穴缓急止痛 /122

方法2：外感头痛，刮拭头部太阳穴显功效 /123

方法3：一侧头痛，刮拭筑宾等穴多面夹击 /124

方法4：头痛晕眩，上部问题下部解决 /125

方法5：偏头痛，补泻兼施，去痛双管齐下 /125

方法6：不同痛因，刮拭头维等穴和痛点 /127

感　冒 /128

方法1：风寒感冒，刮拭风池等穴疏风散寒 /128

方法2：风热感冒，刮拭尺泽等穴解表止痛 /129

方法3：暑湿感冒，刮拭膻中等穴清热生津 /130

方法4：感冒发热，刮拭大椎等穴泄热解毒 /132

咳　嗽 /133

方法1：内伤咳嗽，刮拭大杼等穴，宣肺止咳 /133

方法2：外感咳嗽，刮拭廉泉等穴，改善症状 /134

方法3：咳嗽痰多，刮拭丰隆等穴，从里向外化痰 /135

哮　喘 /136

方法1：发作期，刮拭大椎等穴平喘不费劲 /136

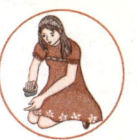

方法2：缓解期，刮拭定喘等穴止咳又定喘 / 138

胃 炎 /140

方法1：急性胃炎，自上而下刮拭颈、肩、背 / 140

方法2：慢性胃炎，随症加减轻松搞定 / 141

方法3：缓解不适，膈俞等穴有助疏通胃部气血 / 142

便 秘 /144

方法1：实证便秘，刮拭大肠俞等穴润肠通便 / 144

方法2：虚证便秘，刮拭气海等穴巧通腑畅全身 / 145

方法3：慢性便秘，刮拭商阳等穴缓解便秘之苦 / 147

方法4：促进肠蠕动，刮拭足三里、上巨虚穴 / 148

泄 泻 /149

方法1：寒湿泄泻，刮拭足三里等穴肚子不再响 / 149

方法2：湿热泄泻，刮拭中脘等穴，湿热去腹泻止 / 151

方法3：腹泻肠鸣，刮拭上巨虚等穴和胃还止泻 / 152

糖尿病 /154

方法1：降糖消渴，刮拭大椎等穴来缓解 / 154

方法2：平衡血糖，刮拭中脘等穴效果佳 / 155

方法3：控制血糖，胰俞等穴辅助治疗糖尿病 / 156

方法4：糖尿病防治，阳池穴增津消渴，平衡血糖 / 157

高血压 /158

方法1：高血压头晕，刮拭百会等穴平肝降压 / 158

方法2：平衡血压，刮拭人迎等穴舒经活血降压 / 160

方法3：保健降压，刮拭太阳等穴双管齐下 / 161

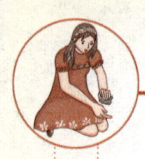

高脂血症 /162

方法1：高脂血症，大椎等穴促进代谢甩掉高血脂 / 162

方法2：血脂降下来，郄门等穴降低胆固醇有捷径 / 163

冠心病 /165

方法1：增强心脏功能，刮拭心俞等穴 / 165

方法2：防治心脑血管病，刮拭膻中、乳根穴 / 166

方法3：胸闷胸痛，刮拭内关等穴缓解不良症状 / 167

方法4：心脏不适，刮拭灵道穴调整心脏功能 / 167

■ 第七章　外科病怎么刮

颈椎病 /172

方法1：颈项僵痛，刮拭风池等穴，散寒止痛 / 172

方法2：颈痛胸闷，刮拭天柱等穴，解郁消痛 / 174

方法3：颈椎不适，后溪穴是颈椎病的克星 / 175

方法4：颈肩背痛，刮拭天髎穴通经止痛 / 176

落　枕 /177

方法1：头项僵痛，大椎等穴几分钟搞定落枕 / 177

方法2：风邪入侵落枕，风池等穴缓解不适 / 178

方法3：脖子不再痛，肩井等穴能办到 / 179

方法4：气血虚落枕，刮拭悬钟穴如释重负 / 180

肩周炎 /181

方法1：风寒阻络肩周炎，刮拭风池等穴 / 181

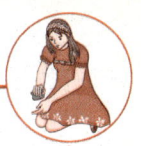

方法2：肩膀酸痛，刮拭肩井等穴巧缓解 / 182

方法3：颈椎活动受限，肩贞等穴使活动更自如 / 182

腰　痛 /184

方法1：风寒湿困腰痛，腰阳关等穴祛风散寒 / 184

方法2：肾气亏虚腰痛，肾俞等穴让你挺直腰板 / 185

方法3：气滞血瘀腰痛，水沟等穴帮你快速止痛 / 186

足跟痛 /189

方法1：足跟痛，大陵等穴疏通气血去足痛 / 189

方法2：足跟骨刺，昆仑等穴增强足底肌力 / 191

膝关节痛 /192

方法1：膝关节疼痛，鹤顶等穴祛风除湿止痛快 / 192

方法2：膝关节疾病，刮拭阴市等穴缓解症状 / 194

痔　疮 /195

方法1：痔疮疼痛，刮拭百会穴缓解症状 / 195

方法2：调治内痔，刮拭膈俞等穴 / 196

方法3：巧治痔疮，刮拭承山等穴轻松搞定 / 196

■ 第八章　男科病怎么刮

阳　痿 /200

方法1：阴茎不举，刮拭督脉让你更"坚强" / 200

方法2：举而不坚，刮拭膀胱经"性福"更长久 / 201

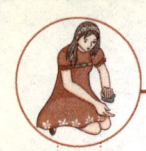

方法3：阳痿伴头晕、酸软，刮拭任脉阳刚十足 / 202

方法4：阳虚阳痿，刮拭腰阳关让阳气通行无碍 / 202

早　泄 /204

方法1：肾虚早泄，命门等穴固肾止遗 / 204

方法2：益气助阳，关元等穴告别早泄 / 205

方法3：补肾壮阳，足三里等穴让你更"持久" / 206

前列腺炎 /207

方法1：前列腺疾病，刮拭肾俞等穴让小便更顺畅 / 207

方法2：小便异常，刮拭关元等穴通调下焦水道 / 208

遗　精 /209

方法1：遗精滑泄，刮拭关元等穴告别梦遗滑精 / 209

方法2：肾虚精关不固，刮拭心俞等穴固精止遗 / 210

■ 第九章　妇科病怎么刮

月经不调 /214

方法1：月经提前，刮三阴交等穴轻松搞定 / 214

方法2：月经推迟，刮拭肝俞等穴来经有数 / 216

方法3：经期错乱，刮拭交信穴摆脱月经不调 / 217

方法4：肝郁型月经不调，刮拭血海等穴调治 / 217

痛　经 /219

方法1：气滞血瘀型痛经，刮拭归来等穴来调治 / 219

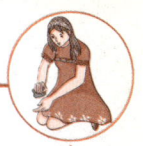

方法2：寒湿凝滞型痛经，刮拭阴陵泉等穴来调治 / 220

方法3：原发性痛经，肝俞等穴从外而内调理胞宫 / 221

闭 经 /223

方法1：肝肾不足型闭经，刮拭太冲等穴滋补肝肾 / 223

方法2：气血虚弱型闭经，刮拭中脘等穴益气养血 / 224

方法3：气滞血瘀型闭经，刮拭血海等穴活血祛瘀 / 225

方法4：痰湿阻滞型闭经，刮拭水分等穴祛湿化痰 / 226

崩 漏 /228

方法1：实热型崩漏，刮拭三阴交等穴清热止血 / 228

方法2：气虚型崩漏，刮拭肾俞等穴补中益气 / 229

方法3：阴虚型崩漏，刮拭隐白等穴滋补肝肾 / 230

方法4：血瘀型崩漏，刮拭血海等穴化瘀止血 / 232

盆腔炎 /233

方法1：急性盆腔炎，刮拭脾俞等穴来得快 / 233

方法2：慢性盆腔炎，刮拭带脉等穴效果好 / 234

方法3：湿热下注型，刮拭足三里等穴来治疗 / 235

方法4：气滞血瘀型，刮拭血海等穴行气化瘀 / 235

乳腺增生 /237

方法1：乳腺增生，刮拭太冲、行间两穴 / 237

方法2：小叶增生，肩井等穴舒导肝胆，缓解症状 / 238

方法3：乳腺疾患，刮拭妇科要穴——膻中穴 / 239

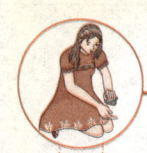

第十章 五官病怎么刮

耳鸣 /242

方法1：虚证型耳鸣，刮肝俞等穴补虚止头晕 / 242

方法2：实证型耳鸣，刮拭听宫等穴泄实除耳鸣 / 244

牙痛 /246

方法1：实火牙痛，刮拭颊车等穴消肿止痛 / 246

方法2：虚火牙痛，刮拭太溪等穴除火清热 / 247

眼病 /249

方法1：青少年近视，刮拭攒竹等穴恢复视力 / 249

方法2：睑腺炎，刮拭合谷等穴消肿止痛 / 251

方法3：老年性白内障，刮拭鱼腰等穴见奇效 / 251

方法4：迎风流泪，刮拭太阳等穴泪水止得快 / 253

咽喉肿痛 /254

方法1：风热外袭，刮拭少商等穴清咽止痛 / 254

方法2：肺胃实热，刮拭内庭等穴消肿止痛 / 255

鼻炎 /257

方法1：急性鼻炎，刮拭上星等穴通经活络利鼻窍 / 257

方法2：慢性鼻炎，刮拭百会等穴增强鼻抗力 / 259

方法3：过敏性鼻炎，刮拭迎香等穴来断根 / 260

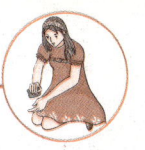

第十一章　儿科病怎么刮

百日咳 /264

方法1：初期，刮拭风门等穴，小儿"咳"不容缓 / 264
方法2：恢复期，刮拭肺俞等穴轻松把痰咳出来 / 265

小儿夜啼 /267

方法1：脾脏虚寒夜啼，刮拭关元等穴温脾散寒 / 267
方法2：心经积热夜啼，刮拭神门等穴清心导滞 / 268
方法3：卒受惊恐夜啼，刮拭内关等穴镇惊安神 / 269

小儿便秘 /270

方法1：暂时性便秘，刮拭脾俞等穴使大便畅通 / 270
方法2：习惯性便秘，支沟等穴化解便秘之苦 / 271
方法3：虚证便秘，刮大肠俞等穴排便更有力 / 273

小儿腹泻 /275

方法1：风寒型腹泻，刮拭风门等穴疗效快 / 275
方法2：伤食型腹泻，绕脐推刮让孩子远离腹泻 / 276
方法3：脾胃虚弱型腹泻，脾俞等穴健脾益胃止泻 / 276

小儿疳积 /278

方法1：小儿疳积，刮拭脾俞等穴健脾胃消疳积 / 278
方法2：小儿食滞，刮拭脾经等健脾胃促消化 / 280

小儿遗尿 /281

方法1：肾气不足型遗尿，刮拭中极等穴抑止排尿 / 281
方法2：脾胃气虚型遗尿，刮拭气海等穴改善症状 / 283

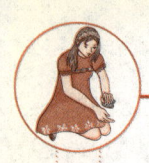

第十二章　皮肤病怎么刮

湿 疹 /286

方法1：除湿去痒，刮拭肺俞等穴去除湿疹 / 286

方法2：清热化湿，刮拭上肢除湿不痒做得到 / 287

方法3：对付湿疹，刮拭血海穴轻松就能搞定 / 288

荨麻疹 /289

方法1：瘙痒灼热，刮拭风池等穴疏风止痒 / 289

方法2：祛除荨麻疹，刮拭曲池等穴巧妙缓解 / 290

方法3：发作期，刮拭风市等穴效果看得见 / 291

痤 疮 /293

方法1：肺经蕴热型痤疮，大椎等穴清凉肺血 / 293

方法2：脾胃湿热型痤疮，脾俞等穴清热利湿 / 294

方法3：瘀血阻滞型痤疮，曲池等穴活血化瘀 / 295

带状疱疹 /297

方法1：肝胆火旺型带状疱疹，刮拭胆俞等穴调治 / 297

方法2：脾胃湿热型带状疱疹，刮拭血海等穴调治 / 299

方法3：气滞血瘀型带状疱疹，刮拭阿是穴调治 / 299

上篇

刮痧必知常识

　　刮痧是有病治病、无病强身的中医传统养生方法。但到底该刮哪里才能事半功倍，又该如何刮才能防治兼收呢？故此，掌握一些科学实用的刮痧常识，让自己在刮痧的实践过程中手到病除，成为崇尚绿色保健的必要储备。

第一章

刮痧：活气血，平阴阳，保健康

刮痧通过对皮肤进行简单的刮拭刺激，以出痧的方式疏泄了邪毒、淤滞，调畅了气血，调动了机体的自我防卫系统，可有效地改变经络失调、阴阳失衡的病理状态。

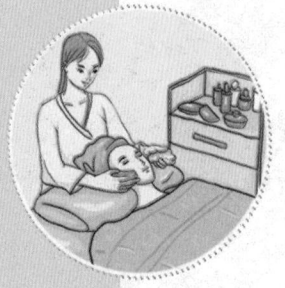

本章看点

- 刮痧医理
- 刮痧方法
- 刮痧顺序及应用
- 注意事项

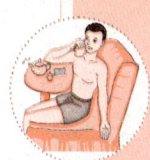
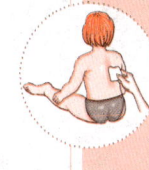
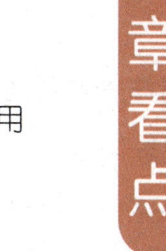
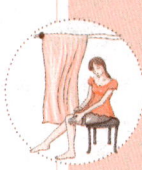

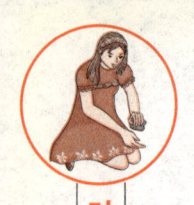

刮痧医理

利用刮痧器具刮拭经络穴位，通过良性刺激，充分发挥营卫之气的作用，使经络穴位处充血，改善局部微循环，起到祛除邪气、疏通经络、祛风散寒、活血化瘀、消肿止痛的作用，以增强机体自身潜在的抗病能力和免疫机能，从而达到扶正祛邪、防病治病的作用。

 ## 活血祛瘀：祛瘀生新，促进血液循环

中医学认为，经络气血"不通则痛"，气血淤滞是引发疼痛性病症的重要原因，通常引起的症状或疾病有头痛、颈肩腰腿痛、胃肠痉挛性疼痛、神经痛等各种疼痛性病症；气滞血瘀还可以引起头晕目眩、疲乏无力、气短胸闷、痤疮、黄褐斑、面色萎黄或晦暗等各种亚健康症状。它是在提醒我们：该对自己的身体好一点了。

此时，活血祛瘀、疏通气血是当务之急。刮痧可调节肌肉的收缩和舒张，使组织间压力得到调节，以促进刮拭组织周围的血液循环。增加组织流量，从而起到活血化瘀、祛瘀生新的作用。

经常刮拭脚底板有助于促进脚腿的血液循环，因为脚底是人体末梢神经聚集的地方。每天晚上睡觉前以脚掌为中心，有节奏地进行刮拭，以稍有疼痛感为度，每只脚100次左右，约需2分钟。此方法可以消除一天的疲劳，促进全身血液循环，使内脏排毒功能增强，体内血管的排泄功能畅通无阻，加快燃脂速度。也可以经常刮脊柱两侧，因为脊柱两侧的经络与五

脏六腑的关系密切，刮痧时刺激了这些穴位，能使周身的气血畅通，促使淤积于体内的暑、寒、湿气得到散发，故可治病强身。

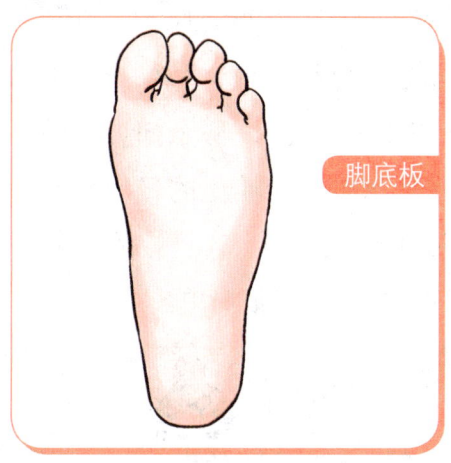
脚底板

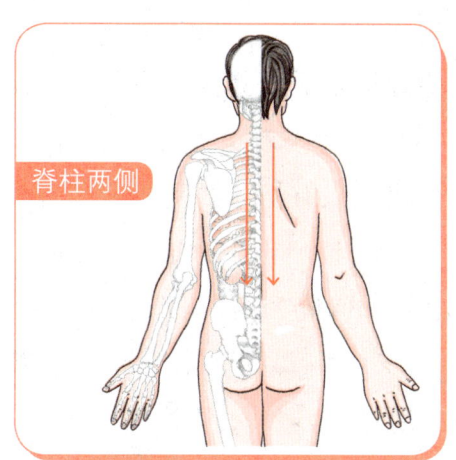
脊柱两侧

刮痧方法：让患者伏于椅背，或俯卧于床，将欲刮之处先洗净，用光边瓷器（如瓷汤匙），蘸适量香油或刮痧油沿颈部与脊柱两侧从上到下慢慢地刮，再从脊柱沿背部的肋间对称向两边刮，直至皮肤出现紫红痧点，患者症状缓解、舒松为止。

"血脉通则百病消"，只有当血脉畅通，才有利于全身经络的通畅，有了充足的血脉和畅通的经络，人体的脏腑才能得到更好的濡养，从而使身体强健起来。

 调整阴阳：改善、调整脏腑阴阳平衡

"阴平阳秘，精神乃治。"中医十分强调机体阴阳关系的平衡。阴阳双方保持动态平衡，才能使人精神旺盛，生命活动正常。而阴阳失衡也是身体生病的根本原因，就好像一个人走在平衡木上，左边下降或右边下降，人都会从平衡木上掉下来。人生病跟从平衡木上掉下来是一个道理。人在冬天要穿上厚厚的衣服用来保暖，让阳气上升来对抗冬天的阴气。但是如

果冬天不穿厚衣服，还跟夏天一样穿单衣，那么人就要生病了。

世间万物都有阴阳之分。植物生长的时候，水太多了就会阴气太盛，水太少就会阳气太盛。太阴或者太阳都不好，只有阴阳平衡植物才能更好地存活。其实，我们人也跟大部分的植物一样，如果身体内的阴阳不平衡，人就会生病。身体的哪个部分最脆弱，哪个部分就最先开始发病。只有把体内阴阳调理好了，才能达到健康养生的目的。

实际上，在刮痧的时候，受刮者最好能从呼吸上来调节人体的阴阳，那么，如何从呼吸上来调节人体的阴阳呢？方法其实很简单。

第一种：鼻孔呼气法。用手按着左鼻孔，用右鼻孔吸气，再按住右鼻孔，用左鼻孔呼气，然后再反过来，用左鼻孔吸气，用右鼻孔呼气。鼻孔阴阳交替呼吸法，相传为佛家密宗呼吸法。人的左右鼻孔也为一阴一阳。没事的时候，常用这种方法练习呼吸可以让肺部的阴阳二气达到平衡，使人的注意力集中。

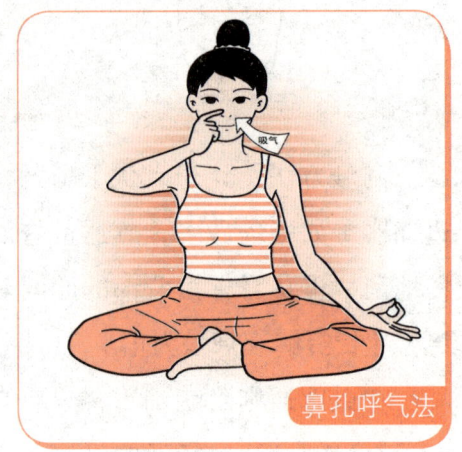

鼻孔呼气法

第二种：嘴巴呼气法。用鼻子吸气，用嘴巴呼气。中医学认为，上为阳下为阴。鼻子在上为阳，嘴巴在下为阴。阴阳互换吸气，就可以达到调节阴阳的功效。练习的时候，吸气要缓慢，如果过快就会使肺部和气管受到损伤。

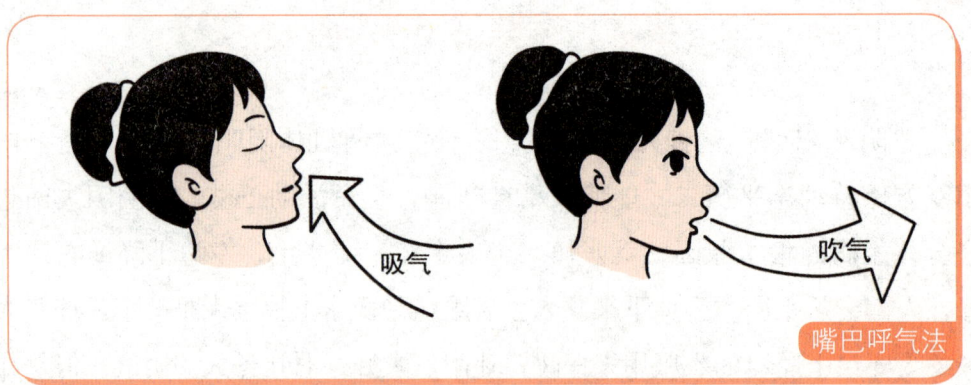

嘴巴呼气法

当然，也可以运用我们提到的刮痧疗法。运用刮痧疗法对内脏功能有明显的调整阴阳平衡的作用，如肠蠕动亢进者，在腹部和背部等处刮痧可使亢进者受到抑制而恢复正常。反之，肠蠕动功能减退者，则可促进其蠕动恢复正常。刮痧对阴阳平衡的调节是呈双向性的，如血压不稳者，经刮拭躯干、四肢腧穴后，偏低的血压可升高，偏高的血压亦可降低。

舒筋通络：排除代谢障碍，缓解疼痛

现在有越来越多的人受到颈椎病、肩周炎、腰背痛的困扰。这是因为人体的"软组织"（关节囊、韧带、筋膜）受损伤时，有关组织处于警觉状态，肌肉的收缩、紧张乃至痉挛便是这一警觉状态的反应，其目的是为了减少肢体活动，从而减轻疼痛，这是人体自然的保护反应。此时，若不及时治疗，或是治疗不彻底，损伤组织可形成不同程度的粘连、纤维化或瘢痕化，以致不断地发出有害的损伤，加重疼痛，继而又可在周围组织引起继发性疼痛病灶，形成新陈代谢障碍，进一步加重"不通则痛"的病理变化。

临床经验得知，凡有疼痛则肌肉必紧张；凡有肌肉紧张又势必疼痛。它们常互为因果关系，中医学认为，捶背可以行气活血，舒筋通络。因为背部脊柱两旁共有53个穴位联络脏腑的通路，通过捶打可以刺激调节脏腑的功能。当老年人出现腰酸背痛和肌肉紧张，此时如进行轻柔的捶背，不仅有利于肌肉放松，消除疲劳，还可以刺激背部皮肤和皮下组织，再通过神经系统和经络传导，促进局部乃至全身的血液循环，增强内分泌与神经系统的功能。所以，晚上临睡前捶背是助人宁心安神、催人入睡的良方之一。

捶背通常有拍法和击法两种，可以自己捶打，站着和坐着都可以；也可由他人捶打，接受者可站可卧，捶背时均沿脊柱两侧进行。前者用虚掌拍打，后者用虚拳叩击，手法均宜轻不宜重，力求动作协调，节奏均匀，着力有弹性。如此自上而下或自下而上轻拍轻叩，捶背的速度以每分钟60～80下为宜，以不痛为度。每日1～2次，每次捶背时间以20分钟为限。

同样的原理，通过对皮肤的重复刮拭，可以畅通经络，使穴位处充血，改良局部微循环，起到舒筋理气、消肿止痛的作用，当刮痧消除了疼痛的病灶，肌肉紧张也就消除了；如果使紧张的肌肉得以松弛，则疼痛和压迫症状也可以明显减轻或消失，同时有利于病灶修复。如刮痧疗法能有效地松弛腰部肌肉的痉挛，因此可解除神经的压迫性疼痛。

 排除毒素：加速排除体内废物、毒素

所谓的"毒"，是指对人体有不良影响的物质——尤其是宿便在肠道内的残留。因为机体的代谢产物一大部分要通过大小便等形式排出体外。在大肠里，贮存了很多食物残渣，同时也聚集着大量的细菌，以分解食物残渣。当代谢产物不能通过正常渠道排出体外，在体内存留时间过长时，就会形成对机体有害的毒素。这些毒素包括细菌、病毒以及它们的代谢产物和氧在体内代谢过程中生成的危害细胞的氧自由基和其他活性物质。它们使经络淤滞，气机不畅，造成细胞缺氧老化，是形成疾病的主要原因之一。这些毒素引起的疾病和症状通常有：面色晦暗、口渴、口臭、便秘、尿黄、急躁易怒、食欲减退或头晕、疲劳、失眠健忘等。

刮痧可以有效地排除体内毒素，按照中医的养生规律，早上5：00—7：00为大肠排毒时间。如果大肠不能得到很好的排毒和修复，则容易积累毒素。因此尽量在早上排便。如果便秘，则要多吃一些富含粗纤维的食物，或者配合刮拭大肠经，对排便和大肠的养护有很好的功效，结合人体生理节律排毒，则事半功倍。具体参照如下：

中午11：00—1：00时是心脏排毒时间。这段时间是心脏跳动的高峰期，

因此不要剧烈运动。如果能够午睡一会儿，更有利于心脏排毒。

下午1：00—5：00是小肠、膀胱排毒时间。小肠分清浊，它会将水分送到膀胱，垃圾分给大肠，精华则供给脾脏。当人体饮水量不足时，小肠的蠕动能力就会降低，这种"分类"工作就不会做到最佳，不但营养无法及时输送，垃圾也无法及时输送给大肠。这段时间可以做些简单的刮痧，刺激小肠经，让小肠更好地蠕动，加速膀胱排毒。

下午5：00—7：00是肾脏排毒时间。肾脏有毒素，主要表现在面部或者身体水肿、疲倦感增加。这段时间为一天中锻炼的最佳时机，有助于加快肾脏排毒。

晚上7：00—9：00是心包排毒时间。人的心火随着时间慢慢攀"升"，当这种毒素无法排出时，会影响睡眠，晚上7：00—9：00也是血液循环的旺盛时期，可通过刮拭手臂的肘窝处进行排毒，这样能有效地加强心脏的供血能力以及大脑的血液循环。

"痧"即是渗出于脉外的含有大量代谢产物的离经之血。经常刮痧，能及时调整脏腑功能，促进经气运行，加强机体新陈代谢，从而防止体内毒素形成和滞留。

信息调整：提高免疫力，调整肠运动

人体的各个脏器都有其特定的生物信息、固有频率及生物电等，当脏器发生病变时，有关的生物信息就会发生变化，而脏器生物信息的改变可影响整个系统乃至全身的机能平衡。比如现代化的社会里，人体普遍缺少生物信息能量，具体表现为：

（1）绝大多数人体细胞提早衰老，代谢功能紊乱，免疫功能降低，处于亚健康状态，发展下去就是难以治愈的病态。

（2）高血压、糖尿病、心脑血管病、肿瘤等难以治愈的疾病成为多发病，而且向年轻化的群体扩大，突发死亡的比例明显上升，许多中年人和年轻人提早进入衰老期。

（3）人们的寿命普遍没有达到自然界赋予给人类的寿命。

（4）长期患有各种慢性疾病的各类患者，久治不愈。

（5）患各种肿瘤和癌症的患者越来越多，甚至发展成为普遍性、多发性的疾病。

（6）人体难以应对禽流感等新病毒的流行。

通过各种刺激或各种能量传递的形式作用于体表的特定部位，产生一定的生物信息，通过信息传递系统输入到有关脏器，对失常的生物信息加以调整，从而起到对病变脏器的调整作用。这是刮痧治病和保健的依据之一。

如用刮法、点法、按法刺激内关穴，可调整冠状动脉血液循环，延长左心室射血时间，使心绞痛患者的心肌收缩力增强，心输出量增加，改善冠心病，增加冠脉流量和血氧供给等。

如用刮法、点法、按法刺激足三里穴，可对垂体、肾上腺髓质功能有良性调节作用，提高免疫能力和调整肠运动等作用。

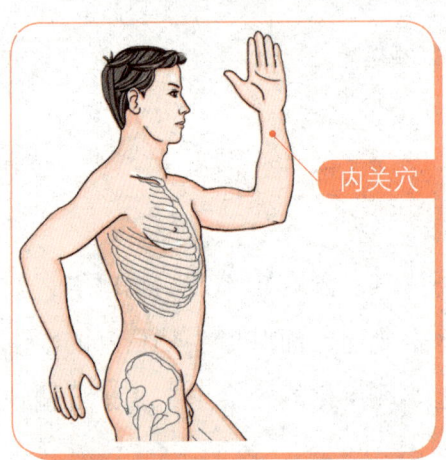

内关穴

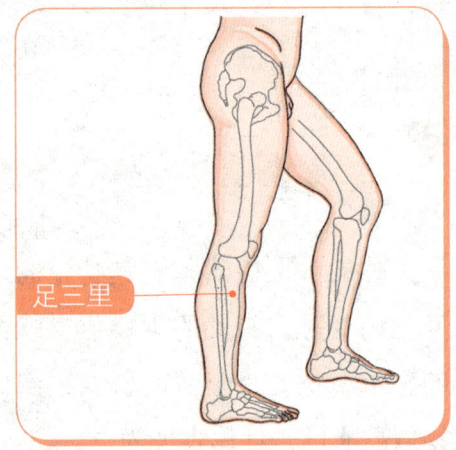

足三里

刮痧顺序及应用

刮痧部位也是有顺序的，一般原则是先刮头颈部、背腰部，再刮胸腹部，最后刮到四肢和关节部。每个部位一般先刮阳经，后刮阴经；先刮拭身体左侧，后刮拭身体右侧。

 **头部刮痧：以百会穴为中心，呈放射状**

【适用症候】头部刮拭可以预防和治疗脑血管、脑栓塞等意外后遗症、神经衰弱、头痛（各种类型）、高血压、眩晕、记忆力减退、头发早白、感冒、脱发等症。

【操作方法】

（1）头部前刮拭：以百会穴开始至前头发际，经过的穴位包括前顶穴、通天穴、囟会穴、上星穴、神庭穴、承光穴、五处穴、曲差穴、正营

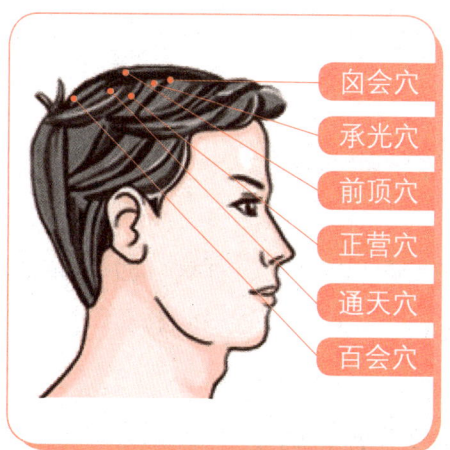
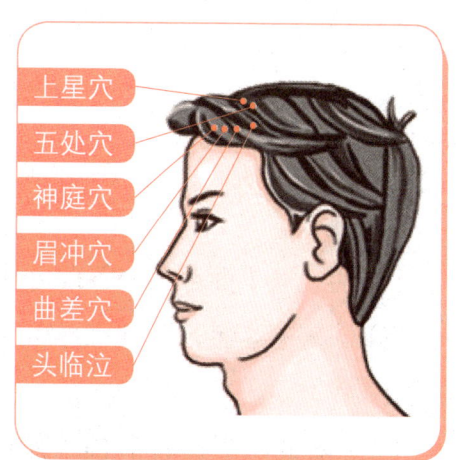

穴、眉冲穴、头临泣穴等。

（2）头部后刮拭：以百会穴开始到后头发际，经过的穴位包括后顶穴、络却穴、强间穴、脑户穴、玉枕穴、脑空穴、风府穴、哑门穴、天柱穴等。

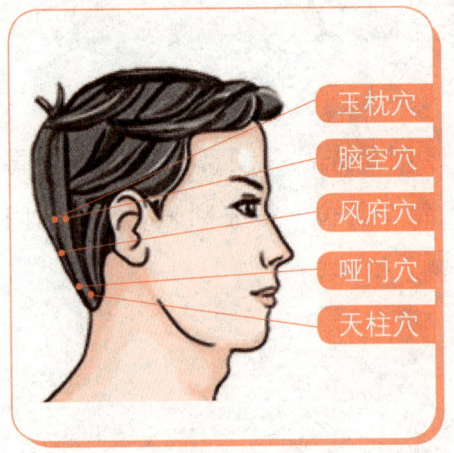
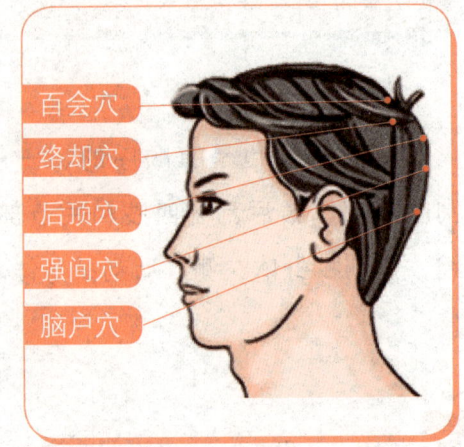

【专家提示】

（1）头部刮痧时不需要涂抹刮痧油。

（2）头部刮痧时手法应采用平补平泻或补法刮拭。

（3）若刮拭局部有痛、酸、胀、麻等感觉，属正常现象，坚持刮拭即可消失。

（4）给患者头部刮痧时宜双手配合，一手扶持患者（被刮者）头部，一手刮拭，以保持头部稳定和安全。

面部刮痧：前额两颧下颌，自上而下

【适用症候】面部刮痧不仅可以治疗眼病、鼻病、耳病、面瘫、口腔疾病、雀斑、痤疮等症，还具有养颜、祛斑、美容、防衰之功效。

【操作方法】

（1）前额部刮拭：前额由前正中线分开，两侧分别由内向外刮拭，前额包括前发际与眉毛之间的皮肤。经过的穴位有印堂穴、攒竹穴、鱼腰穴、丝竹空穴等。

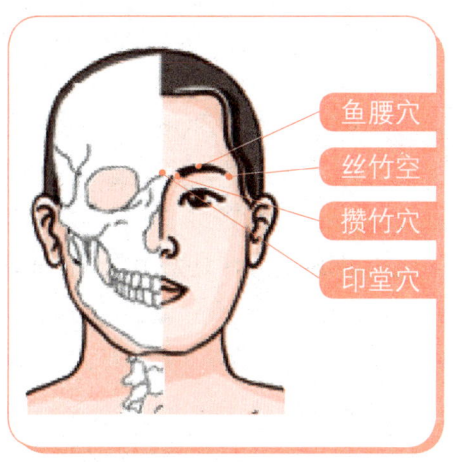
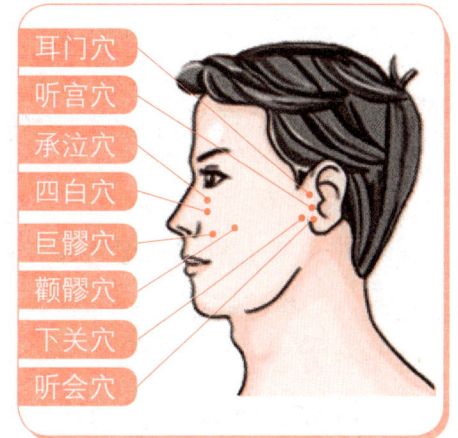

（2）两颧部刮拭：承泣穴至巨髎穴，颧髎穴至耳门穴、听宫穴的区域，分别由内向外刮拭，经过的穴位有承泣穴、四白穴、巨髎穴、颧髎穴、下关穴、听会穴、听宫穴、耳门穴等。

（3）下颌部刮拭：以承浆穴为中心，分别由内向外上刮拭。经过的穴位有承浆穴、地仓穴、大迎穴、颊车穴等。

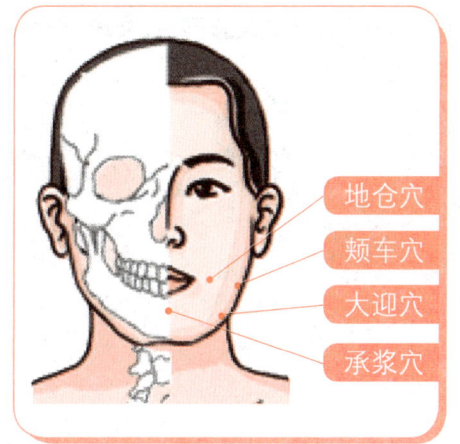

【专家提示】

（1）同头部刮痧一样，面部刮痧不须涂抹刮痧油，若需湿润可用温热的水蒸气或清水湿润脸部皮肤。

（2）面部刮痧宜用补刮，禁用泻刮。

（3）面部刮痧宜用刮板棱角或前缘1/3的部位刮拭，便于掌握刮拭部位而不损伤皮肤。

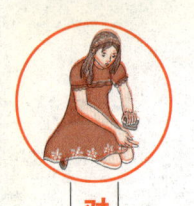

（4）面部刮痧以疏通经络、促进气血循环为目的，不必出痧。

（5）面部刮痧宜时间短、力量轻、次数多，即一天数次。

 **颈部刮痧：正中到两侧肩上，向外扩散**

【适用症候】刮拭颈部可主治颈项病变如颈椎病，还可治疗感冒、头痛、近视、咽炎等病症。

【操作方法】

（1）颈部正中线刮拭：从哑门穴至大椎穴。

（2）颈部两侧到肩上刮拭：从风池穴至肩井穴、巨骨穴。经过的穴位包括肩中俞穴、天髎穴、秉风穴等。

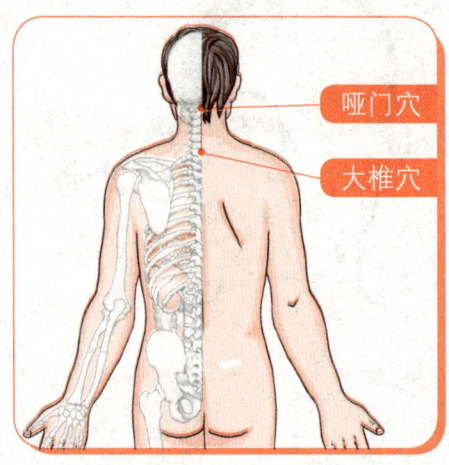
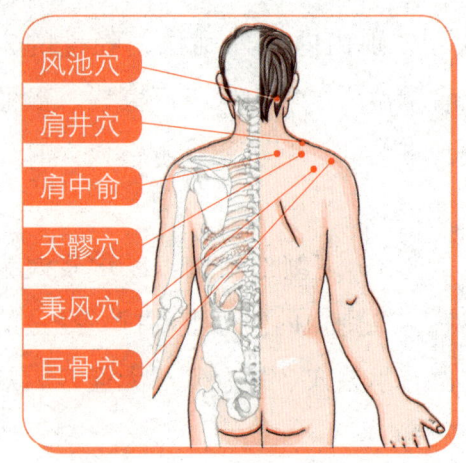

【专家提示】

（1）颈部正中线刮痧时尤其在第7颈椎大椎穴处，用力要轻柔，用补法，不可用力过重。如患者颈椎棘突突出，亦可用刮板棱角点按在两棘突之间刮拭。

（2）刮颈两侧到肩上时，一般应尽量拉长刮拭，即从风池穴一直刮到肩井穴附近，中途不要停顿。颈部到肩上肌肉较丰富，用力可稍重，一般用平补平泻手法较多，即用力重、频率慢的手法。

 背颈刮痧：从正中到两侧，依次进行

【适用症候】刮拭背部可以调治全身五脏六腑的病症，如刮拭心俞穴可治疗心脏疾病如冠心病、心绞痛、心肌梗死、心律失常等，刮拭肺俞穴可治疗肺脏疾病如支气管哮喘、肺气肿、咳嗽等。

【操作方法】

背部刮痧包括胸椎部、腰椎部和骶椎部。

（1）刮拭背部正中线（督脉胸椎、腰椎和骶椎循行部分）：从大椎穴至长强穴。

（2）刮拭背部两侧（包括胸椎、腰椎和骶椎两侧）：主要刮拭背部足太阳膀胱经循行的路线，即脊椎旁开1.5寸和3寸的位置。

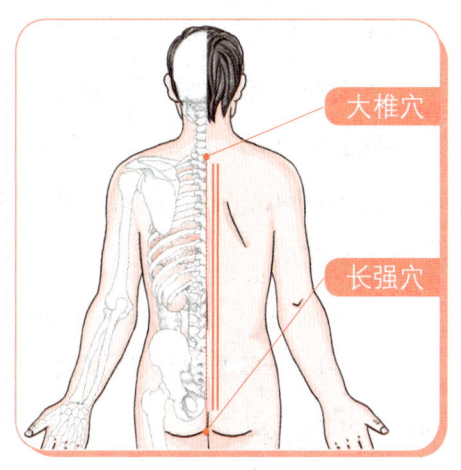

【专家提示】

（1）背部正中线（督脉背部循行部分）刮拭时手法应轻柔，用补法，不可用力过大，以免伤及脊椎。身体瘦弱脊椎棘突突出者，可由上而下用刮板棱角点按两棘突之间刮拭。

（2）背部两侧刮拭可视患者体质、病情用泻法或平补平泻的刮法，用力均匀，尽量拉长刮拭。

（3）背部刮痧不但可以治疗疾病，还可诊断疾病。如刮拭背部在心俞穴部位出现明显压痛，或出现大量痧斑，即表示心脏有病变或预示心脏即将出现问题。

胸部刮痧：以任脉为中心，由上而下

【适用症候】刮拭胸部主治心、肺疾病，如治疗冠心病、心绞痛、心律不齐、慢性支气管炎、支气管哮喘、肺气肿等。另外可治疗和预防妇女乳腺小叶增生、乳腺炎、乳腺癌等。

【操作方法】

（1）胸部正中线（任脉胸部循行部分）刮拭：从天突穴经膻中穴至鸠尾穴，从上向下刮。

（2）胸部两侧刮拭：从正中线由内向外刮拭。

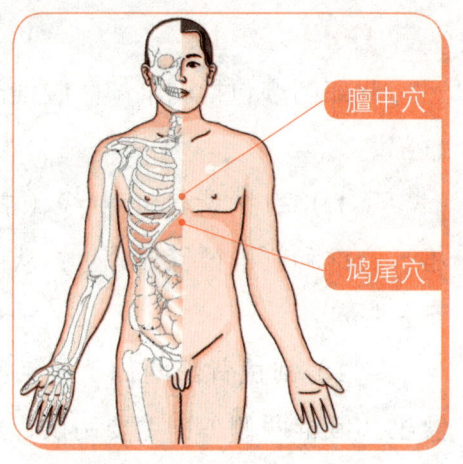

膻中穴

鸠尾穴

【专家提示】

（1）胸部正中线刮拭时应用力轻柔，不可用力过大。

（2）胸部两侧刮拭一般采用平补平泻互补法。对于久病、体弱、胸部肌肉瘦削的患者，刮拭时可用刮板棱角沿两肋间隙之间刮拭。

腹部刮痧：腹部正中到两侧，由里向外

【适用症候】刮拭腹部主治肝胆、脾胃、肾与膀胱、大肠、小肠病变。如胆囊炎、慢性肝炎、胃与十二指肠溃疡、呕吐、胃痛、消化不良、慢性

肾炎、前列腺炎、便秘、泄泻、月经失调、卵巢囊肿、更年期综合征、不孕症等。

【操作方法】

（1）腹部正中线（腹部任脉循行部分）刮拭：从鸠尾穴至水分穴，从阴交穴至曲骨穴。

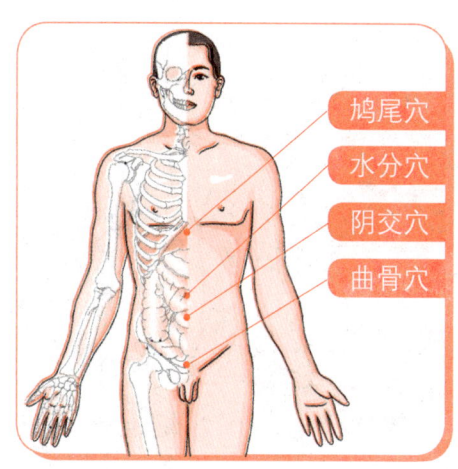 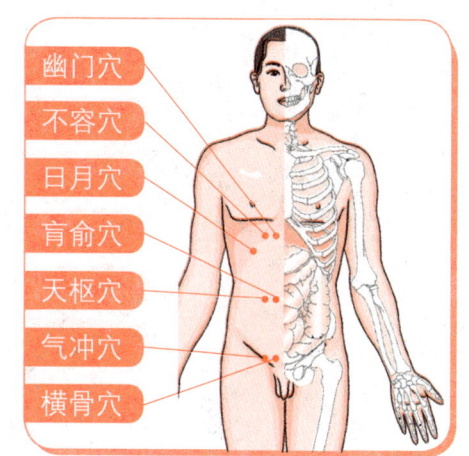

（2）腹部两侧刮拭：从幽门穴、不容穴、日月穴向下，经天枢穴、肓俞穴至气冲穴、横骨穴。

【专家提示】

（1）空腹或饭后半小时以内禁止在腹部刮拭。

（2）脐中即神阙穴禁刮痧。

（3）肝硬化腹水、胃出血、腹部新近手术、肠穿孔等患者禁刮腹部。

膝关节刮痧：膝眼到委中，从前向后

【适用症候】膝关节刮痧主治膝关节的病症，如增生性膝关节炎、风湿性关节炎、膝关节韧带、肌腱劳损、髌骨软化等。另外，对腰背部疾病、胃肠疾病亦有一定的辅助治疗作用。

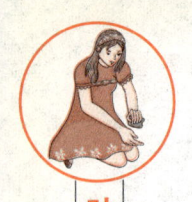

对症刮痧不生病

【操作方法】

（1）膝眼刮拭：先用刮板的棱角点按刮拭双膝眼，由里向外，宜先点按深陷，然后向外刮出。

（2）膝关节前部刮拭：膝关节以上部分从伏兔穴至梁丘穴，膝关节以下部分从犊鼻穴至足三里穴，由上而下刮拭。

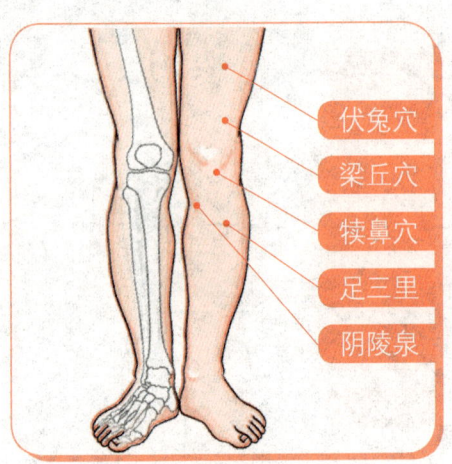

伏兔穴
梁丘穴
犊鼻穴
足三里
阴陵泉

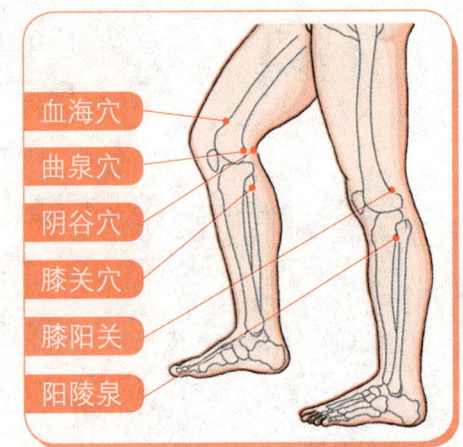

血海穴
曲泉穴
阴谷穴
膝关穴
膝阳关
阳陵泉

（3）膝关节内侧部刮拭：刮拭穴位有血海穴、曲泉穴、阴陵泉穴、膝关穴、阴谷穴等。

（4）膝关节外侧部刮拭：刮拭穴位有膝阳关穴、阳陵泉穴等。

（5）膝关节后部刮拭：刮拭穴位有殷门穴、浮郄穴、委中穴等，委中穴可重刮。

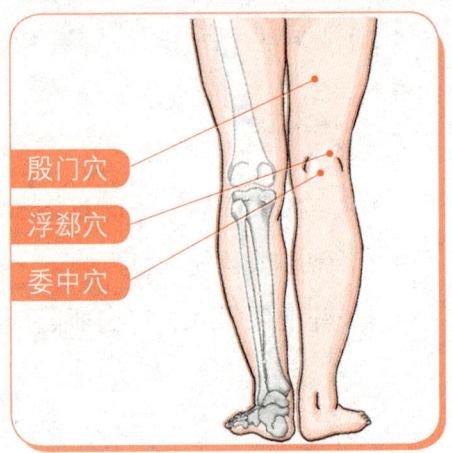

殷门穴
浮郄穴
委中穴

【专家提示】

（1）年老体弱、关节畸形、肌肉萎缩者宜用补法，即力量小、速度慢的刮法刮拭。

（2）膝关节结构复杂，刮痧时宜用刮板棱角刮拭，以利于掌握刮痧正确的部位、方向，而不致损伤关节。

（3）膝关节内积水患者，不宜局部刮痧，可选用远端部位或穴位刮拭。

（4）膝关节后方及下端刮痧时易起痧疱，疱起时宜轻刮，或遇曲张之静脉可改变方向，由下向上刮。

 四肢刮痧：上肢下肢，内侧外侧各不同

【适用症候】四肢刮痧可主治全身病症，如手太阴肺经主治肺脏病症，足阳明胃经主治消化系统病症。四肢肘、膝以下穴位可主治全身疾病。

【操作方法】

（1）上肢内侧部刮拭：从上向下经过手三阴经即手太阴肺经、手厥阴心包经、手少阴心经刮拭。

（2）上肢外侧部刮拭：从上向下经过手三阳经即手阳明大肠经、手少阳三焦经、手太阳小肠经刮拭。

（3）下肢内侧部刮拭：从上向下经过足三阴经即足太阴脾经、足厥阴肝经、足少阴肾经刮拭。

（4）下肢前部、外侧部、后部刮拭：从上向下经过足阳明胃经、足少阳胆经、足太阳膀胱经刮拭。

【专家提示】

（1）四肢刮拭应尽量拉长，遇关节部位不可强力重刮。

（2）四肢皮下不明原因的包块、感染病灶、皮肤破溃、痣瘤等处，应避开刮拭。

（3）四肢多见的急性骨关节创伤、挫伤之处，不宜刮痧。

（4）下肢静脉曲张、水肿患者，刮痧时应从下向上刮拭。

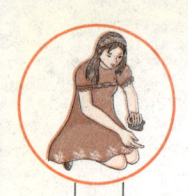

对症刮痧 不生病

刮痧方法

在刮痧的过程中，针对身体部位变化不断调节刮痧的手法，才能更好地刮拭到全身每个部位，常见的刮痧手法有角揉法、边揉法等。下面我们一起来看看常见的刮痧手法、操作要领及注意事项。

 角揉法：用刮痧板厚边棱角回旋摆动

【名词解释】用刮痧板厚边棱角在人体体表穴位、病灶点附近进行回旋摆动，称为角揉法。

【操作要领】手握刮痧板，以厚边棱角边侧或厚棱角面侧为着力点，着力于患者皮肤（穴位或病灶点），并附着其上（吸附在皮肤表面不移

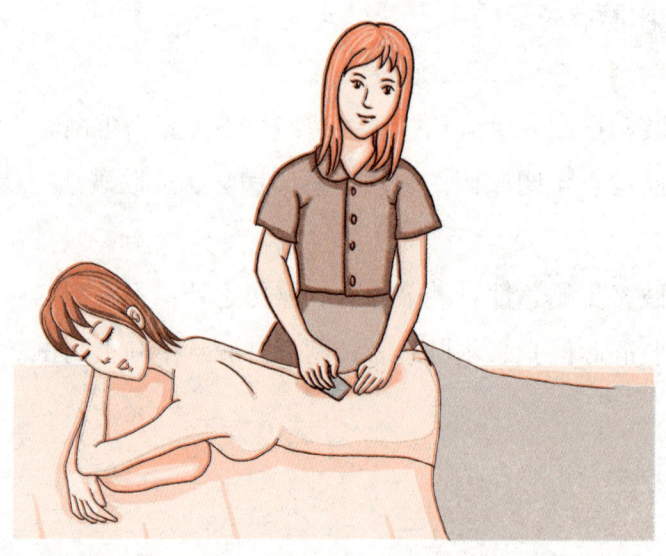

动，但带动皮肤下面的组织搓揉活动，且用力可轻可重）施以旋转回环的连续动作。

【注意事项】用刮痧板厚边棱角着力于患部皮肤穴位处或出痧后的病灶点处。

 边揉法：刮痧板厚边在"病灶点"揉动

【名词解释】用刮痧板厚边在施治皮肤上或刮痧出痧部位并以病灶点附近为其重点，进行前后左右、内旋或外旋揉动的方法，称为边揉法。

【操作要领】

（1）手握刮痧板，以薄边对掌心，厚边为着力点，着力于患者皮肤，将手腕及臂部放松，使手握刮痧板，腕部灵活自如地旋动。

（2）动作应连续，着力由轻渐渐加重，再由重渐渐减轻，均匀持续而轻柔地旋转，具体施治部位以软组织及肌肉的薄厚，决定施力之轻重。

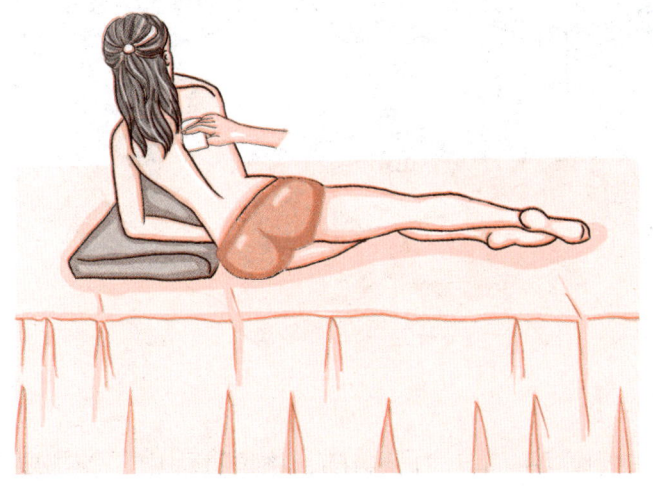

【注意事项】用刮痧板厚边着力于患部，以腕的回旋随之移动，避免触打或跳跃。此法适用于全身各部位，局部操作时间以5～10分钟为宜。

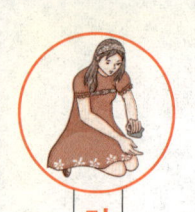

角推法：刮痧板厚边棱角做直线推移

【名词解释】用刮痧板厚边棱角在人体肤表的一定部位（穴位或病灶点）稍施压力，做单方向直线推移运动，称为角推法。

【操作要领】手握刮痧板，以刮痧板厚边棱角面侧为着力点，着力于体表穴位或病灶点，施术者上肢肌肉放松、沉肩、垂肘、悬腕，将力贯注于刮痧板厚边棱角面侧，并有节奏地往返呈直线向前推进，注意用腕部的摆动带动刮痧板厚边棱角的摆动，使之产生持续均匀的推力与压力作用于经络、穴位、病灶点。

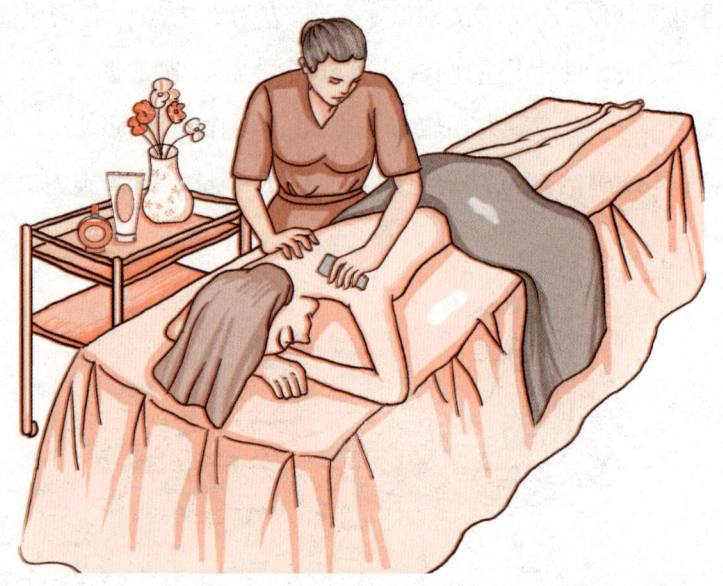

【注意事项】

（1）刮痧板厚边棱角着力于患部，施推过程中，腕部要摆动自如、灵活，不可跳跃或略过。

（2）此法可为用刮法出痧后的配套手法，亦可单独使用（但需先涂刮痧油）。

 ## 按法：刮痧板厚边棱角面侧着力

【名词解释】用刮痧板厚边棱角面侧着力于一定的腧穴或体表部位上，逐渐加深施力，按而留之，谓之按法。

【操作要领】

（1）手握刮痧板，用刮痧板厚边棱角面侧为着力点，着力于施治部位或穴位，由浅入深而缓慢地着力，以臂腕之合力以贯之。

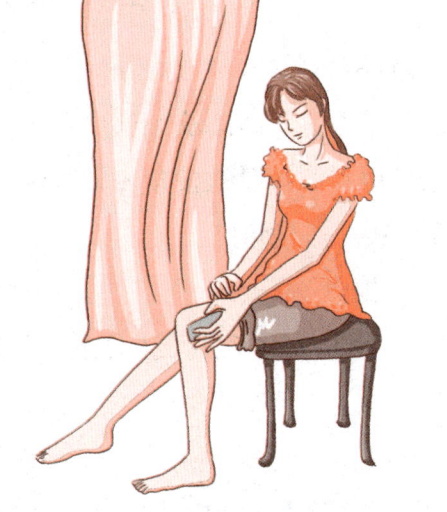

（2）用力平稳，逐渐加重，当达到一定深度（以受术部位有明显酸麻胀痛感为度），稍作停留（5~10秒），然后轻缓提起，一起一伏，反复十余次。

【注意事项】刮痧板厚边棱角面侧与肌肤做直上直下的按压，胸肋部一般禁用。

 ## 点法：用刮痧板棱角着力

【名词解释】用刮痧板棱角（厚面、薄面均可运用）着力于施治穴位或部位，用力按压深层组织的手法，称之点法。

【操作要领】

（1）手握刮痧板，以刮痧板厚棱角边侧为着力点或以刮痧板薄棱角边

侧靠棱角端为着力点,着力于体表一定的穴位。

(2)本法是一种较强的手法,用力要逐渐加重,使患者产生强烈的得气感(酸、麻、胀、痛的感觉)。

(3)点法在治疗中,一般都针对肌肉较丰厚的穴位或病灶点,以及关节缝隙、骨头之间的狭小部位等,如环跳穴可用刮痧板厚边棱角点,膝眼穴可用刮痧板薄边棱角点。

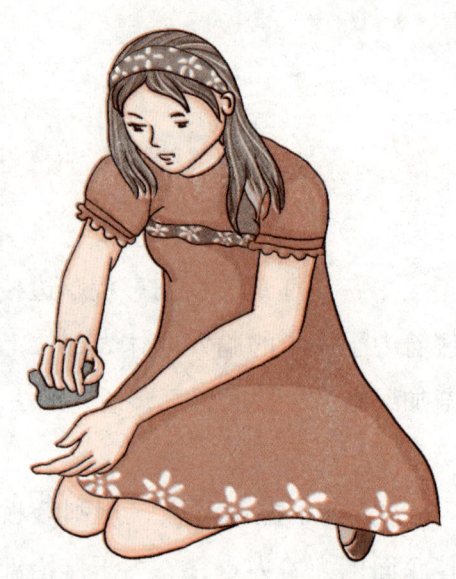

【注意事项】

(1)本法作用于人体上,刺激都是很强烈的,一般以刮痧板厚边棱角着力为主,薄边棱角着力少用(仅用于膝眼等穴)。

(2)操作中忌用暴力,而应按压深沉,逐渐施力,再逐渐减力,反复操作,亦可在使用时略加颤动,以增加疗效。

 **拍法:以刮痧板面拍击施治穴位**

【名词解释】以刮痧板面为工具拍击施治穴位或部位,称为拍法。

【操作要领】

(1)施术者以单手紧握刮痧板一端,以刮痧板面为着力点在腕关节自然屈伸的带动下,一落一起有节奏地拍而打之。

(2)一般以腕为中心活动带动

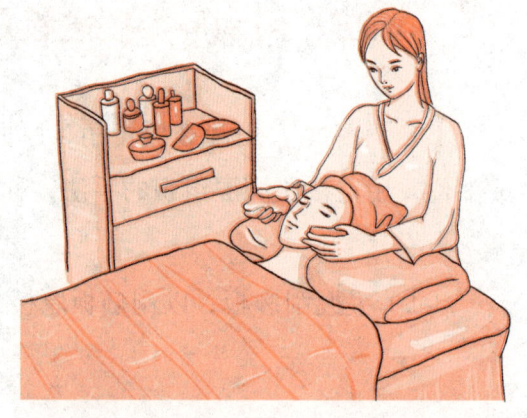

刮痧板拍打为轻力，以肘为中心活动带动刮痧板拍打为中力，在拍打施力时，臂部要放松，着力大小应保持均匀、适度，忌忽快忽慢。此法常用于肩背部、腰部及上下肢如肘窝等部位。

【注意事项】操作中不宜用暴力，小儿及年老体虚者慎用。

徒手法：小毛病一抓一揪，事半功倍

徒手法是指施者用手指代替刮具，在患者体表的一定部位，用手指扯、挟、挤、抓至出现红紫痧痕为止的一种方法。根据不同的指法和力度又可分为扯法、挟法、挤法和抓法等。

1. 扯痧法

【名词解释】在患者的一定部位或穴位上，用手指扯起皮肤，以达到治疗疾病的方法称扯痧法。

【操作要领】

（1）施术者以拇指、示指合力提扯撮痧部位，用力较重，使小血管破裂，以扯出痧痕为止。

（2）操作时拇指、示指对抗用力，将皮肤提起，当提至最高点处，两指做上下或旋转的动作，如此进行3～5遍，至皮肤出现痧痕。

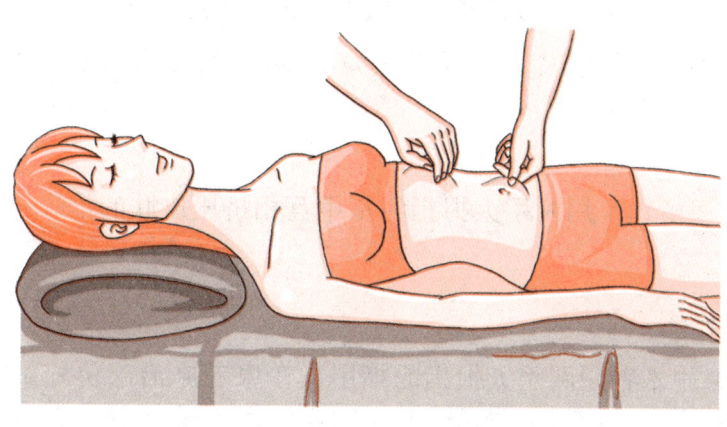

【注意事项】此法力度较大，具有发散解表、通经疏郁的功效。但要以患者能忍受为度，扯痧法主要用于头部、颈部、背部、面部的太阳穴和印堂穴。

2. 挟痧法

【名词解释】挟痧法又称钳痧法、揪痧法，在民间称之为"揪疙瘩"，是指在患者的一定部位或穴位上，将中指和示指等弯曲如钩状夹揪皮肤。

【操作要领】

（1）医者五指屈曲，以示指和中指的第2指节对准撮痧部位，对抗用力，提拧患者表皮（两指用力夹紧并扯起），提至最高处时，两指同时带动夹起之皮肤一同旋转，然后松开，使皮肤恢复原状。如此一提一放，反复进行，此时以能够听到皮肤的弹响，并连连发出啪啪声响为最佳。

（2）在同一部位可连续操作6或7遍，这时被拧起的部位皮肤就会出现"痧痕"。

（3）由于揪的作用对皮肤有较强的牵引力，所以常引起局部或全身反应，使施术部位的皮肤潮红，且稍有疼痛感，但痧被揪出，局部出现瘀血后，患者就会感到周身舒展。

【注意事项】此法多选择在腧穴上，具有通经活络、活血止痛、调和阴阳、引血下行的功效。适用于皮肤张力不大的头部及腹、颈、肩、背等处。

3. 挤痧法

【名词解释】用两手大拇指的指甲互相挤压皮肤的治疗方法，叫作挤痧法。

【操作要领】

（1）施术者用两手大拇指的指甲背在患者施治部位处做有规律、有秩序的互相挤压，直到局部皮肤出现"红点"为止。

（2）依病施治，"红点"可大可小，一般要求大如黄豆，小似米粒。

【注意事项】此法常用于因感受风寒暑湿之气，或因接触秽浊之邪而引起的头痛。

4. 抓痧法

【名词解释】抓痧就是用手指抓扯或刨刮人体一定部位，以使皮肤发红充血的一种治病方法。

【操作要领】

（1）施术者以拇指、示指和中指三指对抗用力，在患者撮痧部位体表游走，交替、反复、持续、均匀地提起施治的部位或穴位。

（2）被着力的局部在指的不断对合转动下提夹，以手指的自然滑动，使皮肉自指滑行移动，至出现痧痕为止。

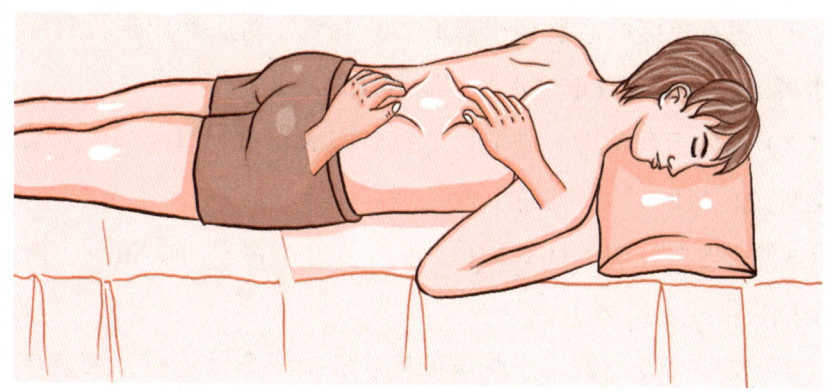

【注意事项】此法具有疏通经络、健脾和胃、调和气血、行气活血之功效。适用于中暑、瘟疫、感冒、风湿性关节炎、肠胃病、肩周炎、头痛、支气管炎等症。

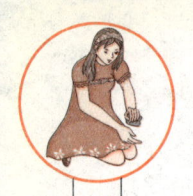

注意事项

学习刮痧应该先了解刮痧的一些基本原则,包括刮痧的注意事项,特别是刮痧的禁忌证及刮痧后异常反应的防治工作。

刮痧前:这些人不可刮痧

现如今,刮痧得到了广泛的应用,虽然它是一种有效快速的传统防病治病手段,但是并不是每个人都适合这种方法,有些人或者人在有些时候就是万万不可刮痧的,否则只会损害身体健康,甚至会带来严重后果。以下几种主要疾病与情况应视为"雷区"。

(1)患有重度的心脏病出现心力衰竭者、肾脏病出现肾衰竭者、肝硬化腹水者的腹部、全身重度水肿者,禁忌刮痧。

(2)凡体表有疖肿、破溃、疮痈、斑疹和不明原因包块处禁止刮痧,否则会导致创口的感染和扩散。

(3)有出血倾向的疾病如白血病、血小板减少等需慎刮(即只能用轻手法刮拭,不要求出痧)。

(4)皮肤高度过敏,皮肤病如皮肤破损溃疡、疮头,未愈合的伤口,或外伤骨折处禁刮。

(5)久病年老、极度虚弱、消瘦者需慎刮。

(6)孕妇的腹部、腰骶部,妇女的乳头禁刮。

(7)眼睛、耳孔、鼻孔、舌、口唇五官处、前后二阴、肚脐(神阙穴）处禁刮。

（8）醉酒、过饥、过饱、过渴、过度疲劳者禁刮，以免出现晕刮现象。

（9）小儿囟门未合时，头颈部禁用刮痧。

（10）急性扭伤、创伤的疼痛部位或骨折部位禁止刮痧，因为刮痧会加重伤口处的出血。

（11）精神病患者禁用刮痧法，因为刮痧会刺激此类患者发病。

 刮痧时：要点谨记，让刮痧更容易

1. 刮痧时要避风保暖

刮痧时要选择空气清新、冷暖适宜的室内环境，注意避风、保暖，尤其是在冬季应避寒冷与风口。夏季刮痧时，应回避风扇直接吹刮拭部位。因为刮痧时，人体皮肤的毛孔是张开的，如遇风寒之邪，邪气就会直接进入体内，不仅影响刮痧效果，还会引发新的疾病。

2. 千万不可强求出痧

刮痧时以出痧为度，但不可强求出痧。只要刮至皮肤毛孔清晰可见，无论出痧与否，都会起到平衡阴阳、舒通经络、畅达气血的功效。血瘀之证、实证、热证容易出痧，虚证、某些寒证、肥胖症与服激素类药物后均不易出痧。对于不容易出痧的病症和部位，只要刮拭方法和部位正确，就有治疗效果。片面追求出痧而过分刮拭，不仅消耗正气，还可造成软组织损伤。

3. 每次只治疗一种病症

要严格掌握每次只治疗一种病症的原则，并且每次刮拭时间不可过长。不可连续大面积出痧，以免伤及体内正气。需要刮拭多个全息穴区、经络穴位时，可以交替选用，每次选刮3～4个部位即可。

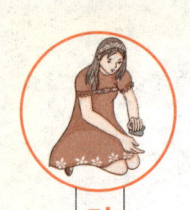

 **刮痧后：不宜立即洗浴**

1. 刮痧后洗浴的时间

刮痧后，为避免风寒之邪侵袭，须待皮肤毛孔闭合恢复原状后，方可洗浴，一般3小时左右。但在洗浴过程中，水渍未干时，可以刮痧。因洗浴时毛孔微微张开，此时刮痧用时少，效果显著，但应注意保暖。

2. 刮痧后饮热水一杯

刮痧后可以喝一杯热水。因为刮痧使毛孔张开，邪气外排，会消耗部分体内的津液，因此刮痧后喝热水有利于补充消耗的水分，还能促进新陈代谢，加速代谢产物的排除，刮痧时还应避免对着风口或者在较凉的地方刮痧，因为刮痧时皮肤毛孔张开，如果受寒的话，会通过张开的毛孔直接入里，不但会影响刮痧的效果，还会外感风寒而引发疾病。

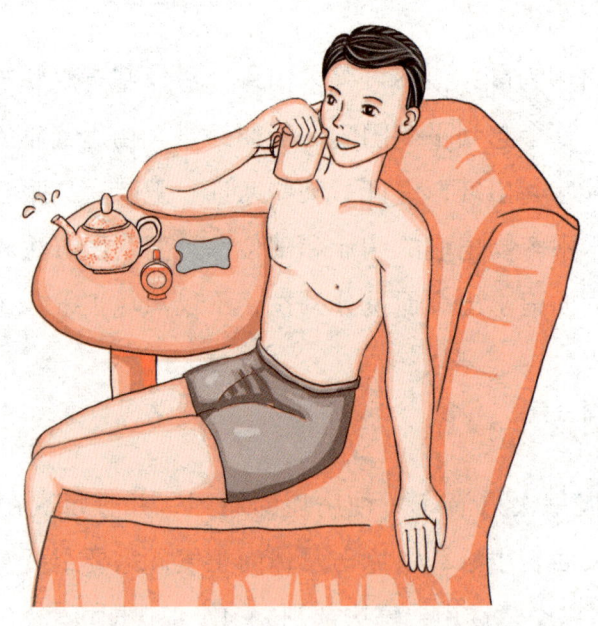

 晕刮：找到原因，辨清症状做防治

1. 晕刮的原因

（1）患者对刮痧缺乏了解，精神过度紧张或对疼痛特别敏感者。

（2）空腹、熬夜及过度疲劳者。

（3）刮拭手法不当，如体质虚弱、出汗、吐泻过多或失血过多等虚证，采用了泻刮手法。

（4）刮拭部位过多，时间过长，超过25分钟者。

2. 晕刮的症状

发生晕刮时，轻者出现精神疲倦、头晕目眩、面色苍白、恶心欲吐、出冷汗、心慌、四肢发凉，重者血压下降，神志昏迷。

3. 晕刮的治疗

（1）晕刮后应立即停止刮痧，安抚患者情绪，帮助其平卧，注意保暖，饮温开水或糖水。

（2）马上拿起刮板用角部点按人中穴，力量宜轻，避免重力点按后局部水肿。

（3）对百会穴和涌泉穴施以泻刮法，患者病情好转后，继续刮内关穴、足三里穴。采取以上措施后，晕刮可立即缓解。

4. 晕刮的预防

（1）对初次接受刮痧者，应做好说明解释工作，消除顾虑。

（2）选择舒适的体位以便配合治疗。

（3）空腹、过度疲劳、熬夜后不宜刮痧。

（4）根据患者体质选用适当的刮拭手法。对体质虚弱、出汗、吐泻过

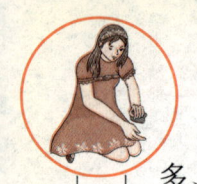

多、失血过多等虚证，宜用补刮手法。

（5）刮痧部位宜少而精，掌握好刮痧时间，不超过25分钟。当夏季室温过高时，患者出汗过多，加之刮痧时毛孔张开，体力消耗，易出现疲劳，因此更应严格控制刮拭时间。

（6）在刮痧过程中，要善于察言观色，经常询问患者的感觉，及时发现晕刮的先兆。

做到以上几条，完全可以防止晕刮的发生。

中篇

怎么刮不生病

《黄帝内经》中说："不治已病治未病，不治已乱治未乱。"说的是疾病重在预防。刮痧是使用对人体有益无害的中性刮痧板，对各个穴位与经络进行合乎气血运行的刮拭，通过开张毛孔，刺激穴位，达到排瘀、祛邪、保健的疗效。

第二章

因人而异，根据自己体质来刮痧

懒言、多汗、胸闷、口干口苦……也许这些表现只是因气虚、痰湿、湿热、阴虚等体质所致，而并非真的有病在身。刮痧养生，大家只要找准自己的体质特点，有的放矢，就能达到理想的调理效果。

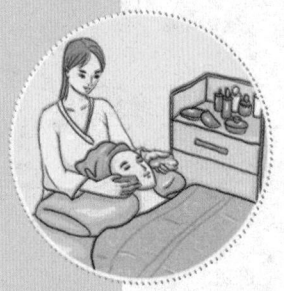

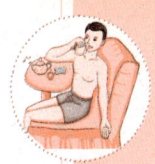
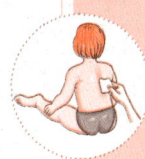
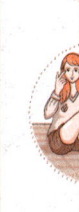
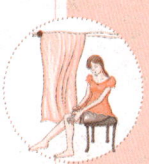
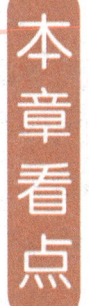

本章看点

- 怎么刮补气虚
- 怎么刮补阳虚
- 怎么刮补阴虚
- 怎么刮除气郁
- 怎么刮去血瘀
- 怎么刮除痰湿

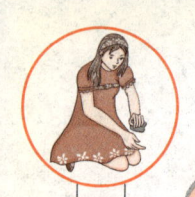

怎么刮补气虚

"气""津液"是构成人体和维持人体生命活动的基础物质，而其中起主导作用的是"气"。气虚的症状便是"气"不足到疲劳、倦怠、发冷等，造成免疫力低下，易患感冒且长时间不愈。气虚体质保健刮痧重在益气健脾，增强抵抗力。

 **体质特点：肌肉松软多气虚**

气虚证：是指正气不足、脏腑功能低下的症候。

形体特征：肌肉松软，体型偏虚胖或胖瘦均有。

心理特征：性格内向，情绪不稳定，胆小，不喜欢冒险。

常见症状：肢体容易疲乏、精神不振、气短懒言、语音低怯、易出汗、舌淡红、舌边有齿痕、脉象虚缓，或面色萎黄或淡白、唇色少华、毛发不泽、头晕、健忘，大便正常或虽便秘但不结硬，或大便不成形，便后仍觉未尽。

适应能力：不耐受寒邪、风邪、暑邪。

易患疾病：感冒、疲劳综合征、贫血、内脏下垂、虚劳等病；或病后抗病能力弱，易迁延不愈。

 **刮拭总则：刮拭肺俞穴，补虚益气**

气是一身之动力，气虚则动力不足。中医学认为，"气"是构成人体

及维持生命活动的最根本、最微细的物质。"正气存内,邪不可干。"正气不足,外邪侵犯人体。人体气有三个来源,分别是先天元气、脾胃吸收饮食精微之气和呼吸自然界的清气。所以,调理气虚质,要从培补元气、健脾益气、补气益肺入手。

现代研究证明,刮拭肺俞穴能明显改善肺功能,具有调补肺气、补虚清热的功效。肺俞穴属于足太阳膀胱经上的背俞穴之一,其定位为正坐或俯卧,在背部,当第3胸椎棘突下,旁开1.5寸处。用刮痧板刮拭(隔衣刮)肺俞穴,可以每天刮拭1~2次,每次10~20分钟。

但在运用刮痧调理气虚体质时要注意一点,因为气虚者体质虚弱,在刮痧时应以补法为主,即在刮痧操作时,力度要小,速度要慢,切忌用力过猛,以避免过度消耗体液,造成虚脱。

背部:刮拭志室及俞穴,缓解气虚疲乏

【刮痧选穴】肺俞穴、脾俞穴、胃俞穴、肾俞穴、志室穴。

肺俞穴:在背部,当第3胸椎棘突下,旁开1.5寸。

脾俞穴:在背部,当第11胸椎棘突下,旁开1.5寸。

胃俞穴:在背部,当第12胸椎棘突下,旁开1.5寸。

肾俞穴:在背部,当第2腰椎棘突下,旁开1.5寸。

志室穴:在背部,当第2腰椎棘突下,旁开3寸。

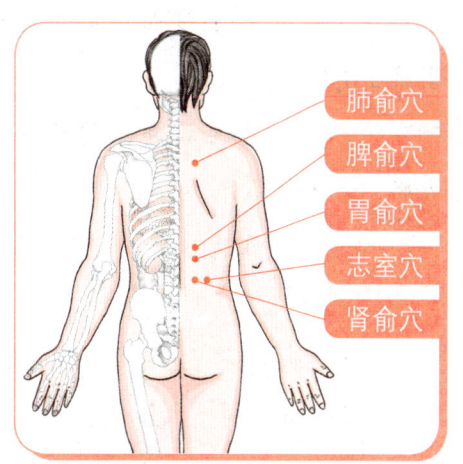

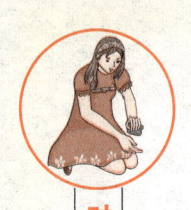

【刮痧操作】

（1）用刮痧板从上向下依次刮拭膀胱经肺俞穴、脾俞穴、胃俞穴、肾俞穴、志室穴。

（2）气虚体质者每次刮拭部位不可过多，应用补法刮拭，且刮拭时间不可过长，每个部位只要局部有热感或少量出痧即可。

【刮痧功效】刮拭此组穴位可以益气健脾，调气利水，增强身体抵抗力，从而有效地改善气虚体质。

 腹部：从任脉到胃经，调理胃肠不气虚

【刮痧选穴】上脘穴、中脘穴、下脘穴、天枢穴。

上脘穴：在上腹部，前正中线上，当脐中上5寸。

中脘穴：在上腹部，前正中线上，当脐上4寸。

下脘穴：在上腹部，前正中线上，当脐中上2寸。

天枢穴：在腹中部，平脐中，距脐中2寸。

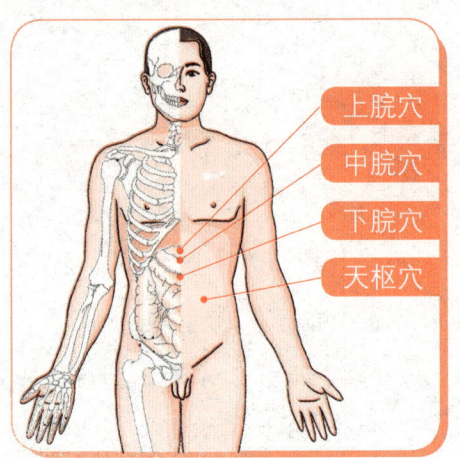

【刮痧操作】

（1）从上脘穴经中脘穴刮拭至下脘穴处。

（2）重点刮拭天枢穴。

（3）以上每个部位刮拭30～36次。可隔日进行操作，需慢慢调养，切不可急于求成。

【刮痧功效】本组刮痧可增强胃动力，调理胃肠，促进水谷精微之气的化生，改善气虚体质。

 ## 下肢：刮拭足三里等穴，强肾健脾补气虚

【刮痧选穴】足三里穴、条口穴、下巨虚穴、涌泉穴。

足三里穴：在小腿前外侧，当犊鼻下3寸，距胫骨前缘1横指（中指）。

条口穴：在小腿前外侧，当犊鼻下8寸，距胫骨前缘1横指（中指）。

下巨虚穴：在小腿前外侧，当犊鼻下9寸，距胫骨前缘1横指（中指）。

涌泉穴：在足底部，卷足时足前部凹陷处，约当第2、3趾趾缝纹头端与足跟连线的前1/3与后2/3交点上。

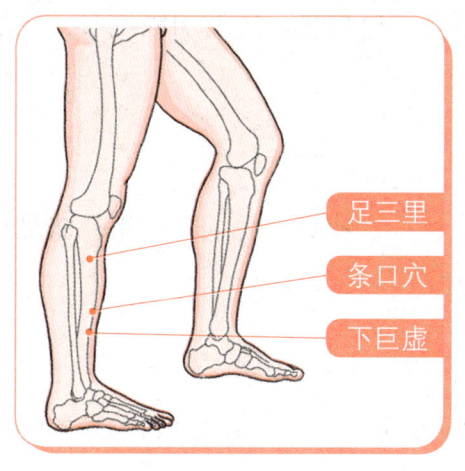 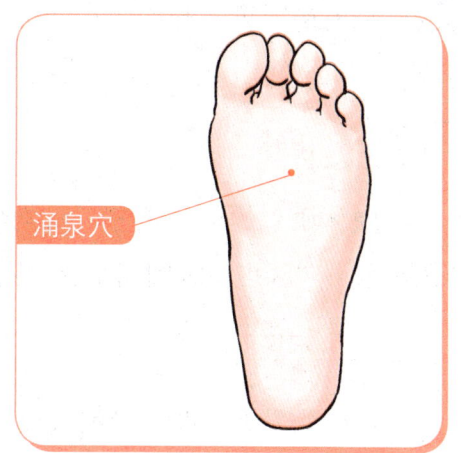

【刮痧操作】

（1）从足三里穴经条口穴刮拭至下巨虚穴。

（2）点按（或角刮）足底涌泉穴。

（3）以上每个部位刮拭30～36次，涌泉穴可点按50～100次。可隔日进行操作，需慢慢调养，切不可急于求成。

【刮痧功效】本组刮痧中足三里穴是人体补气补血的养生要穴，可健脾和胃，补气虚，而涌泉穴是肾经起穴，也是强肾补气虚的重要穴位。

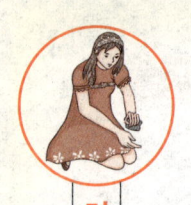

 **注意事项：力度适中，多应用补法刮拭**

1. 不必强求出痧

气虚体质在进行刮痧时，如在隔衣刮拭过程中出现疼痛需查看是否有痧的出现，如有痧，就涂上刮痧油，以避免皮肤受到伤害。

2. 部位适当，时间适中

每次刮拭部位不可过多，刮拭时间不可过长，每个部位只要局部有热感或少量出痧即可，刮痧后往往因为出血、出痧多，进而加剧气血不足的症状。

3. 多应用补法刮拭

气虚体质者的体能偏低，肌肉松软，且过劳易于耗气，应用补法进行刮拭，重点穴区可短时间用平补平泻手法。

4. 定位不准刮拭法

刮痧时如果不能准确确定穴位也没有关系，只需用刮痧板1/3处的面刮拭，部位对了穴位自然也会刮到。

5. 注意避风保暖

刮痧后要注意避风，防寒保暖，防止风邪、寒邪入侵。

6. 刮痧后喝1杯温开水

刮痧后喝1杯温开水，可适当加点糖或盐，以补充人体所消耗的能量。

怎么刮补阳虚

阳虚体质是阳气不足，不能温煦人体，以肢体寒冷等虚寒现象为特征的体质形态。阳虚体质的人多脏腑功能低下，新陈代谢缓慢，刮痧重在温阳益气，增强能量源动力。

体质特点：疲乏畏寒多阳虚

阳虚证：是指阳气不足的症候。

形体特征：多形体白胖，肌肉松弛，疲乏畏寒。

心理特征：性格多沉静、内向。

常见症状：平时怕冷，手脚不暖和，喜欢吃热的东西，不太喜欢吃凉的东西，精神不振，睡眠偏多，舌淡胖嫩，舌头边上有齿痕，苔润，脉象沉迟；或面色白，眼睛周围一圈比较晦暗，嘴唇色淡，毛发易落，容易出汗，大便溏薄，小便清长。

适应能力：耐夏不耐冬，易感外邪。

易患疾病：发病多为寒证、痹证，易得关节炎、腰腿痛等。

刮拭总则：刮拭肾俞穴，提升阳气

阳虚体质就是由于阳气不足，机体失于温煦，以形寒肢冷等虚寒症状为主要特征的体质状态。由于阳气不足，机体得不到温煦护卫，所以不耐受寒邪，容易患哮喘、老寒腿、性功能低下、手足冻疮等症。

阳虚体质者多由于先天禀赋不足，如父母年老体衰晚年得子，或由于母体妊娠调养失当，元气不充；或因后天失调，喂养不当，营养缺乏；或后天饮食过于寒凉；或中年以后劳倦内伤、房事不节等原因导致。所以，阳虚体质的调养原则为补肾温阳，益火之源。

平常多刮拭后腰的肾俞穴有强肾的作用，能够缓解阳气相对不足、无力、手足冰冷、疲劳等各类不适感。肾俞穴属于膀胱经，它是背俞穴之一，其定位为俯卧姿势，肾俞穴位于人体的腰部，当第2腰椎棘突下，旁开1.5寸。

方法：可通过保健刮痧的方法隔着衣服刮拭肾俞穴，以疏通经络、调行气血为目的，可以每天刮拭1～2次，每次10～20分钟。或疏通手臂内侧手三阴经、手臂外侧手三阳经至手指末端，疏通腿外侧和后侧足三阳经、腿内侧足三阴经至脚趾末梢，以微感发热为宜，一般每个部位

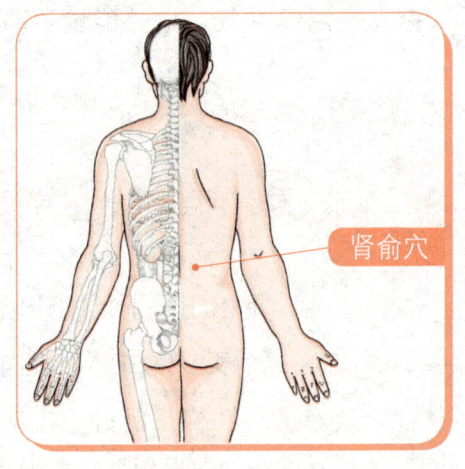

肾俞穴

8～10次。如此可有效促进手足末梢气血循环，对冬天手足不温效果极佳。

但在运用刮痧调理阳虚体质时要注意一点，根据阳虚者受力程度可采取平补平泻手法刮拭，即在刮痧操作时，力度可以适当大点，刮拭速度稍慢。对于体弱阳虚者则宜采取补法刮拭，即力度要小，速度要慢，以免耗津伤精。

背部：刮拭大椎、命门等穴，让你"阳气十足"

【刮痧选穴】大椎穴、至阳穴、命门穴、腰阳关穴。

大椎穴： 在后正中线上，第7颈椎棘突下凹陷中。

至阳穴：在背部，当后正中线上，第7胸椎棘突下凹陷中。

命门穴：在腰部，当后正中线上，第2腰椎棘突下凹陷中。

腰阳关穴：在腰部，当后正中线上，第4腰椎棘突下凹陷中。

【刮痧操作】从大椎穴经至阳穴、命门穴至腰阳关穴，并点按这几个穴位30～36次。

【刮痧功效】本组背部督脉穴位统管所有阳经，疏通督脉有助于全身气血畅通，起着重要的调节作用。其中命门掌管一身之火，有维系督脉气血流行不息的作用，为人体的生命之本，刮拭此穴，可温阳补肾。

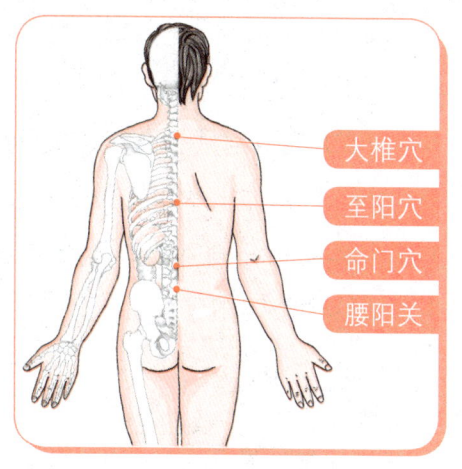

 **腹部：刮拭气海等穴，阳气不虚身体倍儿棒**

【刮痧选穴】气海穴、关元穴、中极穴、曲骨穴。

气海穴：在下腹部，前正中线上，当脐中下1.5寸。

关元穴：在下腹部，前正中线上，当脐中下3寸。

中极穴：在下腹部，前正中线上，当脐中下4寸。

曲骨穴：在下腹部，当前正中线上，耻骨联合上缘的中点处。

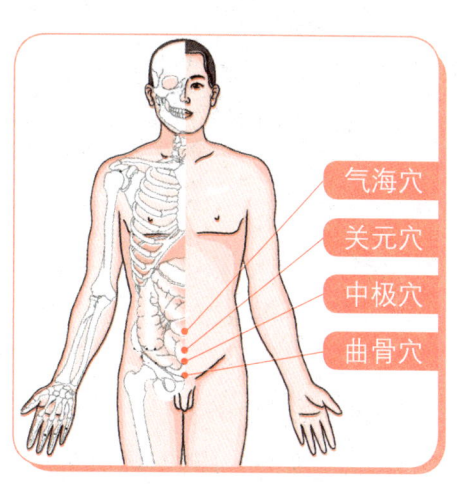

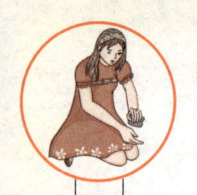

【刮痧操作】

（1）从肚脐下刮至曲骨穴30～36次。

（2）重点刮拭气海穴、关元穴、中极穴。

【刮痧功效】本组穴位刮拭中，气海穴有益肾固精、补益回阳的功效；关元穴具有培元固本、补益下焦的功效，另外，元阴元阳在此交汇，刮拭此穴能够调节阴阳平衡。

 下肢：刮拭足三里、涌泉穴，阳不虚身体棒

【刮痧选穴】足三里穴、涌泉穴。

足三里穴：在小腿前外侧，当犊鼻下3寸，距胫骨前缘1横指（中指）。

涌泉穴：在足底部，卷足时足前部凹陷处，约当第2、3趾趾指缝纹头端与足跟连线的前1/3与后2/3交点上。

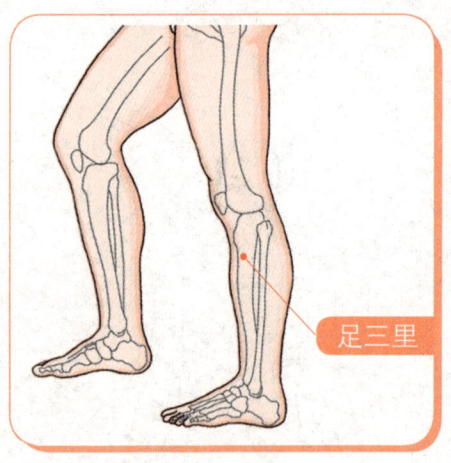

足三里

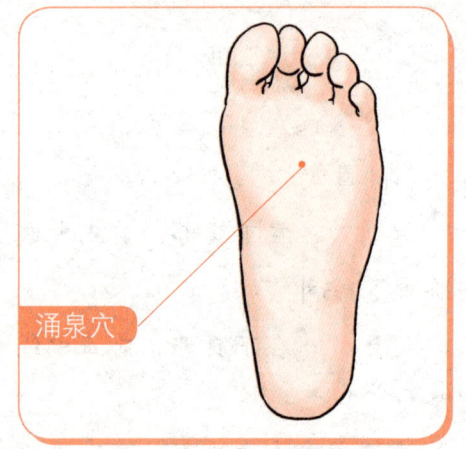

涌泉穴

【刮痧操作】

（1）刮拭小腿前侧胃经30～36次。

（2）加强足三里穴的刮拭。

（3）点按足底涌泉穴，50～100次即可。

【刮痧功效】足三里穴为补穴，经常刮拭，可强健体质；涌泉穴为肾经起穴，是养肾补阳的要穴。另外，在睡前泡脚，并按摩脚底同样可以起到补阳虚的作用。

 注意事项：切不可盲目追求将痧全出透

1. 刮痧应多用补法刮拭

阳虚体质的人要通过刮痧达到补肾阳的效果，一定要注意刮拭手法。首先要用补法刮痧，适合按压力小的快速刮法。因为阳气不足，所以要补。

2. 部位不多，时间别求长

一次不要刮太多的部位，刮拭单个部位的时间也不要过长，不要让毛孔开得太大，因为开得太大，就很容易将阳气宣泄出去，达不到补益的效果。

3. 适合短时间隔衣刮拭

阳虚的人适合短时间隔衣刮拭，只要刮到局部微微发热即可，如直接在皮肤上刮拭，以不出痧为标准，刮至皮肤温热即可。

4. 每次刮拭出少量痧即可

如遇到有些部位因阳气不足导致经脉气血淤滞，出现疼痛症状，每次刮痧只要刮出少量痧即可，不必追求一次将痧全部出透，那样会消耗阳气。应分多次慢慢刮痧治疗，使淤滞的经脉逐渐疏通。

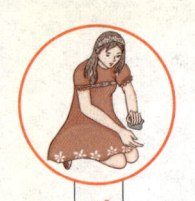

怎么刮补阴虚

阴阳者,水火也。"阴"如同水,在人体内则包括精、血、津液等。阴虚体质是指由于体内精、血、津液等水分亏少,以阴虚内热和干燥等表现为主要特征的体质状态。阴虚体质保健刮痧重在清泻虚热,益气养阴。

 **体质特点:手心热,睡眠差,视物花**

阴虚证:是指机体阴液不足的症候。

形体特征:体型一般瘦长。

心理特征:性情急躁,活泼好动,外向。

常见症状:手足心热,平素口燥咽干,鼻微干,口渴喜冷饮,大便干燥,舌红少津少苔;或面色潮红、有烘热感,两目干涩,视物昏花,唇红微干,皮肤偏干、易生皱纹,眩晕耳鸣,睡眠差,小便短,脉象细弦或数。

适应能力:耐冬不耐夏,不耐受暑热、干燥的气候。

易患疾病:易有便秘、肿瘤、结核等阴亏燥热的病症。

 **刮拭总则:刮拭心俞穴,清泻虚热**

与阳虚体质相对的体质类型即为阴虚体质。它是指由于体内精、血、津液等水液亏少,以阴虚内热和干燥为主要特征的体质状态。

阴虚体质或是先天不足，如孕育时父母气血不足，或年长受孕、早产等；或是后天失养，如房事过度，纵欲耗精，或工作和生活压力大，起居没规律，积劳阴亏，或大病之后，尤其曾患出血性疾病等；或因年少之时，血气方刚，阳气旺盛也容易导致阴虚体质。由此可见，阴虚体质的调理应以清泻虚热、益气养阴为主。

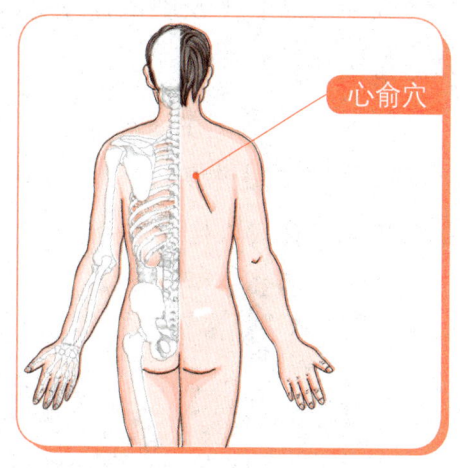

刮痧补阴虚应该选择刮拭胸的正中间位置，还有心脏的反射区。研究证明，刮拭心俞穴能明显改善心脏功能，具有清泻虚热、益气养阴的功效。心俞穴属于足太阳膀胱经上的经穴。取穴时，正坐或俯卧，心俞穴位于第5胸椎棘突下，旁开1.5寸。平常我们可以拿着刮痧板，隔着衣服刮拭心俞穴，方向是从里向外。如果感觉这样刮痧的时候有疼痛感，可以在家把衣服脱了，涂上刮痧油，刮刮中间再刮刮两边，背部心脏的反射区也可以刮拭。其次是腰部，腰部和肾虚也是有很大关系的，刮腰部可以隔着衣服从上到下，但注意在同一部位每次刮痧时间不要太长，温热即可，适可而止。

 背部：从上到下刮拭"三俞穴"进补

【刮痧选穴】脾俞穴、胃俞穴、肾俞穴、关元穴。

脾俞穴：在背部，当第11胸椎棘突下，旁开1.5寸。

胃俞穴：在背部，当第12胸椎棘突下，旁开1.5寸。

肾俞穴：在腰部，当第2腰椎棘突下，旁开1.5寸。

关元穴：在下腹部，前正中线上，当脐中下3寸。

【刮痧操作】从脾俞穴经胃俞穴、肾俞穴以及关元穴，每天刮拭1~2次，每次10~20分钟。

【刮痧功效】脾胃为后天之本，生化之源，此组刮拭中，脾俞穴可为人体化生气血提供保障，同时对肺阴虚引起的咳嗽、潮热、盗汗等有很好的效果；肾俞穴可壮水平火，滋阴益气。

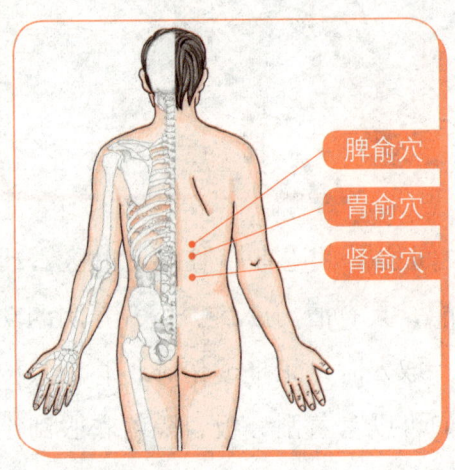
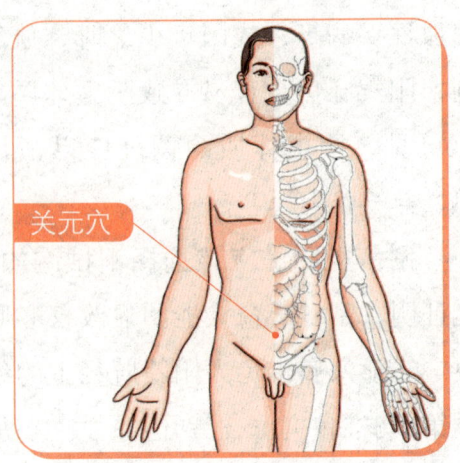

腹部：刮拭气海等穴，理气养血调阴阳

【刮痧选穴】膻中穴、水分穴、气海穴、关元穴、中极穴。

膻中穴：在前正中线上，两乳头连线的中点。

水分穴：在上腹部，前正中线上，当脐中上1寸。

气海穴：在下腹部，前正中线上，当脐中下1.5寸。

关元穴：在下腹部，前正中线上，当脐中下3寸。

中极穴：在下腹部，前正中线上，当脐中下4寸。

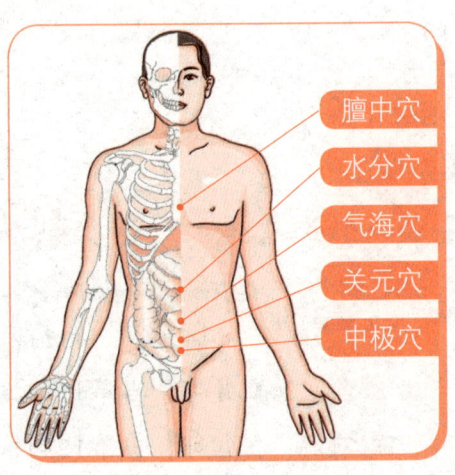

【刮痧操作】从膻中穴，经水分穴过肚脐往下至关元穴，重点刮拭气海穴、关元穴、中极穴，每天刮拭1～2次，每次10～20分钟。

【刮痧功效】此组刮痧为任脉之穴，任脉为阴经之海，配合气海穴，理气养血；刮拭水分穴可调节人体水液代谢；关元穴是人体一大补穴，具有培元固本、补益下焦的功效，刮拭此穴能够调节阴阳平衡。

下肢：刮拭血海、三阴交穴，阴不虚体自康

【刮痧选穴】血海穴、三阴交穴。

血海穴：屈膝，在大腿内侧，髌底内侧端上2寸，当股四头肌内侧头的隆起处。

三阴交穴：在小腿内侧，当足内踝尖上3寸，胫骨内侧缘后方。

【刮痧操作】刮拭从大腿内侧到足大趾段的脾经，并重点刮拭血海穴和三阴交穴30～36次。

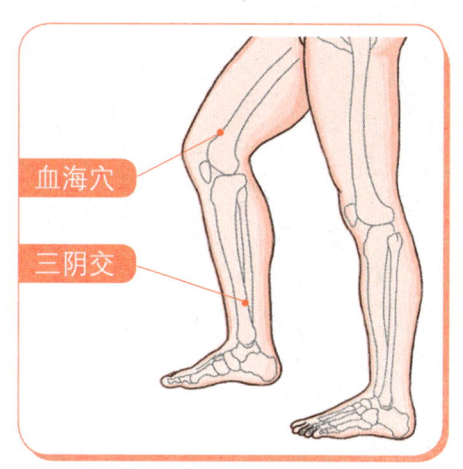

【刮痧功效】血海穴有化血为气、运化脾血的功效；三阴交穴为脾、肝、肾三条经络交汇的地方，能调理阴虚证。

注意事项：如果皮肤感染等，刮痧应避开

1. 刮痧工具应及时消毒

刮痧工具（如牛角）不消毒，刮完一个人马上再刮另一个人，这时如果皮肤出现破损，或有粉刺等，极易造成感染，发生炎症。而如果不慎造

成皮肤感染等问题，一定要避免进行刮痧。

2. 宜选用平补平泻的手法刮痧

阴虚体质出现的燥热现象为阴液不足导致的虚火上升，宜选用平补平泻的手法刮拭，禁用泻法。

怎么刮除气郁

气郁体质是指由于长期情志不畅、气机郁滞而形成的以性格内向不稳定、敏感多疑为主要表现的体质形态。气郁体质保健刮痧重在疏肝利胆，解郁除烦。

体质特点：胸胀易怒，让你"气不顺"

气郁证：因情志不舒，气机郁结所致的胸满胁痛、嗳气腹胀的症候。

形体特征：瘦人偏多。

心理特征：内向，敏感多疑。

常见症状：以忧郁脆弱、对精神刺激适应力较弱、面貌忧郁、时常烦闷不乐为主要表现，同时伴有胸胁胀闷疼痛、疼痛走窜不定、多善太息、喉间有异物感、睡眠差、容易受到惊吓、健忘、痰多、大便多干、小便正常、舌淡红、苔薄白、脉象弦细等表现。

适应能力：不耐受阴雨连绵的天气。

易患疾病：抑郁症、梅核气、肿瘤等。

刮拭总则：刮拭肝俞穴，疏肝解郁

明代著名医家张景岳说："人之有生，全赖此气。"我们的身体要不断地得到气的濡养才能维持生命的活动。当气不能外达而滞于体内时，便会形成"气郁"。

一般来说，气郁和人本身的性格有关，有的人平素性情急躁易怒，易激动，有的人经常郁郁寡欢，疑神疑鬼。这几种性格的形成，可能是先天遗传，也有可能是生活中受到精神刺激、突然惊吓、恐惧等所致。有些人由于个人欲望得不到实现，长期忧愁、郁闷、焦虑等，有了心事也不愿意讲出来，自己也不能化解，时间一长，堵在心里的怨气越来越多，就觉得心烦胸闷，引起气机运行不畅。中医学认为，人体"气"的运行主要靠肝的调节，气郁主要表现在肝经所经过的部位气机不畅，所以又叫作"肝气郁结"。肝郁需要疏理，刮拭肝俞穴具有疏肝利胆、滋养肝肾的功用。肝俞穴属于足太阳膀胱经，为背俞穴之一，在背部，当第9胸椎棘突下，旁开1.5寸。保健刮拭则是隔着衣服刮拭肝俞穴，以疏通经络、调行气血为目的，可以每天刮拭1～2次，每次大约10分钟即可。需要注意的一点是，气郁体质者一般形体偏瘦，刮痧时应以补法为主，辅以平补平泻手法。

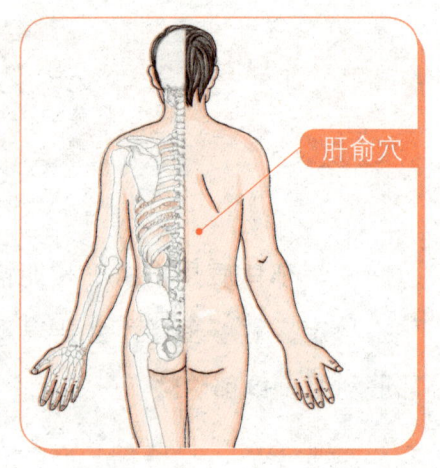

 背部：肝俞、胆俞穴，"肝胆相照"调气郁

【刮痧选穴】肝俞穴、胆俞穴。

肝俞穴：在背部，当第9胸椎棘突下，旁开1.5寸。

胆俞穴：在背部，当第10胸椎棘突下，旁开1.5寸。

【刮痧操作】用面刮法由上而下依次刮拭肝俞穴、胆俞穴，力度适中，至出痧为止。

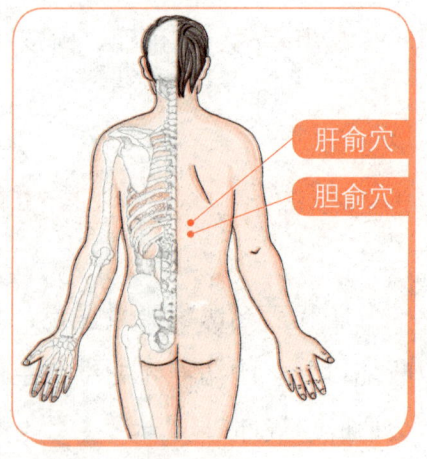

【刮痧功效】依据中医学的"肝胆相照",认为肝脏与胆腑经常互补互助而发挥机能。二者结合可疏肝利胆调气郁。

胸部：刮拭胸部两侧及膻中穴，气顺心畅

【刮痧选穴】膻中穴。

膻中穴：在前正中线上，两乳头连线的中点。

【刮痧操作】

（1）从胸部中间向两腋方向刮拭，不宜过重，如体型较瘦者可以刮拭肋间隙。

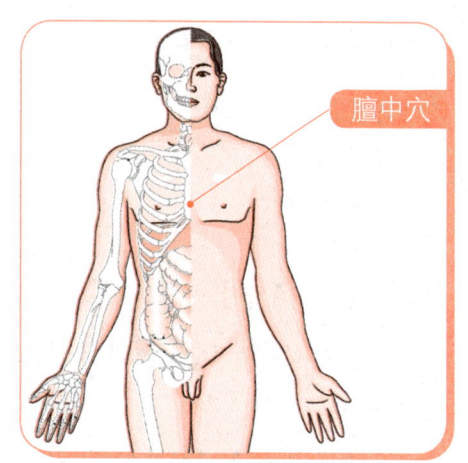

（2）重点刮拭膻中穴，可以每天刮拭1~2次，每次10分钟。

【刮痧功效】刮拭胸部两侧能起到宽胸、宣肺、理气的作用；而膻中穴是心包经经气聚集之处，也是宗气聚会之处，可起到通调冲任经气之功效，改善胸痹心痛、心悸、呼吸困难、咳嗽呃逆等。

下肢：刮拭足三里、大敦等穴，疏肝解郁

【刮痧选穴】足三里穴、丰隆穴、太冲穴、大敦穴。

足三里穴：在小腿前外侧，当犊鼻下3寸，距胫骨前缘1横指（中指）。

丰隆穴：在小腿前外侧，外踝尖上8寸，条口穴外，距胫骨前缘2横指（中指）。

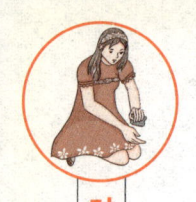

太冲穴：在足背侧，当第1、2跖骨间隙的后方凹陷处。

大敦穴：在足大趾末节外侧，距趾甲角0.1寸。

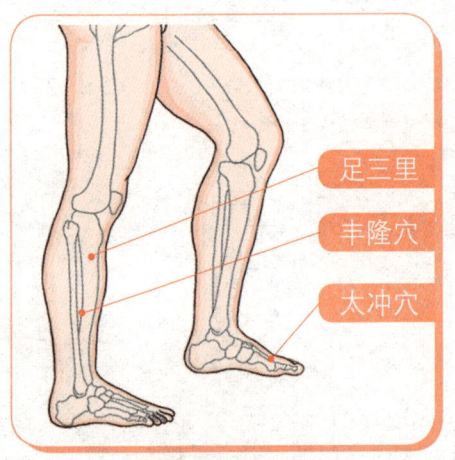

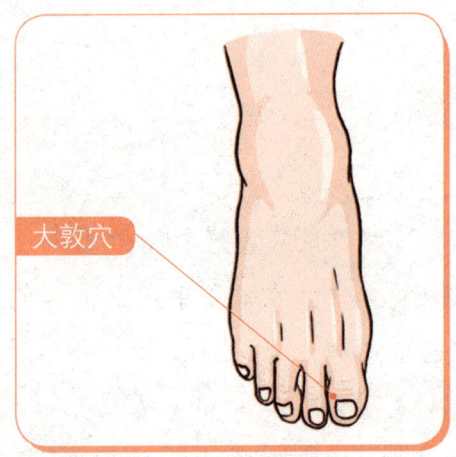

【刮痧操作】

（1）隔衣刮拭小腿外侧的足三里穴、丰隆穴，每天刮拭1~2次，每次约10分钟。

（2）刮拭脚背的太冲穴、大敦穴，每天刮拭1~2次，每次约10分钟。

【刮痧功效】刮拭足三里穴、丰隆穴，可起到化痰、和胃、健脾的功效；大敦穴为肝经井穴，配太冲穴可疏肝解郁。

 注意事项：从上至下，刮痧方向是关键

1. 由上而下，由内侧向外侧刮痧

顺着一个方向刮拭，不要来回刮，原则上由上而下，由内侧向外侧。面部由内侧刮向外侧，头部由头顶向周围，项部由上向下外，背腰部由上而下及由内侧向外侧，腹部由上而下，四肢由上而下。应刮完一处之后，再刮另一处，不可无次序地东刮一下西刮一下。以皮肤出现痧点、紫斑即

可，不可强求出痧。

2. 根据身体状况，出痧可多可少

气郁体质根据身体状况不同，出痧可多可少。对于不易出痧者，只要毛孔微微张开或局部发热即可停止刮痧。

3. 刮痧以疏肝解郁为主

焦虑、抑郁、烦躁，长期的精神压力会导致整个身体机能的紊乱。中医学认为，正常的情志活动依赖于气机的调畅，而肝脏能疏通气机，因此能调节情志。专家建议，人体两侧的胁肋部有肝经分布，刮拭这个区域能疏肝解郁，重点是两乳头连线和第六肋间交点的期门穴。刮拭时，动作要慢，寻找并刮拭疼痛或有结节的部位。

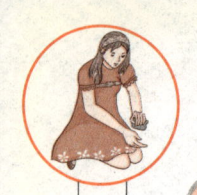

对症刮痧不生病

怎么刮去血瘀

血瘀体质是指由于体内血液运行不畅或瘀血内阻，而表现出一系列以血流不畅为主要外在征象的体质状态。血瘀体质保健刮痧重在疏通经络，活血化瘀。

 **体质特点：瘀斑、疼痛，血瘀面子不好看**

血瘀证：是由于瘀血内阻而出现以疼痛、肿块、出血、舌青紫为主症的症候。

形体特征：瘦人多见。

心理特征：性急、烦躁、健忘。

常见症状：以面色晦暗、皮肤有色素沉着、易出瘀斑、易患疼痛、口唇暗淡或紫、舌质暗有瘀斑、舌下静脉曲张、脉象细涩或结代为主要表现，同时伴有眼眶黯黑、鼻部暗滞、头发易脱落、皮肤干，女性多有痛经、闭经症，或经血中有紫黑之血块等表现。

适应能力：不耐受风邪、寒邪等。

易患疾病：冠心病、脑血管疾病、血管神经性头痛、下肢静脉曲张、黄褐斑、闭经等。

 **刮拭总则：刮拭天宗穴，活血祛瘀**

血瘀体质的人经脉的血液不能及时排出和消散，而停留于体内，或血液

运行不畅，淤积于经脉或脏腑组织器官之内，从而出现一系列体质特点。

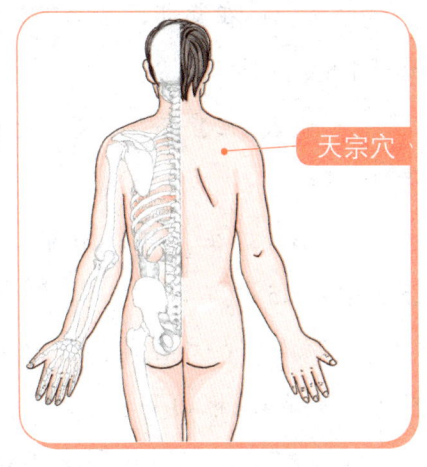

血瘀体质的主要症候是血行迟缓不畅，多半是长期抑郁，或久居寒冷地区，以及脏腑功能失调所致，身体较瘦的人多见。

其临床表现为当血淤滞于脏腑、经络某一局部时，则发为疼痛，痛有定处，得温而不减，甚至形成肿块。此类型的人，有些明明年纪未到就已出现老人斑，有些常有身体上某部位疼痛的困扰，比如：女性生理期容易痛经，男性身上多有瘀青，身体上的疼痛在夜晚加重等。

血瘀体质经过刮痧调理是可以得到平和的，刮痧以活血化瘀为主要原则。天宗穴具有活血化瘀、消肿止痛、舒筋活络的特殊功效。天宗穴乃局部之穴，属手太阳小肠经。"天"，指上部；"宗"，指"本"，含中心之意。穴位位于肩胛冈中点下窝正中，取穴时采用正坐位，自然垂臂，在人体肩胛部，当肩胛骨冈下窝中央凹陷处，与第4胸椎相平。每天自下而上地刮拭天宗穴，可有效改善血液循环。

需要注意的是，每次对天宗穴进行刮痧，颜色均为紫红、暗青色，伴有严重疼痛时，应该及时到医院做进一步的检查，警惕潜在的体内病理变化，必要时综合防治。

 **背部：刮拭大椎等穴，气血不瘀体畅通**

【刮痧选穴】大椎穴、心俞穴、膈俞穴、肝俞穴、胆俞穴、天宗穴。

大椎穴：在后正中线上，第7颈椎棘突下凹陷处。

心俞穴：在背部，当第5胸椎棘突下，旁开1.5寸。

膈俞穴：在背部，当第7胸椎棘突下，旁开1.5寸。

肝俞穴：在背部，当第9胸椎棘突下，旁开1.5寸。

胆俞穴：在背部，当第10胸椎棘突下，旁开1.5寸。

天宗穴：在肩胛部，当冈下窝中央凹陷处，与第4胸椎相平。

【刮痧操作】用面刮法或双角刮法从上向下分别刮拭大椎穴、心俞穴至膈俞穴、肝俞穴、胆俞穴、天宗穴。

【刮痧功效】本组刮痧主要从背部督脉和膀胱经入手外调，督脉为阳脉之海，膀胱经多气多血，通过刮痧来刺激这两条经脉，对全身的血液微循环会有一个很好的改善作用，这样气血就能正常运行，不会淤滞，身体畅通，各种毛病就少了。

胸部：刮拭膻中至中庭，血瘀悄然去无踪

【刮痧选穴】膻中穴、中庭穴。

膻中穴：在前正中线上，两乳头连线的中点。

中庭穴：在胸部，当前正中线上，平第5肋间，即胸剑结合部。

【刮痧操作】用角刮法由上而下刮拭膻中穴至中庭穴，力度适中，至出痧为止。

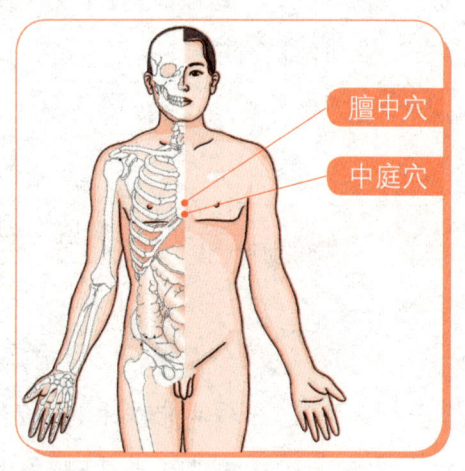

【刮痧功效】本组刮痧中，膻中穴、中庭穴相配伍，可促进体内血液、水液的代谢和运行，让血瘀悄然去无踪。

四肢：刮拭曲池等穴，解决血瘀就地取材

【刮痧选穴】合谷穴、曲池穴、足三里穴、三阴交穴、血海穴、内庭穴、支沟穴。

合谷穴：在手背，第1、2掌骨间，当第2掌骨桡侧的中点处。

曲池穴：在肘横纹外侧端，屈肘，当尺泽穴与肱骨外上髁连线中点。

足三里穴：在小腿前外侧，当犊鼻下3寸，距胫骨前缘1横指（中指）。

三阴交穴：在小腿内侧，当足内踝尖上3寸，胫骨内侧缘后方。

血海穴：屈膝，在大腿内侧，髌底内侧端上2寸，当股四头肌内侧头的隆起处。

内庭穴：在足背，第2、3趾间缝纹端。

支沟穴：在前臂背侧，当阳池穴与肘尖的连线上，腕背横纹上3寸，尺骨与桡骨之间。

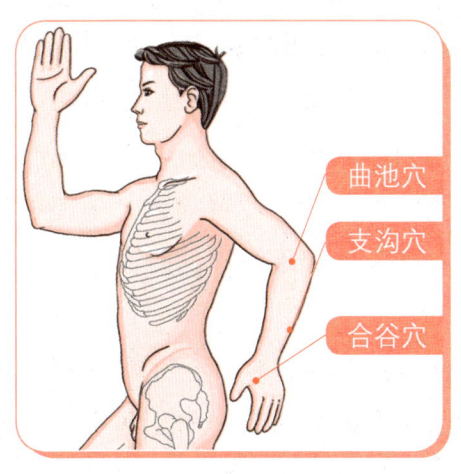
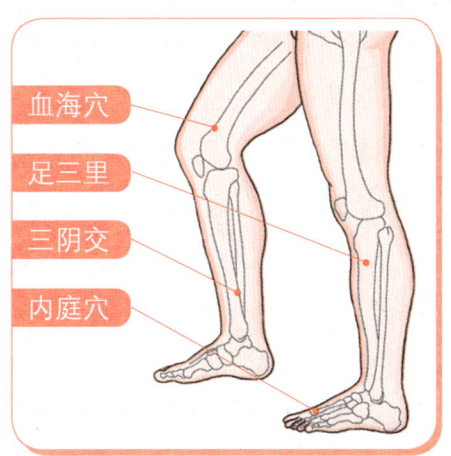

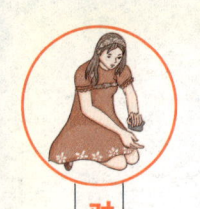

【刮痧操作】

（1）在需刮痧部位涂抹适量刮痧油。

（2）刮上肢外侧曲池穴至支沟穴和手部合谷穴，由上至下，中间不宜停顿，至皮肤发红、皮下紫色痧斑痧痕形成为止。

（3）刮下肢血海穴至三阴交穴，遇关节部位不可强力重刮，由上至下，中间不宜停顿，一次刮完，至皮肤发红、皮下紫色痧斑痧痕形成为止。

（4）重刮足部内庭穴，用刮板角部刮拭30次，以出痧为度。

【刮痧功效】本组刮拭中，合谷穴有宣通气血、行气活络的功效，能够调理血瘀引起的各种疼痛、色斑；曲池穴有良好的活血止痛、扶正祛邪的作用；血海穴有化血为气、运化脾血的功效，因此是调理血瘀证的重要穴位。

 注意事项：血瘀体质，以通为要务

血瘀体质不仅容易发生痤疮、痘痘等皮肤问题，更可怕的是易发生各种各样的肿瘤，像肝癌、直肠癌等。《素问·举痛论篇》中说："经脉流行不止，环周不休，寒气入经而稽迟，泣而不行，客于脉外则血少，客于脉中则气不通，故猝然而痛。"意思是经脉周流全身无休无止，如果寒邪侵入经脉，稽留不行，滞留经脉内外就会造成气滞或血瘀，所以就会产生疼痛。

经脉是循行气血的通道，输布着无形之气和有形之血供给生命活动，而血瘀体质的人由于体内气滞血瘀，经脉循行不畅，于是就会很容易产生各种以疼痛为主要表现的疾病，而且疼痛较为持久，位置固定，是那种刺痛，比如偏头痛、痛经、胃痛、胸痹、痹病等。如果淤滞的时间久了就会生肿瘤包块。

可见，瘀血会造成经络不通，这实际上成为许多疾病产生和逐渐发展的关键问题。明白了这个道理，也就知道了血瘀体质者日常生活中最应该做的就是清除瘀堵，即血瘀以通为要务。采用刮痧的方法让经络通畅是不二的选择，经络畅通，生命之河就会健康地流淌。

怎么刮除痰湿

痰湿体质是指由于水液内停致痰湿凝聚而出现的以黏滞重浊为主要特征的体质状态，表现为体内代谢废物堆积，不能及时排出体外。痰湿体质保健刮痧重在益气健脾，利湿化痰。

体质特点：胸闷、多汗，都是痰湿惹的祸

痰湿证：由于人体脏腑、阴阳失调，气血津液运化失调，易形成痰湿的症候。

形体特征：体形肥胖、腹部肥满松软。

心理特征：性格偏温和稳重恭谦、和达，多善于忍耐。

常见症状：面部皮肤油脂较多，多汗且黏，胸闷，痰多；或面色淡黄而暗，眼泡微浮，容易困倦，平素舌体胖大，舌苔白腻，口黏腻或甜，身重不爽，脉滑，喜食肥甘甜黏，大便正常或不实，小便不多或微浑。

适应能力：对梅雨季节及潮湿环境适应能力差。

易患疾病：原发性高血压、糖尿病、肥胖症、高脂血症、痛风、冠心病、代谢综合征、脑血管疾病。

刮拭总则：刮拭脾俞穴，健脾利湿

在生活中我们经常见到一些大腹便便、满面油光、行动笨拙的人，按中医体质学的说法，这种胖人属于痰湿体质。痰湿体质跟先天禀赋有关

系，所以，如果父亲或母亲一方出现向心性肥胖，子女就要尤其小心，在饮食、运动方面要多加注意。痰湿体质另一个更重要的形成因素是后天失养，脾胃功能运化欠佳造成的。正常情况下，痰湿是应该排出体外的，为什么会在体内积聚呢？就是因为暴饮暴食，饮食无规律，或者厚腻食物吃得过多，侵害了脾胃的运化功能，导致多余的东西排不出去，造成痰湿积聚。

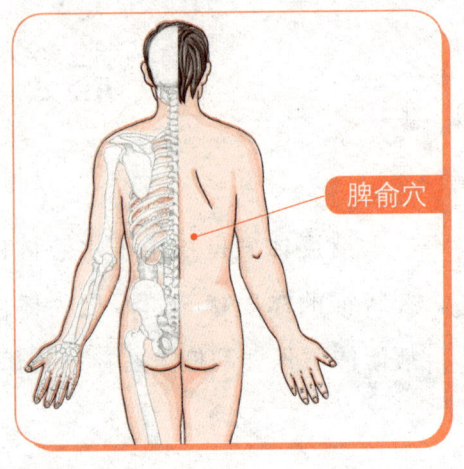

脾俞穴

形象地讲，人体内的体液，一开始犹如纯净水，随着饮食起居的不科学，比如偏好油腻、甜味食品和缺乏运动，纯净水中混入了油脂、糖浆、代谢垃圾等，再加上缺乏运动，则水流不畅，甚至成为死水，慢慢形成黏滞重浊的液体，引发一系列痰湿表现。

痰湿的形成虽源于脾胃功能的失常，但它反过来也会削弱脾胃的运化功能。"脾主四肢"，脾胃功能减弱，气血不足，或者痰湿阻滞营养物质滋养人体，则表现出周身疲倦、身重不爽、口黏腻或甜等痰湿内阻之象。所以，出现痰湿体质，以通利三焦、健脾利湿、化痰泻浊为调补原则。脾主运化，脾俞穴是脾脏的精气输注于背部的位置，和脾直接相连，所以刺激脾俞穴能很快恢复脾的运化功能。脾俞穴是足太阳膀胱经上的经穴，取穴时应采用俯卧的姿势，脾俞穴位于人体背部，在第11胸椎棘突下，旁开1.5寸。从上向下刮拭脾俞穴，一气呵成，中间不要停顿。

背部：刮拭"三俞穴"，出痰祛湿显奇效

【刮痧选穴】肺俞穴、脾俞穴、肾俞穴。

肺俞穴：在背部，当第3胸椎棘突下，旁开1.5寸。

脾俞穴：在背部，当第11胸椎棘突下，旁开1.5寸。

肾俞穴：在腰部，当第2腰椎棘突下，旁开1.5寸。

【刮痧操作】用面刮法或双角刮法由上而下依次刮拭脊背两侧的肺俞穴、脾俞穴、肾俞穴，力度适中，以出痧为止。

【刮痧功效】人体每天都在不停地进行着新陈代谢的活动，代谢过程中产生的废物要及时排泄出去。本组刮拭能够及时地将体内代谢的"垃圾"刮拭到体表，达到出痰祛湿的功效，使体内的血流畅通，恢复自然的代谢活力。

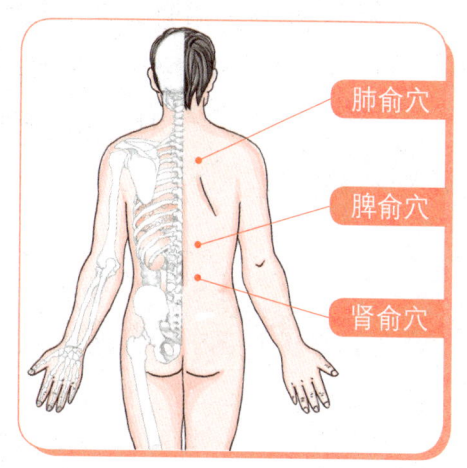

胸腹：刮拭中府、上脘等穴，痰湿不侵

【刮痧选穴】中府穴、上脘穴、下脘穴、石门穴、关元穴、章门穴。

中府穴：在胸外侧部，平第一肋间隙处，距前正中线6寸。

上脘穴：在上腹部，前正中线上，当脐中上5寸。

下脘穴：在上腹部，前正中线上，当脐中上2寸。

石门穴：在下腹部，前正中线上，当脐中下2寸。

关元穴：在下腹部，前正中线上，当脐中下3寸。

章门穴：在侧腹部，当第11肋游离端的下方。

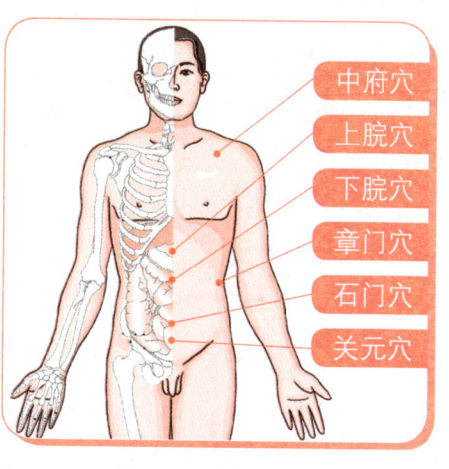

【刮痧操作】用面刮法或角刮法从上向下依次刮拭中府穴、上脘穴至下脘穴、石门穴至关元穴、章门穴，力度适中，至出痧为止。

【刮痧功效】本组刮痧能调理脾胃，健脾化湿，和胃降逆。脾胃康健必当痰湿不侵。

下肢：刮拭丰隆穴，祛湿化痰防肥胖

【刮痧选穴】丰隆穴、承山穴。

丰隆穴：在小腿前外侧，当外踝尖上8寸，条口穴外，距胫骨前缘2横指（中指）。

承山穴：在小腿后面正中，委中穴与昆仑穴之间，当伸直小腿或足跟上提时，腓肠肌肌腹下出现的尖角凹陷处即是。

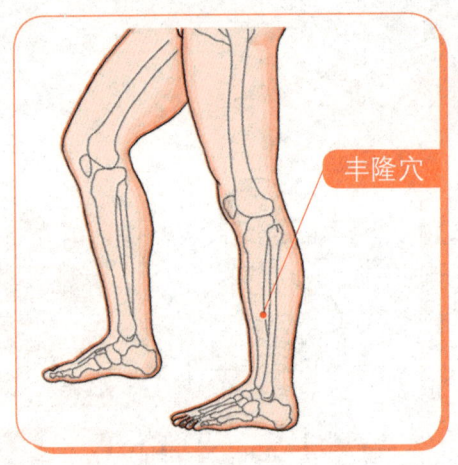
丰隆穴

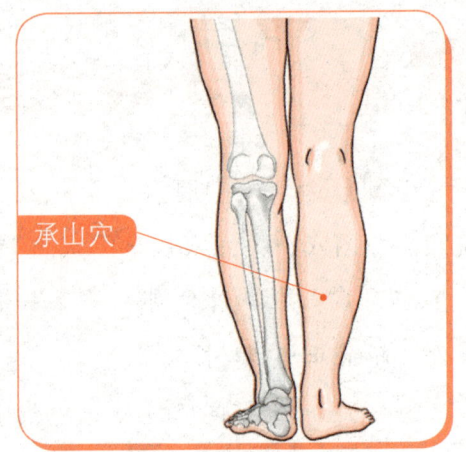
承山穴

【刮痧操作】用平刮法对下肢丰隆穴进行刮拭，每天1~2次即可。

【刮痧功效】中医学认为，体内痰湿过多引起的肥胖等症，是脾运化功能减弱造成的，关键就是健脾化湿。而丰隆穴历来被看作是能祛除痰湿的穴位，经常对其进行保健刮痧，可通经活血，健脾利湿，化痰清热。

 **注意事项：刮走痰湿，健脾是关键**

1. 刮痧减肥以健脾为主

痰湿体质多肥胖，这类肥胖者运用刮痧减肥时首先要从健脾开始，要先强化脾的运化功能，也就是固本培元。这样脾的功能正常了，吸收进的水谷精微物质就能通过脾的转运，到达身体的各个部位，凸起的大肚子也可以渐渐平复。

2. 局部有热感即可

痰湿体质刮痧过程中，不易出痧。不可为追求出痧，刮拭时间过长。只要局部毛孔微张或局部有热感即可停止刮痧。

3. 可兼用拔罐排除体内湿气

痰湿体质可兼用拔罐排除体内湿气的效果较好。拔罐时罐体内水雾的多少和皮肤是否出现水疱可以提示体内湿气的多少。

第三章 怎么刮除亚健康

亚健康是指人体介于健康和患病之间的边缘状态。人体在亚健康状态查不出疾病，但生命活力、反应能力、适应能力减退，免疫力降低，与健康人群相比，疾病往往更容易袭击亚健康状态人群。刮痧可以及时发现和调理亚健康状态，调治未病，使身体向健康转化。

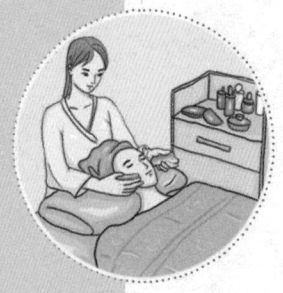

本章看点

- 失眠健忘
- 食欲缺乏
- 腰腿疼痛
- 眼部疲劳
- 盗汗自汗
- 手脚冰凉
- 心慌气短

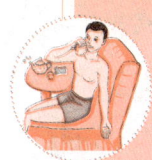
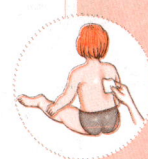
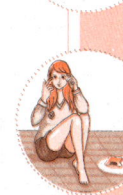
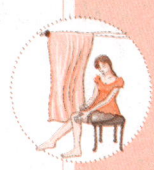

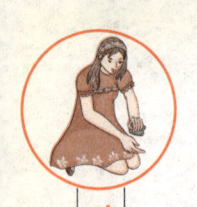

对症刮痧不生病

失眠健忘

中医学认为，如果人们思虑过度，劳伤心脾，可导致失眠健忘的症状。而通过刮痧法刮拭身体相应部位，可获得全身血液活络与脑循环顺畅双重功效，达到预防健忘和失眠的效果。

 头部：前后发际刮拭，防止大脑退化

【刮痧部位】头部刮痧以前发际为起点，后发际为终点，从前向后，从中间向两侧，刮整个头部。

【刮痧操作】患者取坐位，施术者以患者感觉舒适的力度，刮头部15～20分钟，以局部出现皮肤潮红为度。每周1～2次，15次为1个疗程。

【刮痧功效】对头部进行刮痧时，可采用生姜汁、红花油等具有活血功能的药物作为介质，再加上用刮痧板对头皮及相关穴位的按摩和刺激，可以有效地改善头部的血液循环，从而加大对脑细胞的氧气、营养物质等供应，因此能够防治大脑退化、健忘等症。

 背部：刮拭膏肓、志室等穴，改善失眠健忘

【刮痧选穴】膏肓穴、心俞穴、肾俞穴、志室穴。

膏肓穴：在背部，当第4胸椎棘突下，旁开3寸。

心俞穴：在背部，当第5胸椎棘突下，旁开1.5寸。

肾俞穴：在腰部，当第2腰椎棘突下，旁开1.5寸。

志室穴：在腰部，当第2腰椎棘突下，旁开3寸。

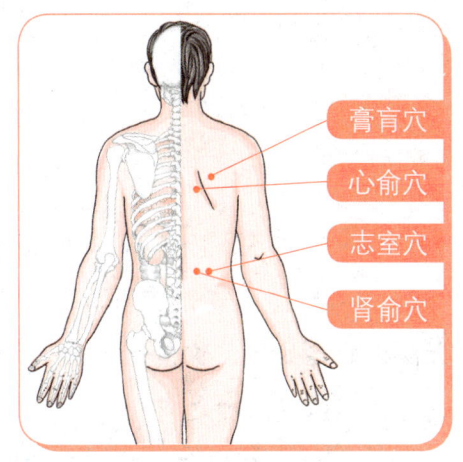

【刮痧操作】在刮拭部位涂抹适量刮痧油，在膏肓穴、心俞穴、肾俞穴、志室穴这些部位刮10分钟左右，以局部出现皮肤潮红为度。每周1～2次，15次为1个疗程。

【刮痧功效】刮拭背部脏腑器官的体表反射区和对应区，畅达神经传导通路，可以快速调节和改善脏腑器官的功能，改善失眠健忘的症状，预防相关脏腑病症。

 两经：刮拭心包经、心经，让你睡得香

【刮痧部位】心包经、心经。

心包经：在手臂内侧正中线。

心经：在手臂内侧边线。

【刮痧操作】在手臂上从上向下，即从腋窝部向手部刮痧。

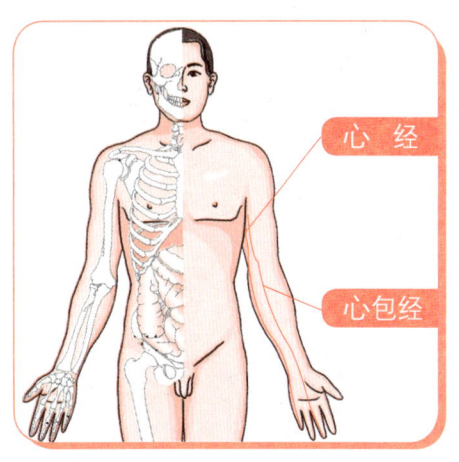

【刮痧功效】心脏不适，不仅会引起一系列与心脏有关的疾病，也会出现一些神经系统病症，如失眠、健忘等，心包是心的外卫，主管精神意识活动，能调节失眠、健忘等症。

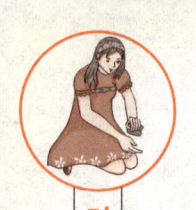

 两穴：刮按内关、神门等穴，增血供氧

【刮痧选穴】内关穴、神门穴。

内关穴：在前臂掌侧，当曲泽穴与大陵穴的连线上，腕横纹上2寸，掌长肌腱与桡侧腕屈肌腱之间。

神门穴：在腕部，腕掌侧横纹尺侧端，尺侧腕屈肌腱的桡侧凹陷处。

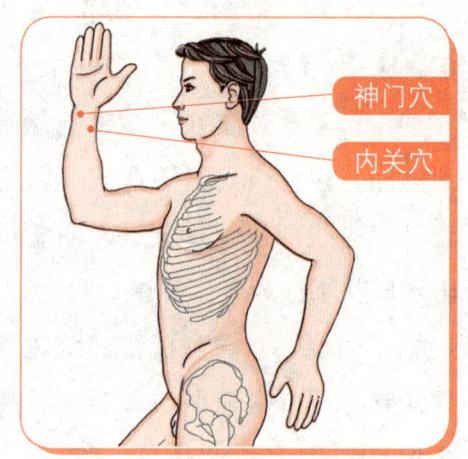

【刮痧操作】可以在刮拭心包经、心经这两条经络时，着重用刮板点按经络上的内关穴和神门穴。

【刮痧功效】通过这些穴位的刮痧，有增加心肌的供血供氧，泻心火，静心安神，改善失眠、健忘等作用。

盗汗自汗

不因外界环境影响，白天时时汗出，稍微活动更甚者为自汗；夜晚睡时汗出，醒后汗止者为盗汗。两者为阴阳失调、腠理不固、汗液外泄所致。运用刮痧可进行调理。

背部：拉长刮拭面，从上向下综合刮拭

【刮痧选穴】大椎穴、肺俞穴、心俞穴、脾俞穴、肾俞穴。

大椎穴： 在后正中线上，第7颈椎棘突下凹陷处。

肺俞穴： 在背部，当第3胸椎棘突下，旁开1.5寸。

心俞穴： 在背部，当第5胸椎棘突下，旁开1.5寸。

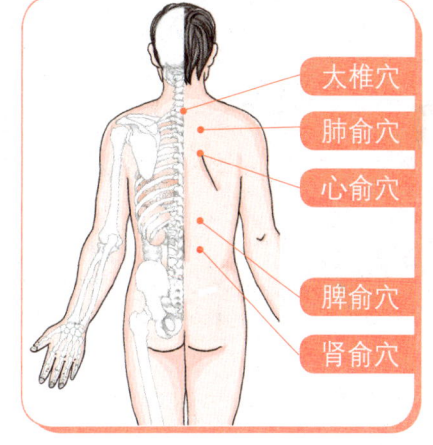

脾俞穴： 在背部，当第11胸椎棘突下，旁开1.5寸。

肾俞穴： 在腰部，当第2腰椎棘突下，旁开1.5寸。

【刮痧操作】

（1）用刮痧板以45°圆钝侧，平面朝下，由上向下，由内向外，左右反复刮拭。

（2）刮拭面尽量拉长，用力均匀适中，以皮肤潮红、不感疼痛为度。

（3）每穴反复10～20次（或每部位1～2分钟），以刮至出现斑点或痧

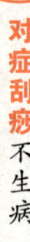

斑或患者感疼痛为度。

【刮痧功效】本组刮拭用于因阴虚体弱引起的盗汗、自汗，入夜加重、汗出涔涔、气短神疲、面色无华等症。

腰胸部：刮拭膻中、肾俞穴，防汗液外泄

【刮痧选穴】膻中穴、肾俞穴。

膻中穴：在前正中线上，两乳头连线的中点。

肾俞穴：在腰部，当第2腰椎棘突下，旁开1.5寸。

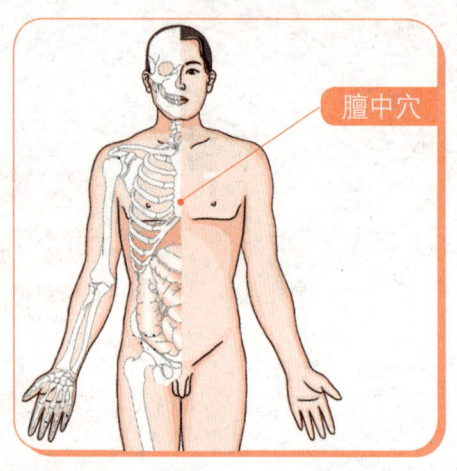

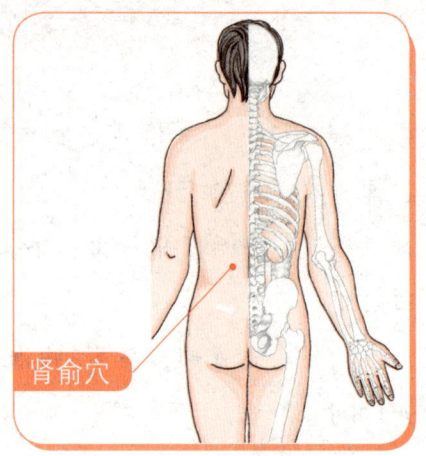

【刮痧操作】

（1）在刮拭部位先涂抹刮痧油，先刮腰部肾俞穴，然后刮胸部膻中穴。

（2）刮痧结束后应以毛毯在患者裸露皮肤处外盖保暖，尤其是背部。

【刮痧功效】刮拭膻中穴可以去除心包的积水，胸闷、自汗的现象就会减轻或消失；而肾俞穴具有收敛元气、固表止汗之功效，常用于自汗、盗汗或大汗淋漓不止等病症。

 ## 四肢：刮拭曲池等穴，调节睡眠不佳盗汗

【刮痧选穴】曲池穴、内关穴、神门穴、合谷穴、足三里穴。

曲池穴：在肘横纹外侧端，屈肘，当尺泽穴与肱骨外上髁连线中点。

内关穴：在前臂掌侧，当曲泽穴与大陵穴的连线上，腕横纹上2寸，掌长肌腱与桡侧腕屈肌腱之间。

神门穴：在腕部，腕掌侧横纹尺侧端，尺侧腕屈肌腱的桡侧凹陷处。

合谷穴：在手背，第1、2掌骨间，当第2掌骨桡侧的中点处。

足三里穴：在小腿前外侧，当犊鼻下3寸，距胫骨前缘1横指（中指）。

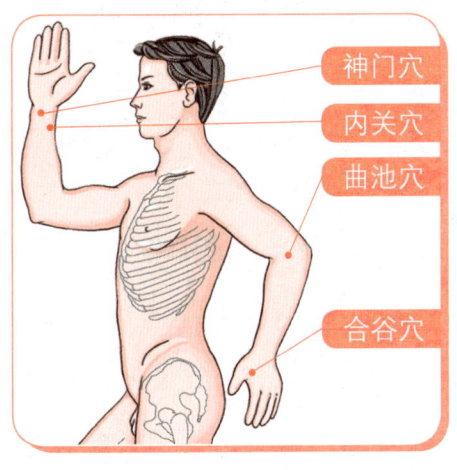
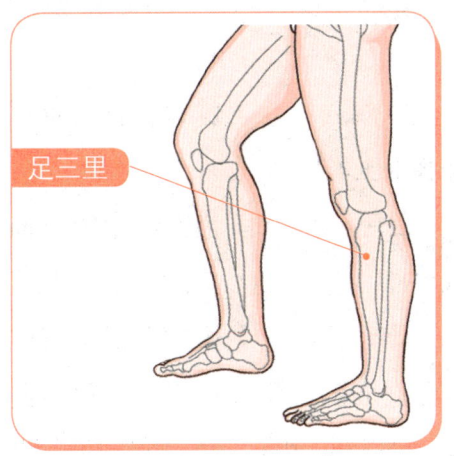

【刮痧操作】

（1）上肢的曲池穴、内关穴、神门穴、合谷穴均是由近端向远端刮拭。

（2）再由上向下刮拭下肢足三里穴。（注:足三里穴、合谷穴刮痧时应择重点按局部，以局部出现酸、麻、胀、痛为好）

【刮痧功效】睡眠质量不佳是引起盗汗的因素之一，本组刮拭可调节心律和心理压力过大引起的失眠症。

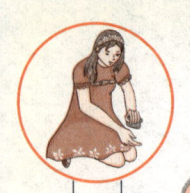

对症刮痧不生病

食欲缺乏

食欲缺乏是指对食物缺乏需求的欲望，是脾胃功能减弱的表现，脾主运化，有调节胃肠功能的作用，对相应穴位进行刮痧刺激，可起到健胃消食、化积滞等作用。

 **腹部：刮拭中脘穴，脾胃好胃口好**

【刮痧选穴】中脘穴。

中脘穴：在上腹部，前正中线上，当脐中上4寸。

【刮痧操作】用面刮法由上而下刮拭胃部，重点刮拭腹部的中脘穴。

【刮痧功效】中脘穴对于缓解伏天暑湿造成的腹胀、反胃、消化不良、泄泻、便秘等都有很好的作用，此外，对于秋燥失眠等也有很好的缓解作用。

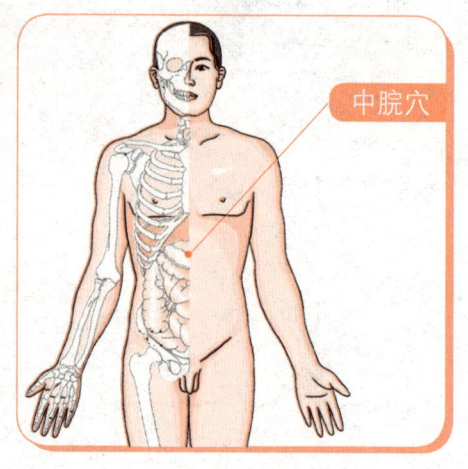

中脘穴

 **脾胃体表反射区：刮到毛孔张开吃嘛嘛香**

【刮痧部位】脾胃体表反射区。

脾胃体表反射区：左上腹部及左中背部脾胃区域体表皮肤部位。

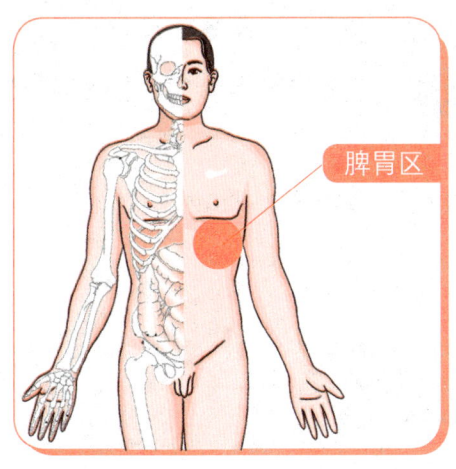 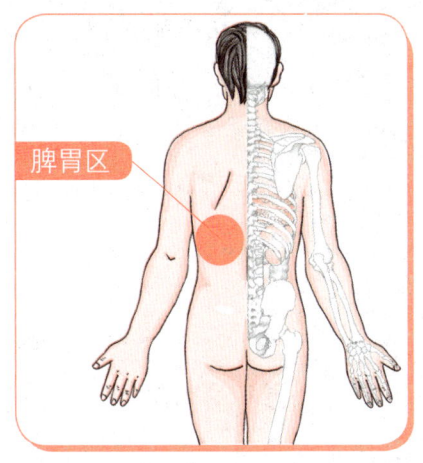

【刮痧操作】

（1）在脾胃体表反射区的位置涂抹刮痧油。

（2）用刮痧板长边以小于15°的角度缓慢从上向下刮拭胃的体表投影区，从内向外刮拭脾脏体表投影区至出痧或毛孔微微张开即可。

【刮痧功效】刮拭脾胃的体表反射区可以直接改善脾胃的功能，防治食欲缺乏。

 下肢：刮拭足三里等穴，缓解食欲缺乏

【刮痧选穴】足三里穴、丰隆穴、阴陵泉穴、三阴交穴。

足三里穴：在小腿前外侧，当犊鼻下3寸，距胫骨前缘1横指（中指）。

丰隆穴：在小腿前外侧，当外踝尖上8寸，条口穴外，距胫骨前缘2横指（中指）。

阴陵泉穴：在小腿内侧，当胫骨内侧髁后下方凹陷处。

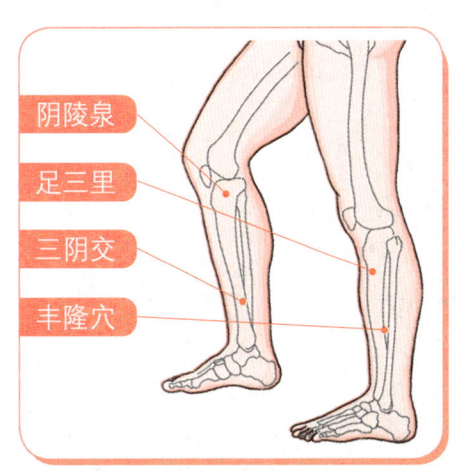

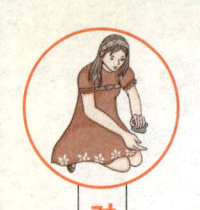

三阴交穴：在小腿内侧，当足内踝尖上3寸，胫骨内侧缘后方。

【刮痧操作】用面刮法由上而下刮拭足三里穴、丰隆穴、阴陵泉穴、三阴交穴。

【刮痧功效】本组刮拭能调理脾胃机能，促食欲，助消化。

 背部：刮拭脾俞、胃俞穴，开老人胃口

【刮痧选穴】脾俞穴、胃俞穴。

脾俞穴：在背部，当第11胸椎棘突下，旁开1.5寸。

胃俞穴：在背部，当第12胸椎棘突下，旁开1.5寸。

【刮痧操作】刮拭背部双侧脾俞穴、胃俞穴，用面刮法刮拭每个穴位至出痧或毛孔微微张开即可。

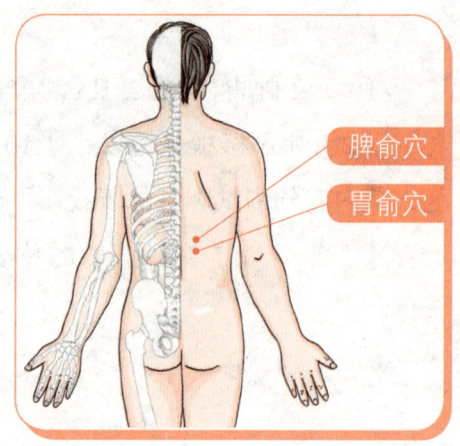

【刮痧功效】老年人食欲缺乏是脾胃功能减弱的表现，用刮痧的方法刮拭脾俞穴可缓解食欲缺乏，刮拭胃俞穴可调治胃痛、腹胀、消化不良。

手脚冰凉

手脚冰凉是机体亚健康的表现,手脚发凉者同时会有身体怕冷、精力减退、易疲劳等症状。中医学认为,手脚发凉是体内阳气不足。这时可以试试刮痧,对改善身体怕寒的情况,效果很不错。

上肢:刮拭手掌及手指,行气暖身

【刮痧部位】全手掌、全手指。

【刮痧操作】先用刮痧板的面刮拭手掌,手掌发热后用刮痧板上的凹槽刮拭手指的四面,从根部到指尖,每个方向刮5~10次,能行气通络。

【刮痧功效】根据生物全息理论,经常刮拭手掌及手指,不但可以促进手部的血液循环,改善手凉、怕冷的症状,还有促进各脏腑器官血液循环,有效增强各脏腑功能的保健作用。

下肢:刮拭脚掌及脚趾,不再怕冷

【刮痧部位】全脚掌、全脚趾。

【刮痧操作】先用刮痧板的面刮拭脚掌,脚掌发热后用刮痧板上的凹槽刮拭脚趾的四面,从根部到趾尖,每个方向刮5~10次,能行气通络。

【刮痧功效】根据生物全息理论,经常刮拭脚掌及脚趾,不但可以促进脚部的血液循环,改善脚凉、怕冷的症状,还有促进各脏腑器官血液循环,有效增强各脏腑功能的保健作用。

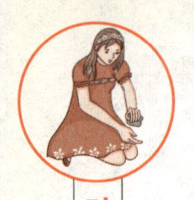

对症刮痧不生病

腰腿疼痛

大多数人都经历过腰腿疼的症状，疼痛厉害时，连行走都很困难。如何缓解腰腿疼痛呢？中医刮痧的方法可以有效地缓解此类症状。

 **腰部：刮拭命门等穴，利腰脊去疼痛**

【刮痧选穴】命门穴、肾俞穴、志室穴。

命门穴：在腰部，当第2腰椎棘突下凹陷处。

肾俞穴：在腰部，当第2腰椎棘突下，旁开1.5寸。

志室穴：在腰部，当第2腰椎棘突下，旁开3寸。

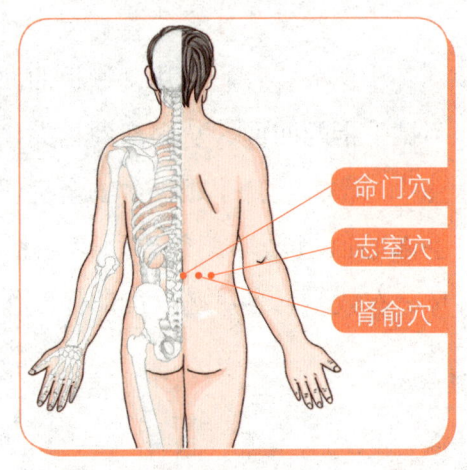

【刮痧操作】依次刮拭命门穴、双侧肾俞穴、志室穴。

【刮痧功效】命门穴、肾俞穴可起到温肾阳、利腰脊的作用；志室穴缓解腰脊强痛。此外每天活动腰臀部，可舒筋活血，通利关节，强健腰肌。

 **下肢：拍打委中等穴，有效缓解下肢疼痛**

【刮痧选穴】委中穴、委阳穴、阴谷穴。

委中穴：在腘横纹中点，当股二头肌腱与半腱肌肌腱的中间。

委阳穴：在腘横纹外侧端，当股二头肌腱的内侧。

阴谷穴：在腘窝内侧，屈膝时，当半腱肌肌腱与半膜肌肌腱之间。

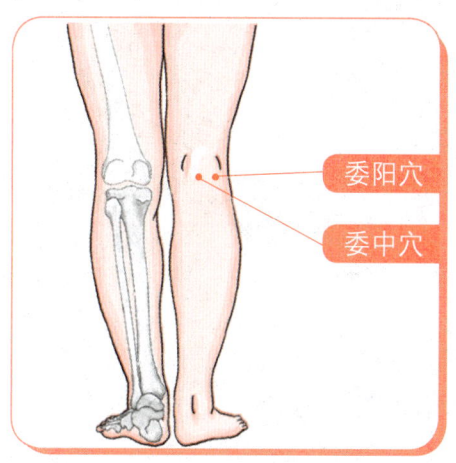
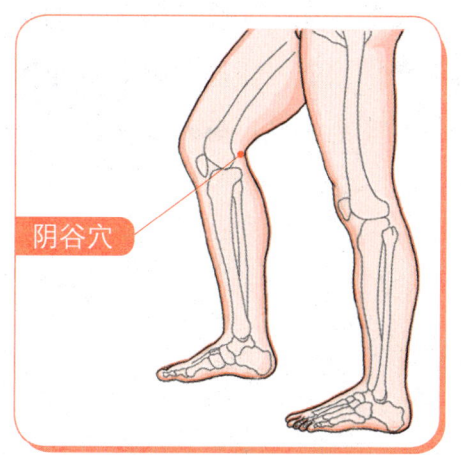

【刮痧操作】

（1）在膝窝处涂上刮痧油，用拍打法拍打委中穴、委阳穴、阴谷穴处。

（2）注意拍打力度由轻到重，两次拍打要有间歇，拍打至没有新的痧出现即可停止操作。

【刮痧功效】刮拭或拍打循行在膝窝部位的穴位可以疏通经脉，快速改善下肢的经脉缺氧，能有效缓解下肢疼痛的症状。

膝关节经穴：从上向下刮拭，改善下肢酸痛

【刮痧部位】膝眼穴、膝关节周围的6条经脉。

膝眼穴：屈膝，髌韧带两侧凹陷处，每侧2穴，左右共计4穴。

【刮痧操作】

（1）用点按法点按膝眼穴。

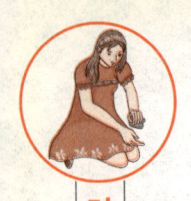

对症刮痧不生病

（2）用面刮法从上向下刮拭膝关节周围的6条经脉，从膝关节上3寸的部位刮至膝关节下3寸的部位。

【刮痧功效】膝关节部位的经脉气血淤滞而缺氧是下肢酸痛、沉重的主要原因。本组刮痧可有效改善这些症状。

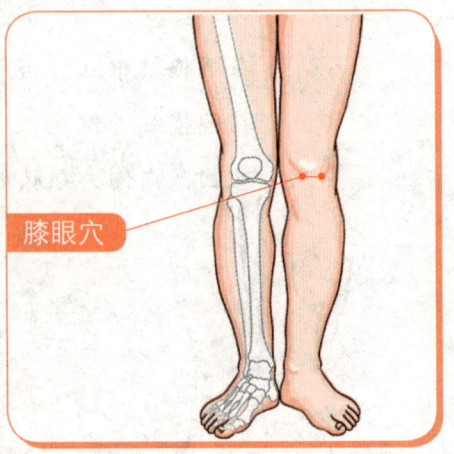

膝眼穴

心慌气短

工作、生活中，时常出现心慌、气短的症状，医生检查未见心脏功能失常——这就是现代人尤其是办公室人群常见的亚健康典型表现。这一切，亦是心脑血管病的预警信号。及早防治，可以有效预防。

背部：刮拭心俞等穴，宽胸理气

【刮痧选穴】心俞穴、神堂穴。

心俞穴：在背部，当第5胸椎棘突下，旁开1.5寸。

神堂穴：在背部，当第5胸椎棘突下，旁开3寸。

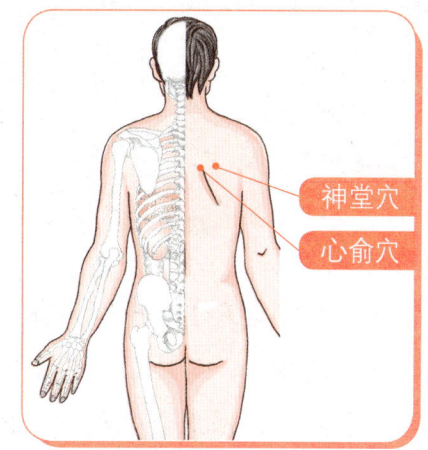

【刮痧操作】用面刮法由上而下分别刮拭背部两侧心俞穴、神堂穴，力度可稍重。

【刮痧功效】此组刮痧具有宽胸理气、通络安神的作用。多用于防治冠心病、心慌、心悸气短、心痛、风湿性心脏病、心房纤颤、心动过速、咳嗽、吐血、胸背痛、失眠、神经衰弱等症。

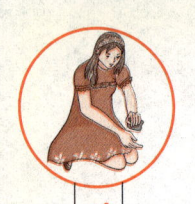

对症刮痧不生病

胸腹部：刮拭膻中等穴，气机顺畅好宽心

【刮痧选穴】膻中穴、巨阙穴。

膻中穴：在前正中线上，两乳头连线的中点。

巨阙穴：在上腹部，前正中线上，当脐中上6寸。

【刮痧操作】

（1）用单角刮法从上向下缓慢刮拭胸部正中膻中穴至巨阙穴。

（2）用平刮法从内向外刮拭左胸部心脏体表反射区。

【刮痧功效】本组刮拭可提高心脏工作能力，使症状缓解；工作、生活压力大，难免烦躁生闷气，膻中等穴可使气机顺畅，烦恼减轻。

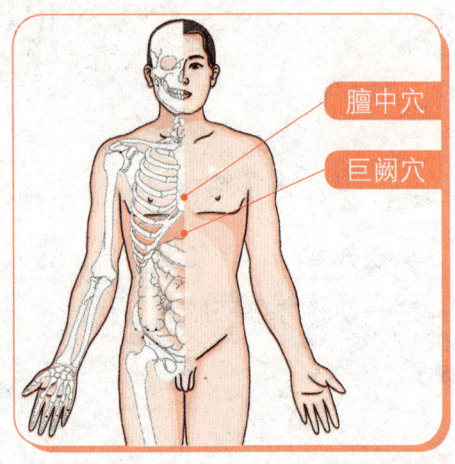

上肢：刮拭肘窝经穴，疏通血脉护心脏

【刮痧选穴】少海穴、曲泽穴、尺泽穴、太渊穴、内关穴。

少海穴：屈肘，在横纹内侧端与肱骨内上髁连线的中点。

曲泽穴：在肘横纹中，当肱二头肌腱的尺侧缘。

尺泽穴：在肘横纹中，肱二头肌腱桡侧凹陷处。

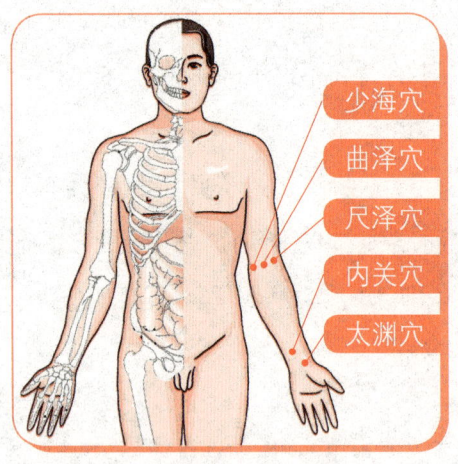

太渊穴：在腕掌侧横纹桡侧，桡动脉搏动处。

内关穴：在前臂掌侧，当曲泽穴与大陵穴的连线上，腕横纹上2寸，掌长肌腱与桡侧腕屈肌腱之间。

【刮痧操作】

（1）用拍打法以适度的力量拍打肘窝少海穴、曲泽穴、尺泽穴。

（2）用面刮法从上向下刮拭太渊穴，也可平面按揉内关穴。

【刮痧功效】本组刮拭有助于疏通血脉，保护心脏，对心慌气短、中暑、身热心烦均可防治。如出现心胸烦热、头晕脑涨，或有高血压、冠心病等病症者都可以通过本组刮痧来进行调节。

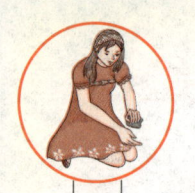

对症刮痧不生病

眼部疲劳

眼部疲劳又称视力疲劳，生活中，司机、电脑操作员、教师、学生、校对员以及长期伏案的人，常常会有眼部疲劳的症状，不仅影响正常的学习和工作，对身体健康也大为不利。刮拭眼睛四周的几个重要穴位，可以快速改善眼部气血运行，缓解眼疲劳。

 头部：刮拭风池穴，消除眼部疲劳

【刮痧选穴】风池穴。

风池穴：在项部，当枕骨之下，与风府穴相平，胸锁乳突肌与斜方肌上端之间的凹陷处。

【刮痧操作】用单角刮法刮拭后头部两侧的风池穴。

【刮痧功效】风池穴在脖子后面，和眼睛有非常大的关联，刺激它可直接影响眼球的后侧，改善眼底动脉的供血量，消除眼疲劳。

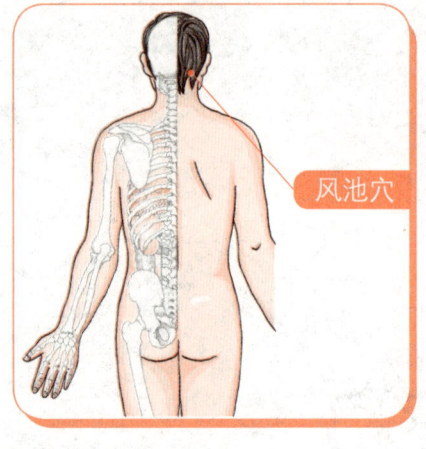

风池穴

 面部：刮拭睛明等穴，防眼疾解疲劳

【刮痧选穴】睛明穴、攒竹穴、鱼腰穴、瞳子髎穴、承泣穴。

睛明穴：在面部，目内眦角稍上方凹陷处。

攒竹穴：在面部，当眉头陷中，眶上切迹处。

鱼腰穴：在额部，瞳孔直上，眉毛中。

瞳子髎穴：在面部，目外眦旁，当眶外侧缘处。

承泣穴：在面部，瞳孔直下，当眼球与眶下缘之间。

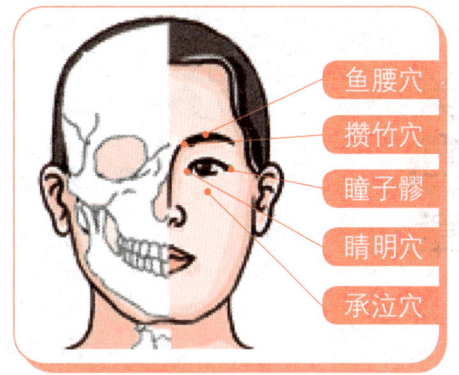

【刮痧操作】先用垂直按揉法按揉睛明穴，再用面刮法从内眼角沿上眼眶经攒竹穴、鱼腰穴缓慢向外刮至瞳子髎穴，再从内眼角沿下眼眶经承泣穴缓慢向外刮至瞳子髎穴，各刮拭5～10下。

【刮痧功效】本组刮痧可改善眼部血液循环，疏通眼部经脉，防治眼疾和缓解眼疲劳。

第四章

刮痧养颜，选对穴，刮享『花样年华』

『爱美之心，人皆有之。』刮痧作为一门美容的不二法门，理所当然地受到爱美人士的青睐。皮肤与内在脏腑、经络的联系，就像花朵与根茎的关系，根茎茂盛，花朵才能艳丽持久，刮痧正是通过疏通经络、促进脏腑健康这个根本入手，来保持靓丽容颜的。

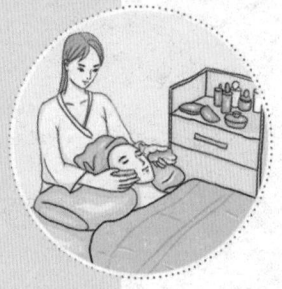

本章看点

- 美　白
- 丰　胸
- 祛黄褐斑
- 祛眼袋
- 祛　皱

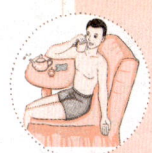
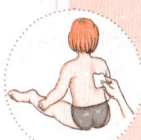
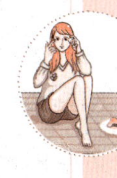
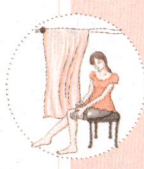

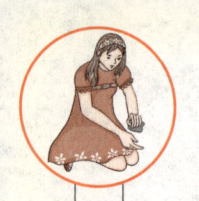

美 白

"一白遮三丑",美白肌肤是所有女性所追求的。其实,美白就像是治病,治标不如治本,只有把内在肤质调理好,肌肤才能展现真正由内而外的自然美白光彩。

脸部:排除阳毒,生发阳气不做"黄脸婆"

【刮痧部位】脸上有6条阳经,可以整脸刮痧。

【刮痧操作】

(1)脸部刮痧前,脸要洗干净,抹上滋润物。

(2)刮痧板与脸部呈90°角,轻轻地刮拭。

(3)额头部位由下往上,从眉毛到发际,整个额头部位都要刮到。

(4)两颊以鼻子为中心点,横向刮,由上到下,由内往耳朵方向。

(5)人中也要刮,这里是子宫、卵巢的反射点,刮痧手法与刮脸颊部位相同。

(6)下巴同样横向刮,以下巴中间、鼻子下为中心点,往左、右两边单方向刮。

面部刮痧手法以轻盈为主,按经络循行,对重点穴位可稍稍施力,要求整体效应,一般刮到酸痛感消失即可停止。

【刮痧功效】面部进行刮拭刺激,通过全息元传递经络穴位反射区至内脏双向调节,以外达内,以内养外,调节各个器官的生理活动,以求体魄的健康和肌肤的白皙。刮痧时脸部会发热，那是因为体内的阳气带动热能，进而柔软角质层，代谢脸上废弃物。

 ## 背部：血瘀为斑，刮拭活血做"无瑕美人"

【刮痧选穴】肺俞穴、肝俞穴、肾俞穴。

肺俞穴：在背部，当第3胸椎棘突下，旁开1.5寸。

肝俞穴：在背部，当第9胸椎棘突下，旁开1.5寸。

肾俞穴：在腰部，当第2腰椎棘突下，旁开1.5寸。

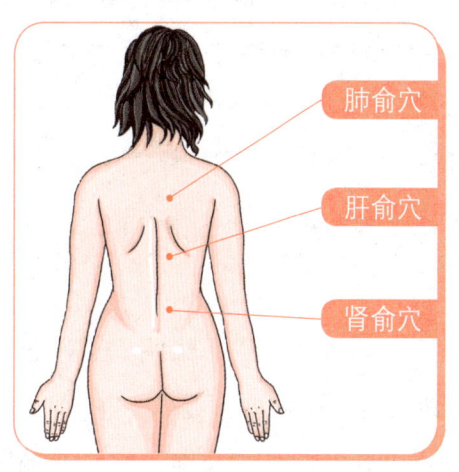

【刮痧操作】先在背部涂抹刮痧油，然后用水牛角刮痧板用面刮法从上向下刮拭背部膀胱经肺俞穴、肝俞穴、肾俞穴。

【刮痧功效】肾主藏精，精足，阳气旺盛，肺主皮肤细胞的新陈代谢，刮拭以上部位能促进全身及皮肤细胞的代谢功能，加之面部刮痧，促进血液循环，活化细胞，可以加速黑色素的分解，美白皮肤。

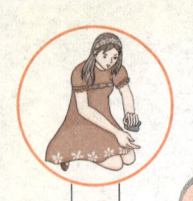

祛眼袋

很多人认为，眼袋只跟上年纪的人有关系，其实不然，现代的生活压力很大，导致很多人即使很年轻，眼袋也已经逐渐浮现了。刮痧祛眼袋，主要是遵循经络循行，对面部穴位反射区，以及身体相应的穴位进行有秩序地刮拭和点按。

 **面部：刮痧祛眼袋，这样配穴最管用**

【刮痧选穴】睛明穴、承泣穴、四白穴、太阳穴、阿是穴。

睛明穴：在面部，目内眦角稍上方凹陷处。

承泣穴：在面部，目正视瞳孔直下，当眼球与眶下缘之间。

四白穴：在面部，目正视瞳孔直下，当眶下孔凹陷处。

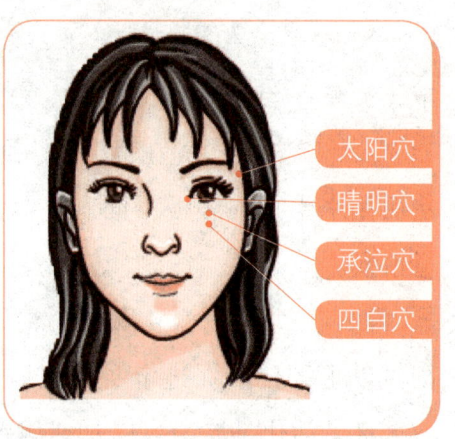

太阳穴：在耳郭前面，前额两侧，外眼角延长线的上方。

阿是穴：以痛为腧，即人们常说的"有痛便是穴"。

【刮痧操作】用水牛角刮痧板的尖端采用点、按、揉等手法对睛明穴、承泣穴、四白穴、太阳穴、阿是穴进行刮拭梳理，手法宜轻柔。

【刮痧功效】本组刮拭有助于减轻眼部水肿，促进血液循环，消除下眼袋，同时对消除眼角纹和黑眼圈等都有良好的辅助作用。

 **腹部：消除眼袋，面子问题从腹部刮起**

【刮痧选穴】水分穴、气海穴、关元穴。

水分穴：在上腹部，前正中线上，当脐中上1寸。

气海穴：在下腹部，前正中线上，当脐中下1.5寸。

关元穴：在下腹部，前正中线上，当脐中下3寸。

【刮痧操作】用水牛角刮痧板按先上后下的顺序，刮拭以上穴位，力度宜先轻后重，直至出痧为度。

【刮痧功效】本组刮拭从身体上的穴位对症调理女性的身体体质，可以说是给女性朋友整个身体"做美容"。当然，美丽的成果也自然会体现在脸上。

 **背部：刮膈俞、脾俞穴，运化好眼袋自然消**

【刮痧选穴】膈俞穴、脾俞穴。

膈俞穴：在背部，第7胸椎棘突下，旁开1.5寸。

脾俞穴：在背部，第11胸椎棘突下，旁开1.5寸。

【刮痧操作】用水牛角刮痧板按先上后下的顺序，刮拭膈俞穴、脾俞穴，力度宜先轻后重，直至出痧为度。

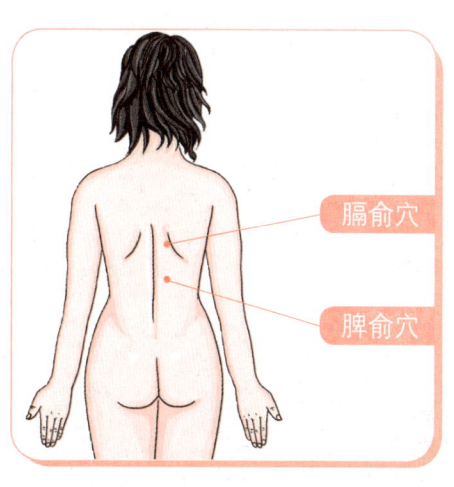

【刮痧功效】中医学认为,脾虚是眼袋出现的重要原因。因为眼睑是代表脾的,脾主肌肉,脾虚了,就会运化不好,直接导致肌肉缺少弹性,时间长了就会眼皮耷拉。对脾俞穴进行刮痧刺激,配伍膈俞穴,能健脾和胃,增强机体对营养的吸收能力,还能利湿升清,帮助水液代谢,可以消除水肿和眼袋。

丰 胸

丰满的胸部是女性曲线美的重要部分,女性的乳房以丰盈而有弹性、两侧对称、大小适中为健美。利用中医丰胸穴位刮痧,通过穴位刺激丰胸更有效,单靠刮痧板就能刮出傲人曲线,何乐而不为!

胸部:刮拭膻中、天溪等穴,通气血升罩杯

【刮痧选穴】膻中穴、天溪穴。

膻中穴:在前正中线上,两乳头连线的中点。

天溪穴:在胸外侧部,当第4肋间隙,距前正中线6寸。

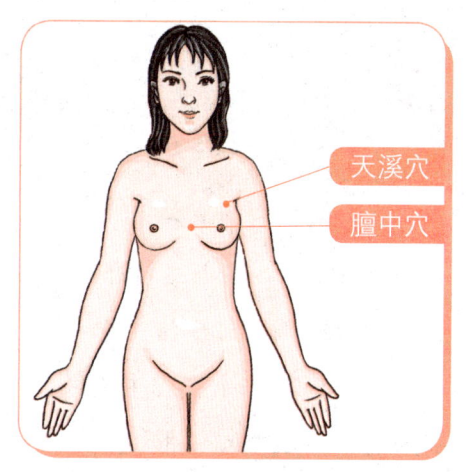

【刮痧操作】在刮拭部位均匀涂抹刮痧油,然后依次刮拭膻中穴、天溪穴,以局部皮肤呈现红色斑点为度。

【刮痧功效】本组刮拭具有理气、活血、通络的功效,刺激膻中穴可以最直接地激活雌性激素的分泌,是丰胸中不可缺少的穴位;而天溪穴对乳房发育也有重要作用。

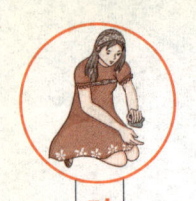

 肩部：刮拭肩井穴，让你罩杯日渐升级

【刮痧选穴】肩井穴。

肩井穴：在肩上，前直乳中，当大椎穴与肩峰端连线的中点，即乳头正上方与肩线交接处。

【刮痧操作】重点以刮拭刺激肩井穴为主。

【刮痧功效】肩井穴为足少阳胆经，足少阳胆经有一支脉，由下往上走胸侧部乳部，因此，对肩井穴进行刮痧可影响胸侧乳部各筋，刺激乳房发育，让你的罩杯日渐升级。

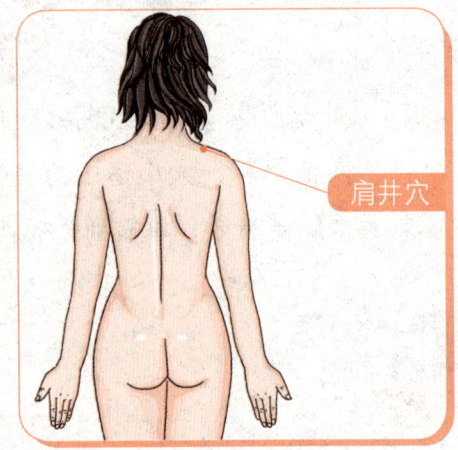

 下肢：刮拭足三里穴，消除"飞机场"

【刮痧选穴】足三里穴。

足三里穴：在小腿前外侧，当犊鼻下3寸，距胫骨前缘1横指（中指）。

【刮痧操作】在刮拭部位均匀涂抹刮痧油，然后刮拭下肢足三里穴，以局部皮肤呈现红色斑点为度。

【刮痧功效】乳房属足阳明胃经，肝经和胃经对乳房的发育影响最大。足三里穴归属于足阳明胃经，是诸多经穴

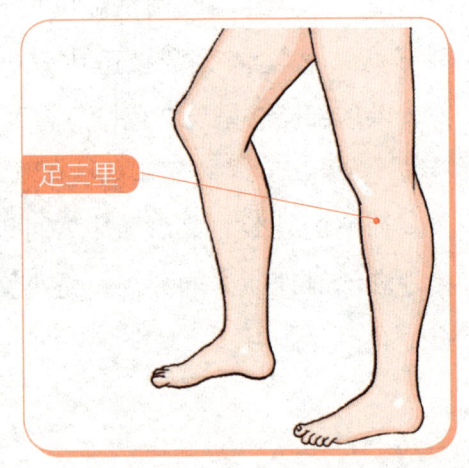

中最具有养生保健价值的穴位之一，刮拭此穴能调养脾胃，促使求美者达到胃气充足的身体状态，丰胸目的便能顺利达成。

乳四穴：刮拭乳头四周，丰胸"就地取材"

【刮痧选穴】乳四穴。

乳四穴： 在乳头为中心的垂直水平线上，上下左右分别距乳头2寸的四点处。

【刮痧操作】在刮拭部位均匀涂抹刮痧油，然后由外向内用泻法刮乳四穴。在刮拭乳四穴时手法应轻。

【刮痧功效】对乳头四周的乳四穴进行刮拭不仅能丰胸，还能改善体质，补充血气。

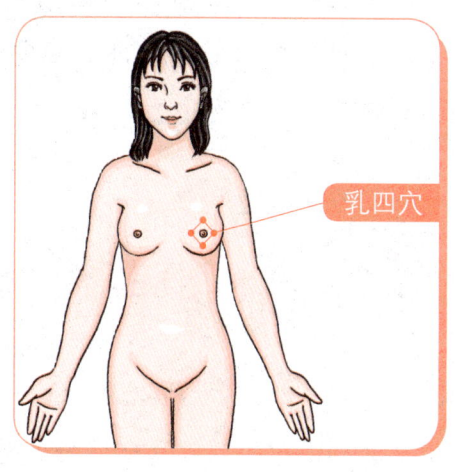

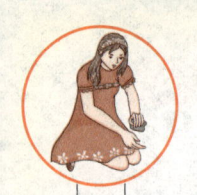

祛 皱

年龄的增长使得我们的肌肤水分不断地流失，皱纹也会出现在面部肌肤上。在我们的面部有几大跟皱纹的形成密切相关的穴位，通过对这些穴位的刺激，自然就起到了祛皱的作用，让你躲过岁月的袭击。

 **眉眼间：刮拭眉间心肺区，补养心肺并祛皱**

【刮痧部位】眉间心肺区。

眉间心肺区：双眼中间的鼻梁处。

【刮痧操作】按揉两眉眼之间肺区、心区，每个部位刮拭5～10下，至皮肤微热、潮红即可。

【刮痧功效】两眉眼间为心肺的全息穴区，通过对两眉眼间的刮拭，能补养心肺之气，使皮肤细腻柔嫩，延缓或减少面部皱纹的产生，并且还能清脑醒神，充沛精力，达到自然的健康美。

 **眼角：刮拭太阳、瞳子髎穴，抚平眼尾小细纹**

【刮痧选穴】太阳穴、瞳子髎穴。

太阳穴：在耳郭前面，前额两侧，外眼角延长线的上方。

瞳子髎穴：在面部，目外眦旁，当眶外侧缘处。

【刮痧操作】用刮痧板角部以平面按揉法分别按揉外眼角太阳穴、瞳子髎穴，用揉刮法轻刮皱纹部位。每个部位每次轻揉5～10下，至皮肤微热即可。

【刮痧功效】本组刮拭能增强眼周肌肤的锁水能力，尽早抚平眼尾小细纹。

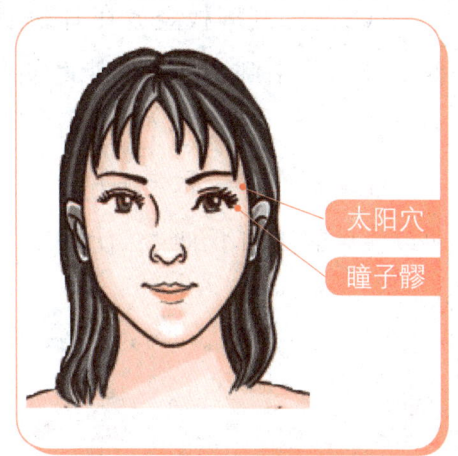

额头：刮拭百会、阳白穴，淡化额头小细纹

【刮痧选穴】百会穴、阳白穴。

百会穴：在头顶正中线，前发际直上5寸，或两耳尖连线中点处。

阳白穴：在前额部，当瞳孔直上，眉上1寸。

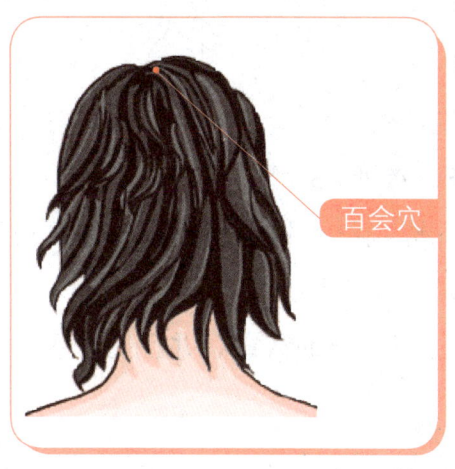 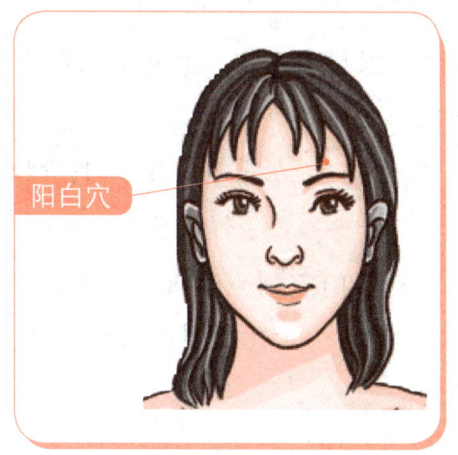

【刮痧操作】

（1）先用面刮法从前发际处刮向头顶部百会穴，再从百会穴向后刮拭后头部。重点刮拭百会穴。

（2）将刮痧板竖放在耳朵上部发际边缘，绕着耳朵从前向后刮拭两侧头部。用平刮法刮拭额头两侧胆经循行部位，重点用平面按揉法按揉阳白穴。

【刮痧功效】本组刮拭中，阳白穴是额头美容的要穴，配伍百会穴，可以淡化额头的小细纹，使面部红润、有光泽。

颈背部：刮拭天柱等穴，颈纹不再泄露年龄

【刮痧选穴】哑门穴、大椎穴、天柱穴、大杼穴。

哑门穴：在项部，当后发际正中直上0.5寸，第1颈椎下。

大椎穴：在颈部下端，第7颈椎棘突下凹陷处。

天柱穴：在项部大筋（斜方肌）外缘之后发际凹陷中，约当后发际正中旁开1.3寸。

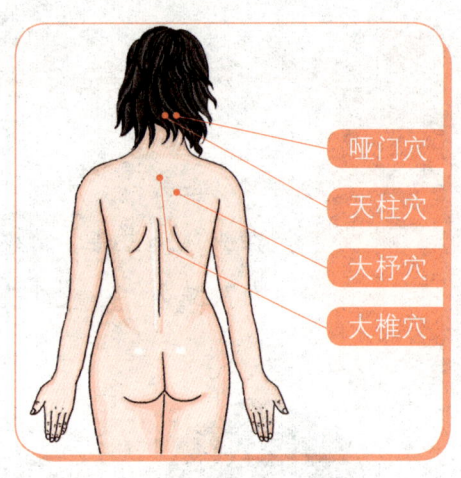

大杼穴：在背部，当第1胸椎棘突下，旁开1.5寸。

【刮痧操作】颈椎部位涂刮痧油，先刮拭颈椎中间督脉部位，用面刮法从哑门穴刮至大椎穴，再刮膀胱经天柱穴至大杼穴。

【刮痧功效】本组刮拭可以美化下巴到颈部的线条，并且能紧致颈部肌肤。

祛黄褐斑

黄褐斑多发生于孕期、产后或中年人,其形成与体力透支、心理压力过大、月经不调、便秘有密切的关系。而刮痧有助于黄褐斑的祛除,留心搜集一些刮痧方法,以备不时之需。

刮拭面部及黄褐斑部位,消除瘀血斑痕消

【刮痧部位】整个面部及黄褐斑部位。

【刮痧操作】

(1)涂抹刮痧油后,用刮痧板沿面部肌肉纹理走向与骨骼形态从内向外刮拭,刮拭的顺序是额头、眼周、面颊、口唇、鼻部、下颌。

(2)刮拭时刮痧板与皮肤的夹角要小于10°~15°。每个部位刮拭5~15下,并在有黄褐斑的部位缓慢刮拭。

【刮痧功效】黄褐斑多发生在经脉穴位附近。中医学认为,黄褐斑与经脉气血淤滞有关。在全面刮拭面部的基础上,寻找黄褐斑下的痛点进行刮拭,有显著消斑的功效。

背部:刮拭"三俞穴",调节脏腑,淡化黄褐斑

【刮痧选穴】肝俞穴、脾俞穴、肾俞穴。

肝俞穴:在背部,当第9胸椎棘突下,旁开1.5寸。

脾俞穴：在背部，当第11胸椎棘突下，旁开1.5寸。

肾俞穴：在腰部，当第2腰椎棘突下，旁开1.5寸。

【刮痧操作】将刮痧板在人体背部的肝俞穴、脾俞穴、肾俞穴双侧穴位，交替刮痧。

【刮痧功效】肝郁气滞、肾气不足、心脾两虚导致面部黄褐斑的出现，可通过刮拭背部肝俞穴、脾俞穴、肾俞穴来调节肝脾肾等有关部位，以此达到淡化黄褐斑的作用。

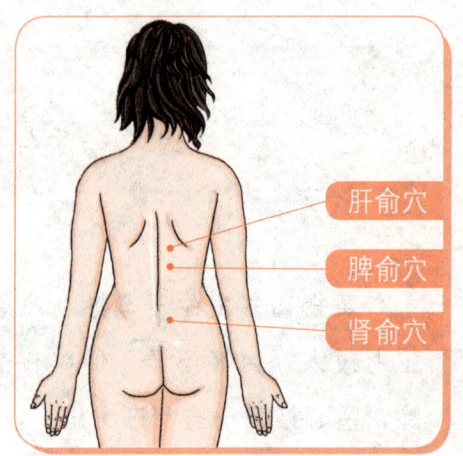

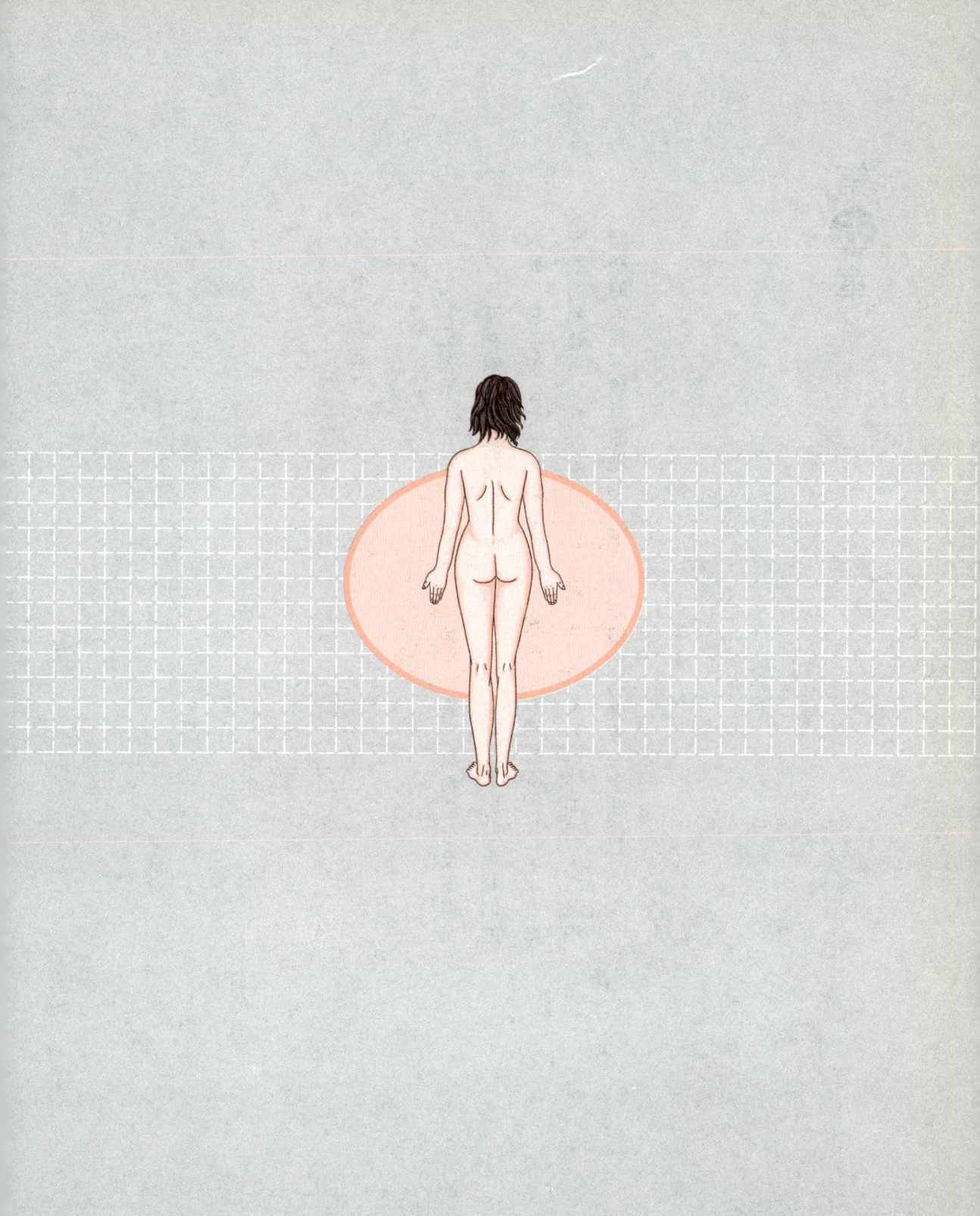

第五章

刮刮就能瘦，刮除赘肉塑身减肥

人类喜欢开发出身体的美感，尤其是女人，总希望自己变得苗条，从而在别人欣赏的目光里得到满足和自信。而肥胖是我们的天敌，它不仅会使我们看上去体态臃肿，影响美观，甚至还会影响我们的健康。刮痧在疏通气血的同时也帮助机体加速了对淤积脂肪的消耗，随时随地刮几下，减肥塑形与健康一举两得。

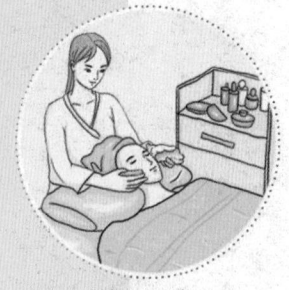

本章看点

- 瘦腹
- 瘦腰
- 瘦肩臂
- 瘦腿
- 美臀

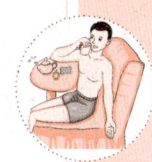
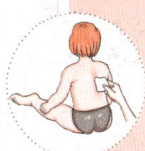
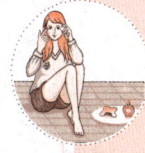
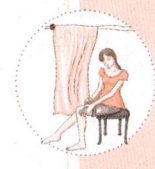

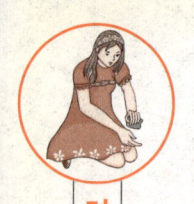

瘦 腹

经常加班，久坐，腰腹容易发胖，而且还容易患上便秘，影响肤质和肤色。刮痧可以有效刺激肠道蠕动，促进腹部血液循环，有效改善消化系统机能，进而改善便秘的苦恼，且能起到燃烧脂肪、收腹的效果。

 **腹部：顺时针方向刮拭去除"大肚腩"**

【刮痧选穴】天枢穴、气海穴、关元穴。

天枢穴：在腹中部，平脐中，距脐中2寸。

气海穴：在下腹部，前正中线上，当脐中下1.5寸。

关元穴：在下腹部，前正中线上，当脐中下3寸。

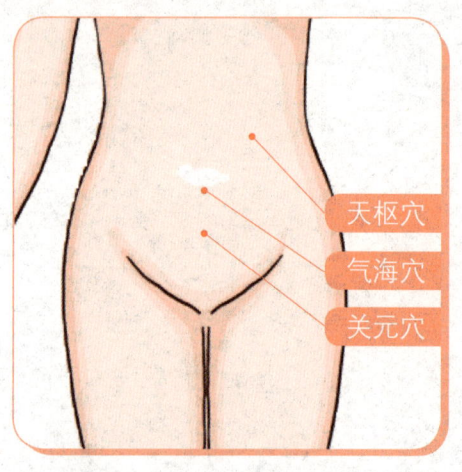

【刮痧操作】

（1）以肚脐为中心，按顺时针方向用刮板进行刮拭按摩，力度均匀，不必过于用力，以腹部皮肤红润为度。

（2）采用角揉法按摩天枢穴、气海穴和关元穴。即以刮痧板的厚边棱角边侧为着力点或厚棱角侧面为着力点，着力于穴位，施以旋转回环的连续动作，带动皮肤下面的组织搓揉活动，用力适中。

【刮痧功效】长期坚持本组刮拭，能促进小肠蠕动，增加脂肪代谢，减少腹部和全身肥肉。

背部：刮拭肾俞穴，肌肉不松瘦下来

【刮痧选穴】肾俞穴。

肾俞穴：在背部，当第2腰椎棘突下，旁开1.5寸。

【刮痧操作】先在刮拭部位均匀涂抹刮痧油，然后刮拭背部肾俞穴，以局部皮肤呈现红色斑点为度。

【刮痧功效】肾俞穴能解决内分泌失调造成的身体过于肥胖或消瘦、肌肉松弛、四肢不温或月经不调等问题。

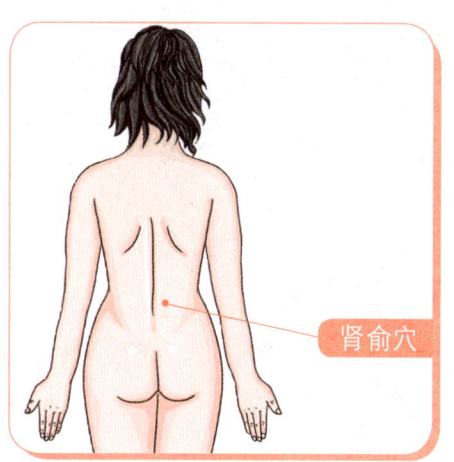

肾俞穴

下肢：刮拭丰隆穴，控制食欲好减肥

【刮痧选穴】丰隆穴。

丰隆穴：在小腿前外侧，当外踝尖上8寸，条口穴外，距胫骨前缘2横指（中指）。

【刮痧操作】在需要刮痧的部位均匀涂抹刮痧油，然后刮拭腿部丰隆穴。刮痧减肥要把握好力度，在自己可以承受的范围内用力快速刮。

【刮痧功效】丰隆穴有减少和抑制空腹感的作用。因此，通过对这一穴位的刺激，可以轻松地达到节食的效果。长期坚持，会使女性身段变苗条，可使男性啤酒肚消失。

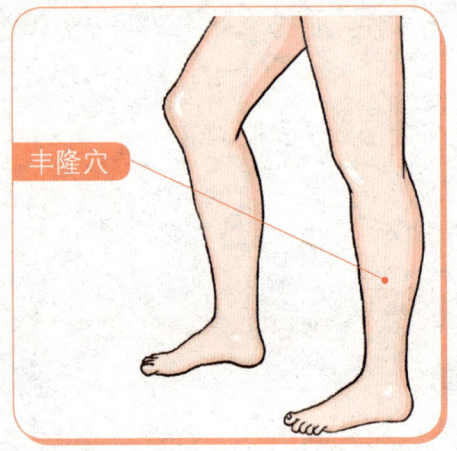
丰隆穴

瘦 腿

纤长美腿是完美身材的重要部分，如何能拥有一双美腿呢？刮痧能让腿部多余脂肪更快消耗掉，让腿部的肌肉变得更坚实，同时刮痧可以促进腿部肌肤的新陈代谢，加速肌肤代谢产物的排出，可以让腿部皮肤更细腻、润滑。

 **胸腹：刮除痰湿，补气养虚，防止"腿粗体胖"**

【刮痧选穴】膻中穴、中脘穴、关元穴。

膻中穴：在前正中线上，两乳头连线的中点。

中脘穴：在上腹部，前正中线上，当脐中上4寸。

关元穴：在下腹部，前正中线上，当脐中下3寸。

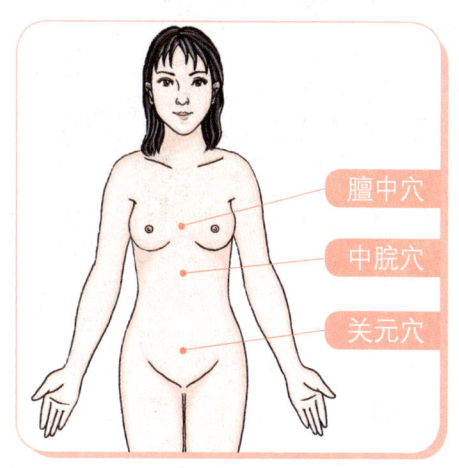

【刮痧操作】每个部位每次刮拭5~10下，每天刮拭1~2次。

【刮痧功效】中医学认为，肥胖的原因不外虚实两种，其中以痰湿与气虚较为多见，这是符合"肥人多痰湿""肥人多气虚"的理论的。本组刮拭能除痰湿，补气养虚，帮助促进肥胖的局部被动运动，加快新陈代谢，消除局部的水分和脂肪。

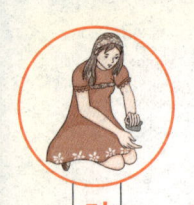

对症刮痧不生病

腿部：刮拭伏兔等穴，紧致肌肉，消除"大象腿"

【刮痧选穴】伏兔穴、血海穴、风市穴、承扶穴。

伏兔穴：在大腿前面，当髂前上棘与髌骨外侧端的连线上，髌骨上缘上6寸。

血海穴：在大腿内侧，髌底内侧端上2寸，当股四头肌内侧头的隆起处。

风市穴：在大腿外侧的中线上，直立垂手时，中指尖处。

承扶穴：在大腿后面，臀下横纹的中点。

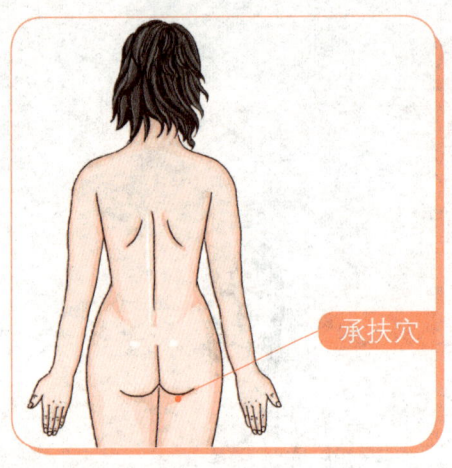

承扶穴

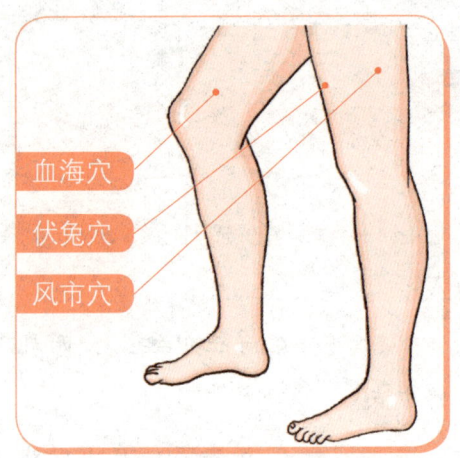

血海穴

伏兔穴

风市穴

【刮痧操作】

（1）从大腿根部的穴位开始，用刮痧板斜向下刮。两条腿的穴位必须对称刮，也就是必须刮完两条腿的同一穴位后才能刮下一个穴位。刮痧板须与所刮方向保持45°～90°的角度。

（2）也可以采取在穴位大概的位置大面积刮腿部，这样也能保证覆盖到有效穴位。

【刮痧功效】本组刮拭能促进血液循环，消除大腿肿胀，加快大腿脂肪消耗，使大腿变得修长。

下肢：刮拭委中等穴，去除赘肉"亭亭玉立"

【刮痧选穴】委中穴、足三里穴、三阴交穴、悬钟穴、承山穴。

委中穴：在腘横纹中点，当股二头肌腱与半腱肌肌腱的中间。

足三里穴：在小腿前外侧，当犊鼻下3寸，距胫骨前缘1横指（中指）。

三阴交穴：在小腿内侧，当足内踝尖上3寸，胫骨内侧缘后方。

悬钟穴：在小腿外侧，当足外踝尖上3寸，腓骨前缘。

承山穴：小腿后面正中，委中穴与昆仑穴之间，当伸直小腿或足跟上提时，腓肠肌肌腹下出现的尖角凹陷处。

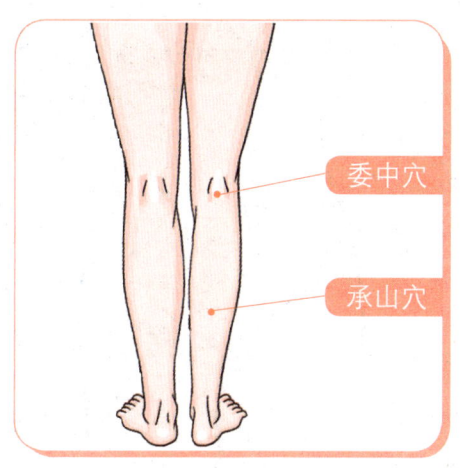
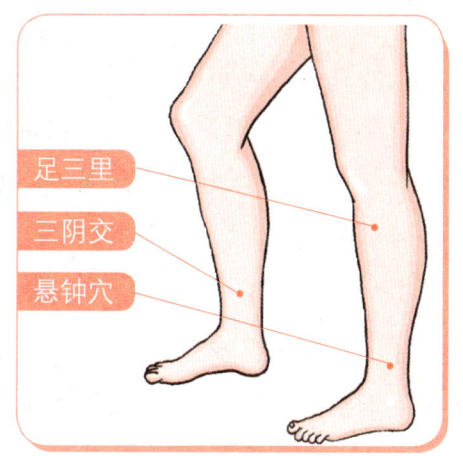

【刮痧操作】用刮痧板斜向下刮拭，两条腿的穴位必须对称刮，也就是必须刮完两条腿的同一穴位后才能刮下一个穴位。刮痧板须与所刮方向保持45°～90°的角度。

【刮痧功效】刮痧通过刮拭经络产生一定的刺激作用，当这些刺激传入脂肪组织时，可以加速脂肪的分解和抑制脂肪的合成。所以刮痧可以有效减脂，从而达到减肥的目的。在进行刮痧瘦腿后可以再做一会儿瘦腿瑜伽，或是像空中骑自行车的简单运动，效果会更明显。

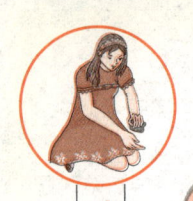

瘦 腰

腰线是最能体现女性美感的地方之一,如果腰身恰到好处,即使胸部不够丰满,臀部不够上翘,在视觉上仍然给人以曲线玲珑的美感,反之,则会显得粗笨。

 **腹部:刮拭带脉穴,塑出你的动人腰线**

【刮痧选穴】带脉穴。

带脉穴: 在侧腹部,章门穴下1.8寸,当第11肋骨游离端下方垂线与脐水平线的交点上。

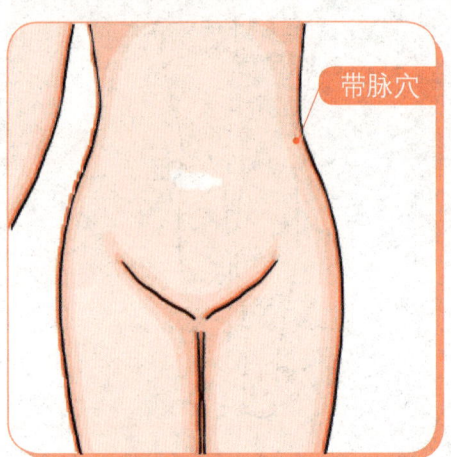

【刮痧操作】

(1) 可以隔衣刮拭,也可以直接在皮肤上刮拭,每次刮拭10~15下。

(2) 站立姿势刮拭时主动收缩腹肌效果更好。因刮拭时间较短,不必涂刮痧油。如果刮拭时间长,一定要涂刮痧油保护皮肤。

(3) 注意有内脏下垂者,应自下向上刮拭。

【刮痧功效】刺激带脉穴可以让经络气血运行加快,并能强壮肾脏。此外,带脉穴还可以增强肠道蠕动,对于便秘的人有很好的通便效果,如果腰腹有赘肉的"游泳圈",还有利于脂肪的代谢,减少赘肉的产生,在保养带脉的同时,有瘦身的效果。

腰背部：刮拭脾俞等穴，芊芊细腰亮出来

【刮痧选穴】脾俞穴、胃俞穴、腰阳关穴、腰俞穴。

脾俞穴：在背部，当第11胸椎棘突下，旁开1.5寸。

胃俞穴：在背部，当第12胸椎棘突下，旁开1.5寸。

腰阳关穴：在腰部，当后正中线上，第4腰椎棘下凹陷中。

腰俞穴：在骶部，当后正中线上，适对骶管裂孔。

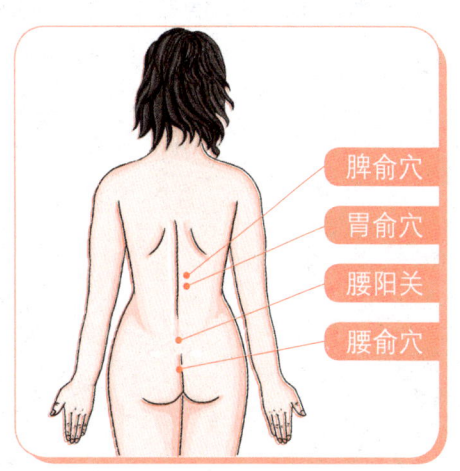

【刮痧操作】在刮痧局部均匀涂抹刮痧油，采用泻法，自上而下，刮拭脾俞穴、胃俞穴、腰阳关穴、腰俞穴，刮至局部皮肤出现紫红色痧痕为度。

【刮痧功效】本组刮拭不仅可以促进局部的气血运行，还可以调节脏腑的功能，使全身的肌肉强健，形体健美，皮肤润滑。

下肢：刮拭居髎穴，消除腰臀部赘肉

【刮痧选穴】居髎穴。

居髎穴：在髋部，当髂前上棘与股骨大转子最凸点连线的中点处。

【刮痧操作】在刮痧局部均匀涂抹刮痧油，刮拭居髎穴，刮至局部皮肤出现紫红色痧痕为度。

【刮痧功效】居髎穴具有益肾强健、舒经活络的作用。长期坚持刮拭，可疏通腰臀部胆经之气血，消除腰臀部侧面肥胖，轻轻松松帮你打造性感小蛮腰。

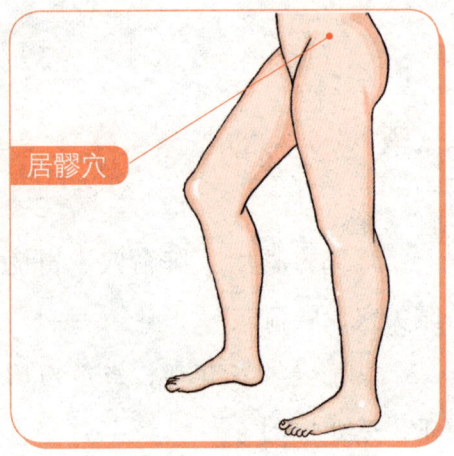

居髎穴

美 臀

臀部丰满挺拔、结实可令腰部纤细的线条毕露,相反臀部下垂松弛,会令整个身材走样。如果说胸部是性感的指标,那么走样的臀部就是曲线的杀手了。坚持每日运动与刮痧相结合,一定会有很好的美臀效果。

 腰部:刮拭腰眼穴,助你提臀、美臀

【刮痧选穴】腰眼穴。

腰眼穴:在腰部,当第4腰椎棘突下,旁开3.5寸凹陷中。

【刮痧操作】在刮拭部位均匀涂抹刮痧油,刮拭腰眼穴,刮至局部皮肤出现紫红色痧痕为度。

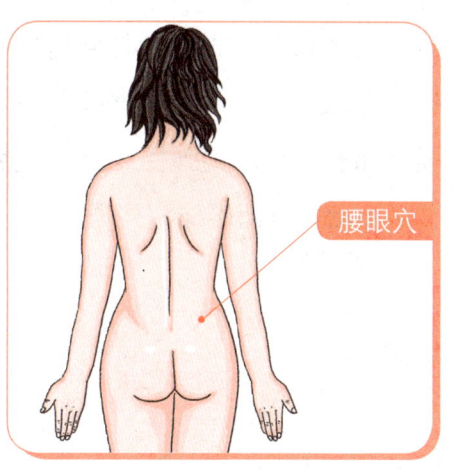

【刮痧功效】中医学认为,腰眼穴位于"带脉"(环绕腰部的经脉)之中,为肾脏所在部位。常刮腰眼穴,能温煦肾阳,畅达气血。夏季常刮腰眼穴,可使局部皮肤里丰富的毛细血管扩张,促进血液循环,有提臀、美臀的功效。

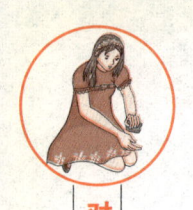

 **腿部：刮拭承扶穴，提拉肌肉，紧致臀部**

【刮痧选穴】承扶穴。

承扶穴：在大腿后面，臀下横纹的中点。

【刮痧操作】用隔衣刮拭法，以较大的力按压，每日用面刮法从上向下刮拭承扶穴1~2次，每次刮拭10~20下即可。从下向上的刮拭可以对肌肉起到物理提拉的作用。

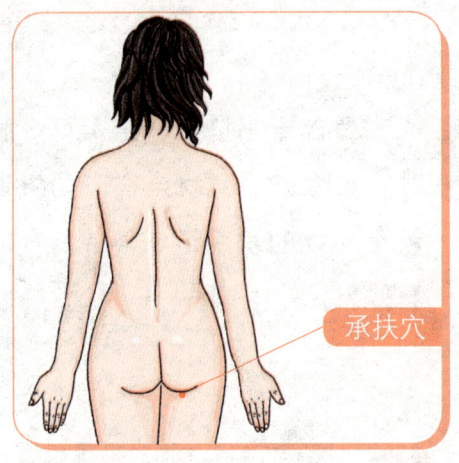

承扶穴

【刮痧功效】刮拭承扶穴，首先，可以刺激膀胱经，增强膀胱经排泄体内垃圾和废物的能力，对于促进脂肪的分解和排泄有着突出的作用；其次，承扶穴位于臀大肌之上，刮拭承扶穴，能够刺激臀大肌收缩，起到提臀塑形的作用；再次，刮拭承扶穴，直接作用于臀部，有助于促进臀部的血液循环，在加速臀部脂肪分解的同时，增强臀部皮肤和肌肉弹性，迅速起到美臀的效果；此外，刮拭承扶穴，还能预防和治疗臀部疼痛和痔疮。

 **臀部：刮拭环跳穴，还你紧实、上翘臀部**

【刮痧选穴】环跳穴。

环跳穴：在股外侧部，侧卧屈股，股骨大转子最凸点与骶管裂孔连线的外1/3与中1/3交点处。

【刮痧操作】在刮拭部位涂抹刮痧油，用刮痧板厚边棱角点，以较大的按压力刮拭环跳穴1～2次，每次刮拭10～20下即可。

【刮痧功效】刮拭此穴位，能增强臀部皮下脂肪代谢能力，消除多余脂肪，同时对下肢痿软、腰痛、阳痿、便秘也有显著疗效。

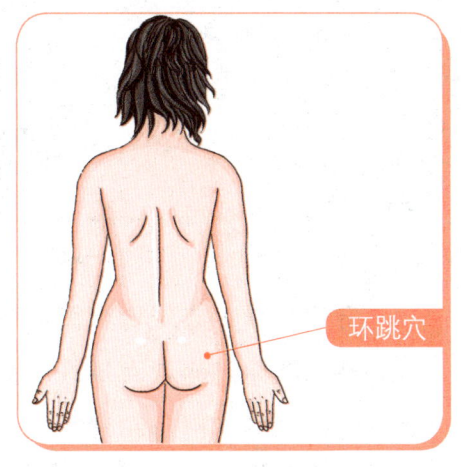
环跳穴

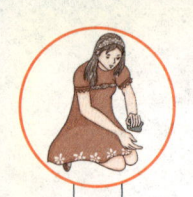

瘦肩臂

肩臂部看上去好像很简单，它就像一面简单而坚实的墙，没有特别之处，然而窈窕淑女最好的剪影就应该是她的侧影或背影，而肩臂部脂肪是最影响侧影和背影魅力的坏因子。经常对肩臂部及手臂经脉进行刮拭，不但能预防肌肉松弛和脂肪积聚，更能秀肩瘦臂。

 刮拭肩上、肩前、上肢内侧，秀肩亮出来

【刮痧部位】肩上、肩前、上肢内侧。

【刮痧操作】用刮痧板长边以面刮法自上而下隔衣刮拭肩上、肩前、上肢内侧，在肌肉丰厚处应加大按压力，每天刮拭1~2次，每个部位每次刮拭10下左右。

【刮痧功效】本组刮拭可以促进新陈代谢，加速肌肤代谢产物的排出，避免脂肪积聚，增加肌肉运动。瘦肩臂贵在坚持，每日刮拭必见功效。

 刮拭肩后、腋下、上肢外侧，瘦臂亮出来

【刮痧部位】肩后、腋下、上肢外侧。

【刮痧操作】用刮痧板长边以面刮法自上而下隔衣刮拭肩后、腋下、上肢外侧，在肌肉丰厚处应加大按压力，每天刮拭1~2次，每个部位每次刮

拭10下左右。

【刮痧功效】本组刮拭不仅能预防肌肉松弛和脂肪积聚而瘦臂，还可以疏通经脉，预防和治疗肩臂疼痛，对心肺、消化系统和内分泌系统有很好的保健作用。

 肩胛部：刮拭天宗等穴，圆润双肩瘦手臂

【刮痧选穴】天宗穴、秉风穴。

秉风穴：在肩胛部，冈上窝中央，天宗穴直上，举臂有凹陷处。

天宗穴：在肩胛部，当冈下窝中央凹陷处，与第4胸椎相平。

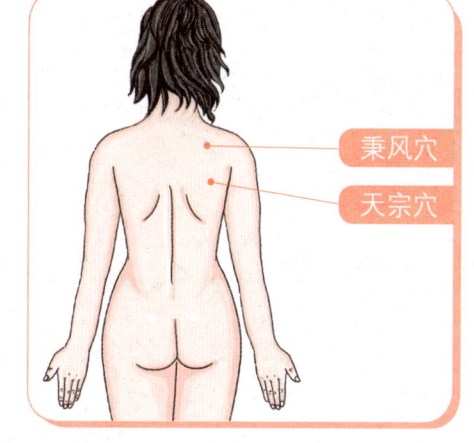

【刮痧操作】用面刮法从上向下刮拭秉风穴、天宗穴。每天刮拭1~2次，每个部位每次刮拭10下左右。

【刮痧功效】刮拭天宗穴，可以使颈肩气血旺盛，胸部气血畅通，并可舒缓肩背部肌肉，促进周身血液循环，消除女人"虎背"感；秉风穴与天宗穴的距离很近，就在抬起手臂时肩胛骨处的凹陷处，刮拭秉风穴，可有效圆润双肩，同时还可预防和治疗肩胛疼痛、上肢酸麻等病症。

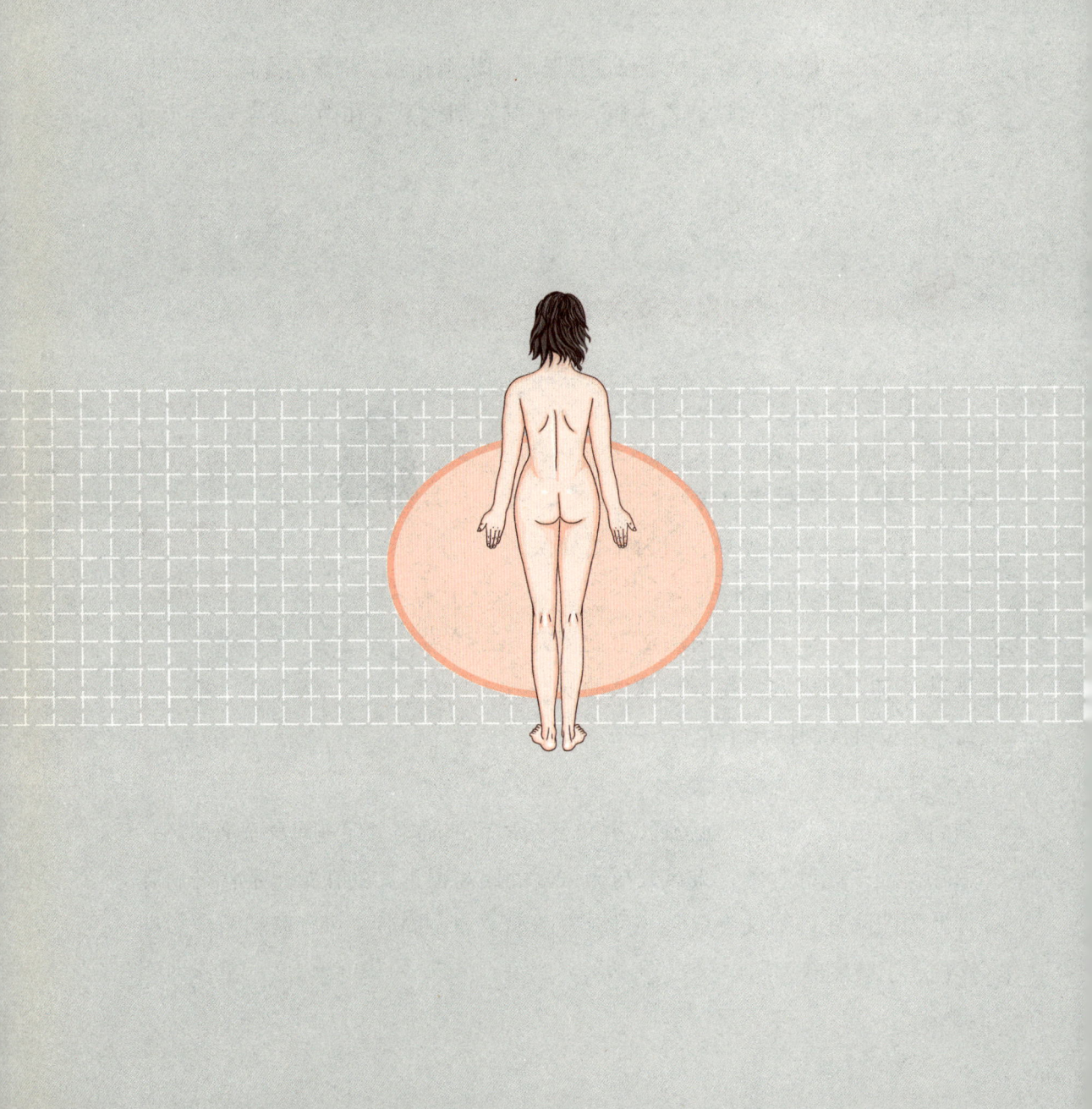

下篇

生病了怎么刮

人吃五谷，孰能无病？内科病、外科病、男科病、妇科病、五官病、儿科病等常见病症不知困扰着多少人。在"就医难、看病贵"的今天，不知有多少人为疾病耗费大量财力和精力，可有的效果却并不尽如人意。刮痧治疗疾病不用针药，不仅节约了医疗费用，更能减少药物对身体的进一步损害，可谓一举多得。

第六章 内科病怎么刮

内科疾患包罗万象，千奇百怪：头痛、感冒、咳嗽、便秘、高血压、糖尿病、高脂血症……真可谓举不胜举。但是，魔高一尺，道高一丈，刮痧作为降服诸多疾患的有力武器，不妨让其在诊治过程与患者一起携手联袂，朝夕做伴。

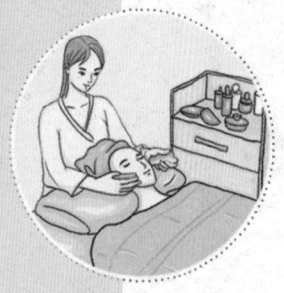

本章看点

- 头痛
- 咳嗽
- 胃炎
- 泄泻
- 高血压
- 冠心病
- 感冒
- 哮喘
- 便秘
- 糖尿病
- 高脂血症

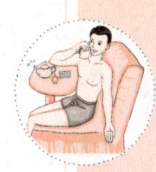
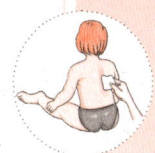
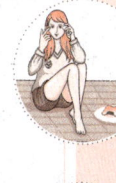
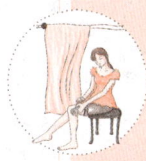

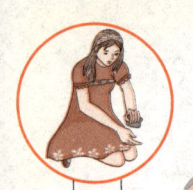

头 痛

头为阳之首，脑为髓之海，所以头痛时不可不在意。不论什么原因引起的头痛都对脑部神经核组织器官不利。除了采取紧急措施缓痛外，刮拭头部和头部对应区的疼痛区域可以快速缓解头痛症状。

【病例验证】

疾病信息：叶某，女，28岁。左侧头额部胀痛，不欲饮食，诊断为血管神经性头痛。治疗后症状缓解，但自觉效果不明显。叶女士自述近半年来，每至劳累后疼痛加剧，并呈搏动性疼痛，有时半小时左右达高峰，伴有面色苍白、食少纳呆、颜面水肿。

具体刮法：取百会、风府、风池、肩井、头维、率谷、太阳等穴，在涂抹刮痧油后，行刮痧治疗，每周2次。1周后疼痛明显减轻，颜面水肿消退，饮食渐增。继续治疗，并加强头部按摩活动，6周后诸症均消除。

 **方法1：头痛头晕：刮拭百会等穴缓急止痛**

【刮痧选穴】百会穴、风府穴、风池穴、肩井穴、头维穴、率谷穴、太阳穴。

百会穴：在头部，当前发际正中直上5寸，或两耳尖连线中点处。

风府穴：在项部，当后发际正中直上1寸，枕外隆凸直下，两侧斜方肌之间凹陷处。

风池穴：在项部，当枕骨之下，与风府穴相平，胸锁乳突肌与斜方肌上端之间的凹陷处。

肩井穴：在肩上，前直乳中，当大椎穴与肩峰端连线的中点上。
头维穴：在头侧部，当额角发际上0.5寸，头正中线旁开4.5寸。
率谷穴：在头部，耳尖直上入发际1.5寸。
太阳穴：在耳郭前面，前额两侧，外眼角延长线的上方。

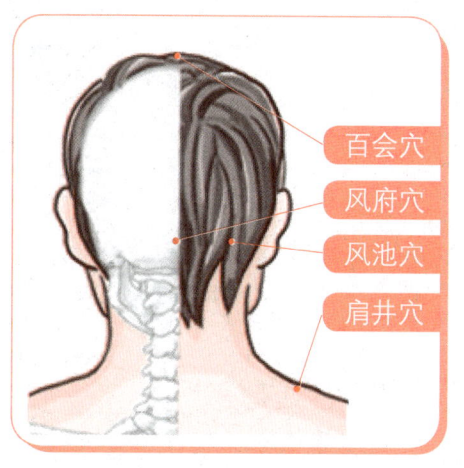
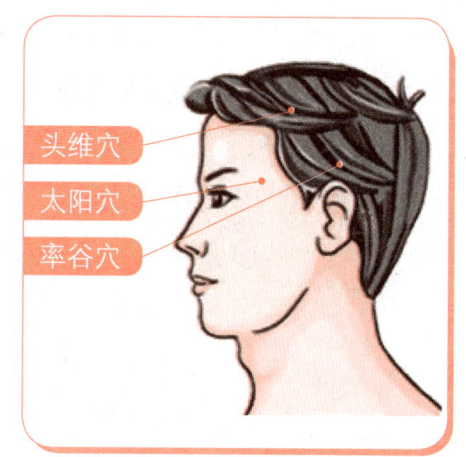

【刮痧操作】

（1）患者正坐于椅上，取合适的体位，含胸拔背，气息调和。

（2）找准穴位后，进行常规消毒，然后在所选穴位上均匀地涂抹刮痧油。

（3）操作时，一手持刮痧板，一手扶患者。

（4）用刮板棱角刮拭，先刮百会穴至风府穴，风池穴至肩井穴，头维穴至率谷穴，包括刮颈椎，颈椎旁；刮后背；椎体，椎体旁；轻刮太阳穴及附近。

【刮痧功效】上班族除了会觉得腰酸背痛之外，经常会出现头痛头晕的症状，此时可结合刮痧疗法，刮拭头部百会等穴可清热健脑，缓解头痛头晕症状。

 方法2：外感头痛，刮拭头部太阳穴显功效

【刮痧选穴】太阳穴。

太阳穴：在耳郭前面，前额两侧，外眼角延长线的上方。

【刮痧操作】用平面按揉法刮拭头部两边的太阳穴。

【刮痧功效】太阳穴是治疗头痛的经外奇穴，刮拭太阳穴可以给大脑以良性刺激，能够解除疲劳，振奋精神，止痛醒脑，并且能继续保持注意力的集中。

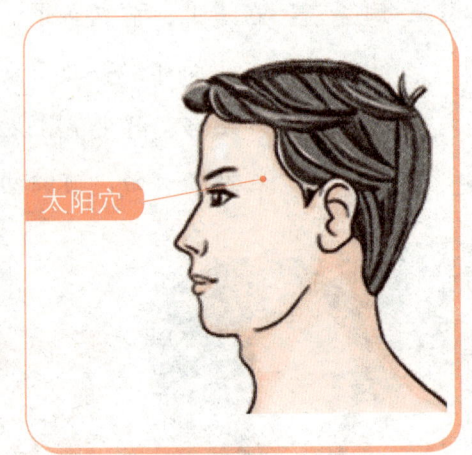

太阳穴

方法3：一侧头痛，刮拭筑宾等穴多面夹击

【刮痧选穴】筑宾穴、尺泽穴、复溜穴。

筑宾穴：在小腿内侧，当太溪穴与阴谷穴的连线上，太溪穴上5寸，腓肠肌肌腹的内下方。

尺泽穴：在肘横纹中，肱二头肌腱桡侧凹陷处。

复溜穴：在小腿内侧，太溪穴直上2寸，跟腱的前方。

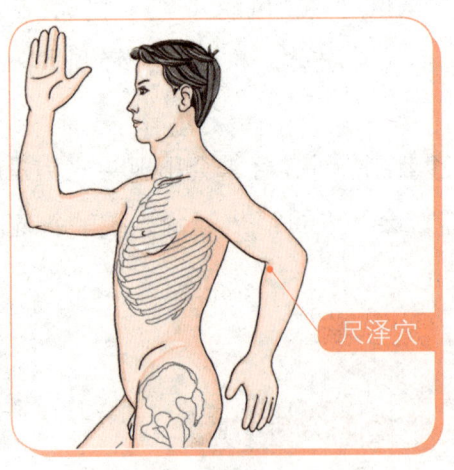

尺泽穴

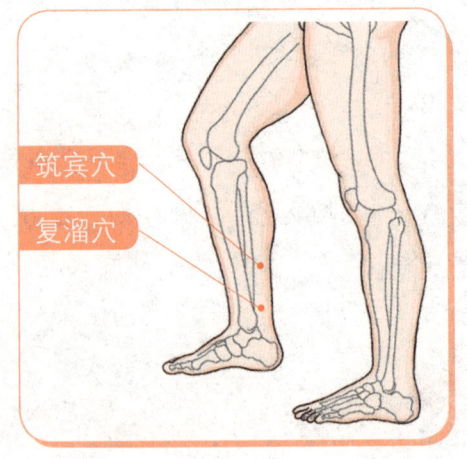

筑宾穴
复溜穴

【刮痧操作】在需刮痧部位涂抹刮痧油，用刮板角部依次刮拭筑宾穴、

尺泽穴、复溜穴，以出痧为度。

【刮痧功效】中医理论中有所谓的"左肝右肺"之说，并由此会诱发一侧的头痛。经常出现左边头痛一般跟肝血不足有关，刮拭肾经的筑宾穴（同时也是奇经八脉中阴维脉的郄穴，临床多用于及时缓解所出现的血证，血虚当然也属于血证的一种），可以有效缓解左侧头痛的状况。如果经常出现的是右边的偏头痛，一般跟肺气不降有关，可以通过刮拭肺经的尺泽穴和肾经的复溜穴来调理。

方法4：头痛晕眩，上部问题下部解决

【刮痧选穴】足三里穴、太冲穴。

足三里穴：在小腿前外侧，当犊鼻下3寸，距胫骨前缘1横指（中指）。

太冲穴：在足背侧，第1、2跖骨结合部之前凹陷处。

【刮痧操作】先在刮拭部位均匀涂抹刮痧油，然后刮拭下肢足三里穴和太冲穴，以局部皮肤呈现红色斑点为度。

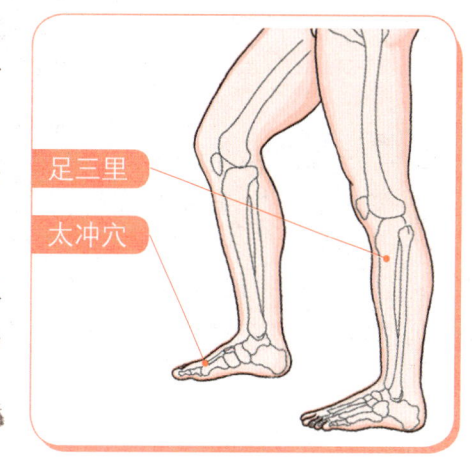

【刮痧功效】本组刮拭有解痉止痛、疏肝理气、醒脑开窍的作用。用于治疗头痛晕眩、神经性疼痛、血管性头痛及外感头痛等多种头痛病症。

方法5：偏头痛，补泻兼施，去痛双管齐下

【刮痧选穴】翳风穴、头维穴、太阳穴、合谷穴、列缺穴、阳陵泉穴、足三里穴、血海穴。

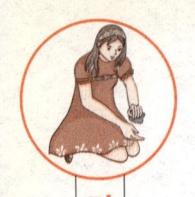

对症刮痧不生病

翳风穴：在耳垂后，当乳突与下颌骨之间凹陷处。

头维穴：在头侧部，当额角发际上0.5寸，头正中线旁开4.5寸。

太阳穴：在耳郭前面，前额两侧，外眼角延长线的上方。

合谷穴：在手背，第1、第2掌骨间，当第2掌骨桡侧的中点处。

列缺穴：在前臂桡侧缘，桡骨茎突上方，腕横纹上1.5寸处，当肱桡肌与拇长展肌腱之间。

阳陵泉穴：在小腿外侧，当腓骨头前下方凹陷处。

足三里穴：在小腿前外侧，当犊鼻下3寸，距胫骨前缘1横指（中指）。

血海穴：在大腿内侧，髌底内侧端上2寸，当股四头肌内侧头的隆起处。

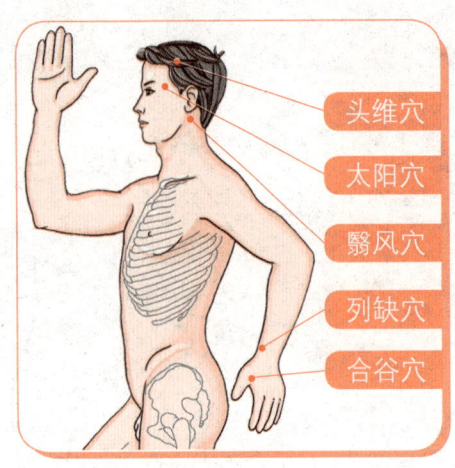
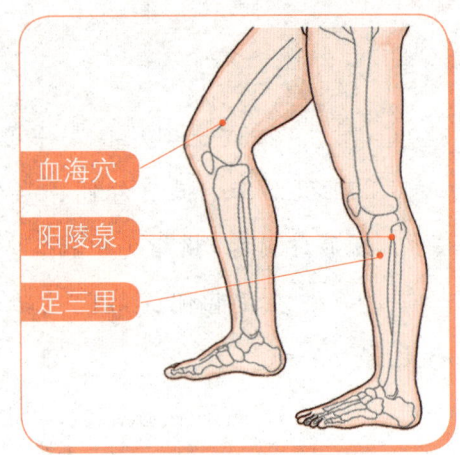

【刮痧操作】

（1）本组刮拭需补泻兼施。在需刮痧部位涂抹适量刮痧油。

（2）点揉头部翳风穴、头维穴、太阳穴，各5分钟，力度不宜过重。

（3）刮前臂合谷穴、列缺穴，重刮，可用刮板角部刮拭。

（4）再刮下肢阳陵泉穴至足三里穴，宜用刮板角部重刮30次，出痧为度。

（5）最后重刮血海穴，宜用刮板角部重刮30次，出痧为度。

【刮痧功效】偏头痛剧烈，钻痛或胀裂痛，持续发作，还伴有恶心、呕吐、腹胀、腹泻多汗、心率加快等症状。本组刮拭对这些症状治疗效果颇佳。

 ## 方法6：不同痛因，刮拭头维等穴和痛点

【刮痧选穴】头维穴、百会穴。

头维穴：在头侧部，当额角发际上0.5寸，头正中线旁开4.5寸。

百会穴：在头顶正中线，前发际直上5寸，或两耳尖连线的中点处。

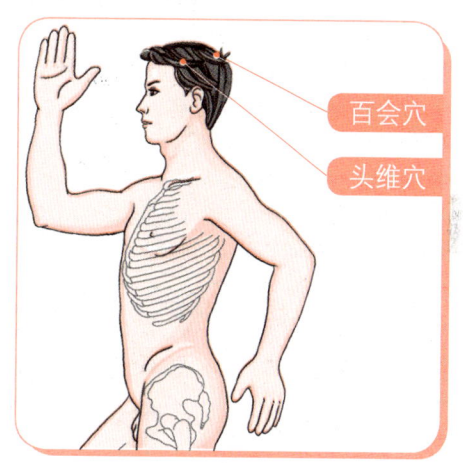

【刮痧操作】

（1）用水牛角刮痧板以面刮法刮拭全头，先刮侧头部，将刮痧板竖放在发际头维穴至耳上处，从前向后刮至侧头部下面发际边缘处。

（2）再刮头顶和后头部，先从百会穴开始向前刮至前头发际处，再从百会穴向下刮至后头发际处。

（3）刮拭时注意寻找有疼痛感的区域，对疼痛部位要重点刮拭，每个部位刮拭20～30下至头皮处有热感。

【刮痧功效】刮拭头部可以直接疏通头部经脉气血，快速缓解和治疗各种头痛。

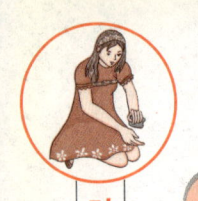

感冒

一年四季，感冒时有发生，给人们的生活和工作造成了很大的影响。那么不小心感冒了怎么办？刮痧疗法可有效治疗感冒，让你远离感冒困扰。

【病例验证】

疾病信息： 韩某，女，44岁，因一次外出不慎受到雨淋而感全身酸痛、恶寒发热、不思饮食。自服感冒药疗效不明显。自诉恶寒发热、无汗、头项强痛、全身酸困、喷嚏频作、鼻塞声重、鼻流清涕，舌淡红苔薄白，脉浮紧。体温37.8℃。辨证为风寒束表，治宜解表散寒。

具体刮法： 取风池穴、大椎穴，以及脊椎两侧足太阳膀胱经循行部位刮痧，加用推拿、按摩治疗。治疗1次后，患者即感全身症状明显减轻，再次治疗后症状全部消失。

 方法1：风寒感冒，刮拭风池等穴疏风散寒

【刮痧选穴】风池穴、大椎穴、肺俞穴、中府穴、少商穴、足三里穴。

风池穴： 在项部，当枕骨之下，与风府穴相平，胸锁乳突肌与斜方肌上端之间的凹陷处。

大椎穴： 在后正中线上，第7颈椎棘突下凹陷处。

肺俞穴： 在背部，当第3胸椎棘突下，旁开1.5寸。

中府穴： 在胸外侧部，云门穴下1寸，平第1肋间隙处，距前正中线6寸。

少商穴： 在手拇指末节桡侧，距指甲角0.1寸。

足三里穴：在小腿前外侧，当犊鼻下3寸，距胫骨前缘1横指（中指）。

【刮痧操作】用单角刮法刮拭头部的风池穴；用面刮法刮拭颈部的大椎穴、肺俞穴以及背部的肩胛部；用单角刮法刮拭中府穴；用面刮法刮拭手部大拇指上的少商穴和下肢足三里穴。

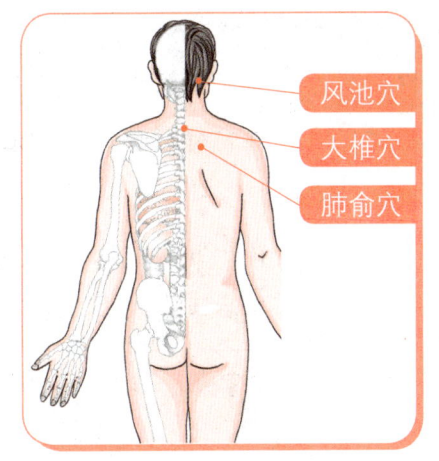

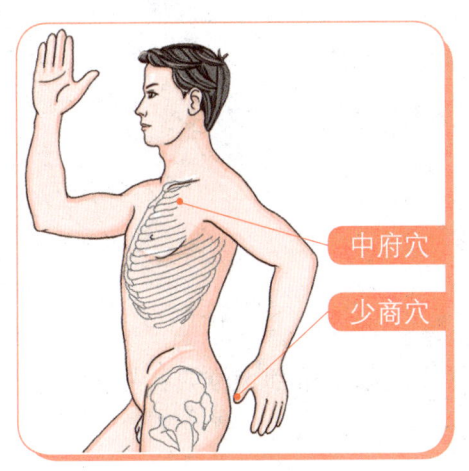

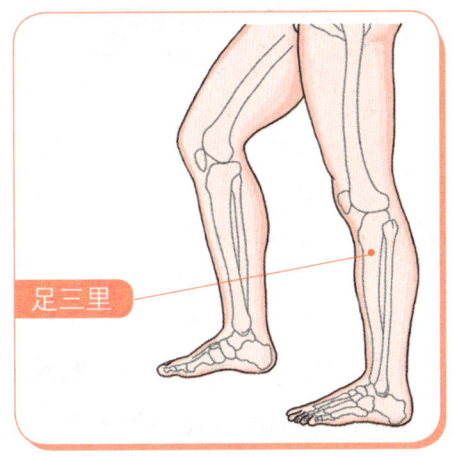

【刮痧功效】风寒感冒是因风吹受凉而引起的感冒。其症状主要表现为浑身酸痛、鼻塞流涕、咳嗽有痰、脉浮紧或浮缓、发热等。风池穴可起到疏风散寒的作用；大椎穴以及背部的肩胛部有退热的作用；肺俞穴可起到祛邪散寒的作用；中府穴、少商穴可起到解表清热、通利咽喉、醒目开窍的作用；足三里穴可以燥化脾湿，生发胃气。

 方法2：风热感冒，刮拭尺泽等穴解表止痛

【刮痧选穴】风池穴、尺泽穴、外关穴、合谷穴、大椎穴。

风池穴：在项部，当枕骨之下，与风府穴相平，胸锁乳突肌与斜方肌

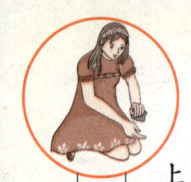

上端之间的凹陷处。

尺泽穴：在肘横纹中，肱二头肌腱桡侧凹陷处。

外关穴：在前臂背侧，当阳池穴与肘尖的连线上，腕背横纹上2寸，尺骨与桡骨之间。

合谷穴：在手背，第1、第2掌骨间，当第2掌骨桡侧的中点处。

大椎穴：在后正中线上，第7颈椎棘突下凹陷处。

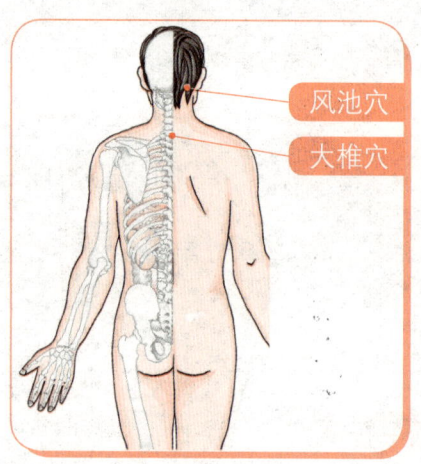
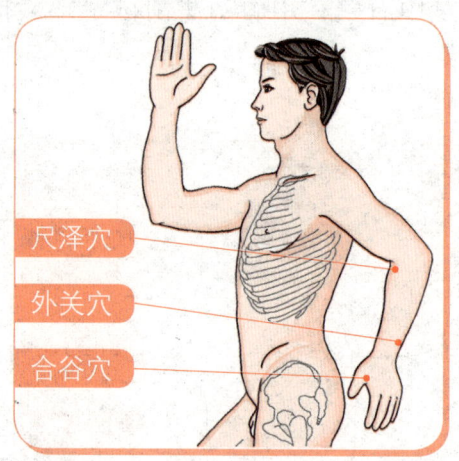

【刮痧操作】用单角刮法刮风池穴，用面刮法重刮大椎穴；用面刮法由上至下依次刮拭尺泽穴、外关穴、合谷穴。

【刮痧功效】风热感冒是由风热之邪犯表、肺气失和所致。其症状表现为发热重、微恶风、头胀痛、有汗等。本组刮拭中，风池穴、大椎穴有解表泻热的作用；尺泽穴、外关穴、合谷穴可起到解表止痛的作用，如缓解头痛、眩晕、颈部酸痛等。

 **方法3：暑湿感冒，刮拭膻中等穴清热生津**

【刮痧选穴】膻中穴、中脘穴、足三里穴、孔最穴、支沟穴、合谷穴。

膻中穴：在前正中线上，两乳头连线的中点。

中脘穴：在上腹部，前正中线上，当脐中上4寸。

足三里穴：在小腿前外侧，当犊鼻下3寸，距胫骨前缘1横指（中指）。

孔最穴：在前臂掌面桡侧，尺泽穴与太渊穴连线上，腕横纹上7寸处。

支沟穴：在前臂背侧，当阳池穴与肘尖的连线上，腕背横纹上3寸。

合谷穴：在手背，第1、2掌骨间，第2掌骨桡侧的中点处。

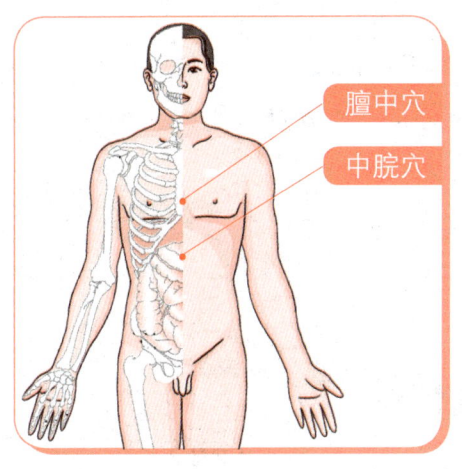

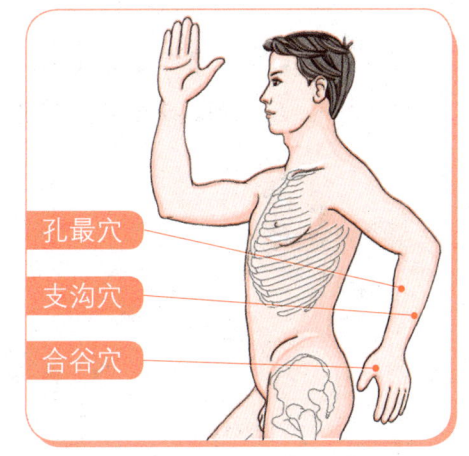

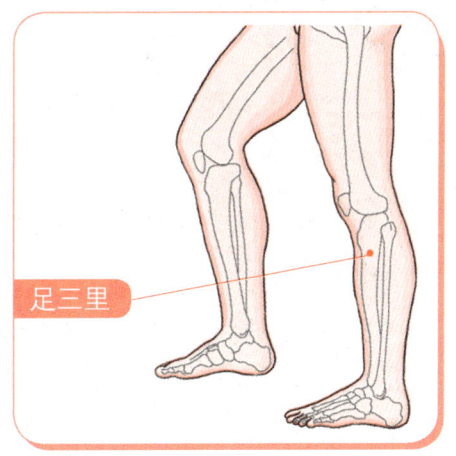

【刮痧操作】用单角刮法由上至下刮拭胸部膻中穴；用面刮法刮拭中脘穴、足三里穴；用面刮法由上至下刮拭孔最穴、支沟穴和合谷穴。

【刮痧功效】暑湿感冒主要表现为发热重、恶寒轻，一般患者没有寒冷的感觉，只是发热，出汗多但不解热。本组刮拭中，膻中穴有理气化痰的作用，缓解胸闷、咳喘、吐逆等症状；中脘穴、足三里穴有和胃健脾、降逆利水的功效；孔最穴、支沟穴和合谷穴可起到宣肺解表的作用。

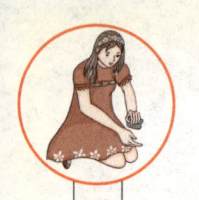

方法4：感冒发热，刮拭大椎等穴泄热解毒

【刮痧选穴】大椎穴、曲池穴。

大椎穴：在后正中线上，第7颈椎棘突下凹陷处。

曲池穴：在肘横纹外侧端，屈肘，当尺泽穴与肱骨外上髁连线中点。

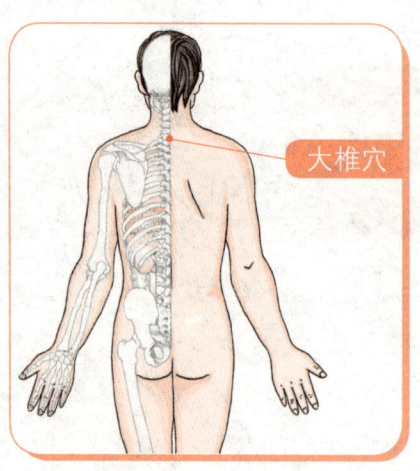
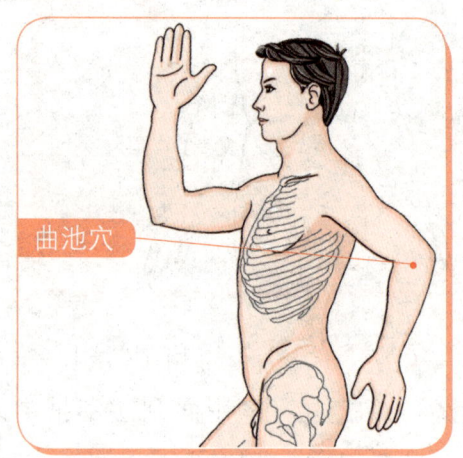

【刮痧操作】

（1）先在颈部大椎穴处涂抹刮痧油，再用面刮法由上向下刮拭大椎穴，至出痧为止。

（2）在上肢曲池穴处涂抹少量刮痧油，再用面刮法由上而下刮拭双侧的曲池穴，至出痧为止。

【刮痧功效】刮大椎穴和曲池穴有泄热解毒的作用，因此，感冒发热时，刮拭上述穴位，如果痧点较多，可以迅速清热静表。但体质虚弱、出痧较少者，退热速度会较慢。

咳 嗽

咳嗽是肺系疾患的主要症候之一，中医学认为，本病多由外邪侵袭、肺气失宣所致，也可由于脏腑功能失调，累及肺脏，肺气失其肃降而发生。下面的刮痧方法可以缓解咳嗽的症状。

【病例验证】

疾病信息：王某，男，38岁，因感冒咳嗽，渐至呛咳不止，自觉喉间时时有气上冲，干痒作咳，说话时气逆愈甚，甚则安静状态下亦气逆似喘，服药效果不佳，夜难安卧，连续3日如是，于第4日晚让家人为其刮痧。

具体刮法：在做肩背部大面积刮拭中，很快在肩井、肺俞、风门等穴位出现紫黑痧斑，遂用泻法加强该穴的刮拭，直至痧斑高出皮肤、轻度灼痛为止，再做另一侧肩背刮拭。在刮拭中竟无气逆感，亦无咳嗽。随后又自行刮拭了双上肢外侧缘。当晚入睡时感背部温暖，皮肤虽稍感灼痛，但较为舒适。虽时有干咳，但已无气上逆之感，是夜安卧，次日喉痒气逆症消，少有干咳，稍加饮食调理，全部症状消失。

方法1：内伤咳嗽，刮拭大杼等穴，宣肺止咳

【刮痧选穴】大杼穴、肺俞穴、尺泽穴、列缺穴。

大杼穴：在背部，当第1胸椎棘突下，旁开1.5寸。

肺俞穴：在背部，当第3胸椎棘突下，旁开1.5寸。

尺泽穴：在肘横纹中，肱二头肌腱桡侧凹陷处。

列缺穴：在前臂桡侧缘，桡骨茎突上方，腕横纹上1.5寸处，当肱桡肌与拇长展肌腱之间。

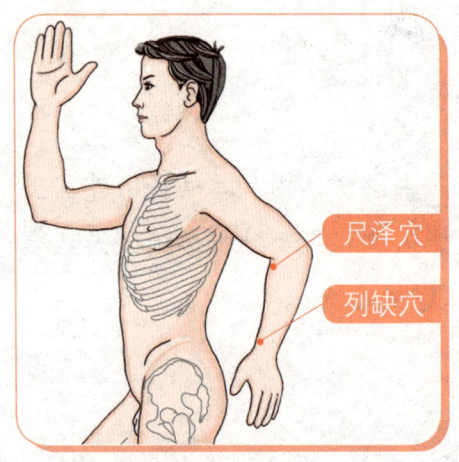
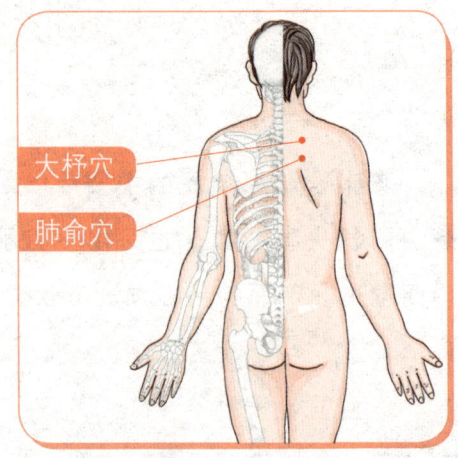

【刮痧操作】

（1）用面刮法由上而下刮拭背部两侧的大杼穴至肺俞穴。

（2）用面刮法由上至下分别刮拭左右上肢的尺泽穴、列缺穴。

【刮痧功效】因脏腑功能失调，内邪伤肺，致肺失肃降，引发咳嗽，为内伤咳嗽。内伤咳嗽的特征是：病情缓，病程长，因五脏功能失常引起。刮拭大杼穴至肺俞穴，可起到宣肺解表的功效，对治疗咳嗽很有帮助；而尺泽穴、列缺穴可起到疏散肺经风寒、止咳化痰的功效。

方法2：外感咳嗽，刮拭廉泉等穴，改善症状

【刮痧选穴】廉泉穴、天突穴。

廉泉穴：在颈部，当前正中线上，喉结上方，舌骨上缘凹陷处。

天突穴：在颈部，当前正中线上，两锁骨中间，胸骨上窝中央。

【刮痧操作】

（1）用面刮法自颈部廉泉穴由上而下慢慢刮拭，再分别刮拭颈前两侧部位。

（2）用单角法由天突穴缓慢向下刮拭。

（3）用平面刮法由内向外分别沿胸肋骨走形慢慢刮拭。

【刮痧功效】由风寒燥热等外邪侵犯肺系引起的咳嗽，为外感咳嗽。外感咳嗽有寒热之分，其特征是：发病急，病程短，常常并发感冒。此组刮痧法可减轻局部的炎症，对改善咳嗽症状疗效显著。

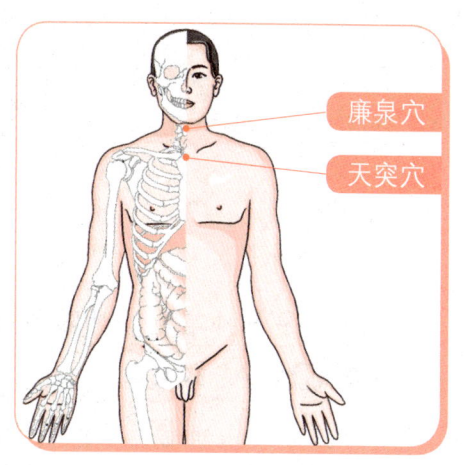

廉泉穴
天突穴

 方法3：咳嗽痰多，刮拭丰隆等穴，从里向外化痰

【刮痧选穴】丰隆穴、蠡沟穴。

丰隆穴：在小腿前外侧，当外踝尖上8寸，条口穴外，距胫骨前缘2横指（中指）。

蠡沟穴：在小腿内侧，当足内踝尖上5寸，胫骨内侧面的中央。

【刮痧操作】点、线、面结合，重刮下肢胃经及双侧丰隆穴、肝经及双侧蠡沟穴。

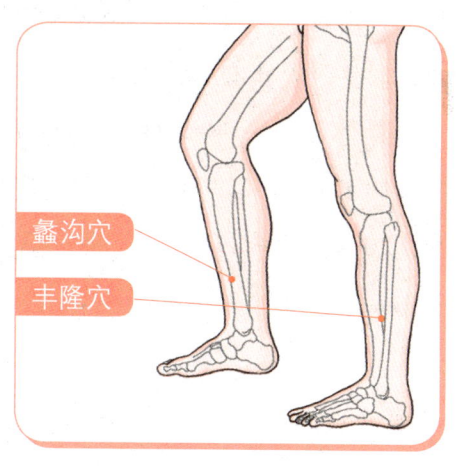

蠡沟穴
丰隆穴

【刮痧功效】本组刮拭中，丰隆穴的主要功能是化痰。当出现哮喘、咳嗽、痰多时，一定要多刮丰隆穴，先从里面把痰化掉。刮完丰隆穴后会有两种情况：一是痰散了，化解了。二是老吐痰，而且很容易把痰吐出来。这两种情况，是不同体质造成的，但都对身体有好处。配伍蠡沟穴，疗效更佳。

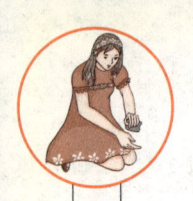

对症刮痧不生病

哮 喘

哮喘是一种常见的呼吸道疾病,它严重危害着人们的身心健康,减弱劳动能力,降低生活质量,且难以得到根治,易反复发作,轻者伤身,重者致人丧命,因此防治哮喘刻不容缓。

【病例验证】

疾病信息:南某,女,27岁,曾在参观花卉展时,突感鼻痒,打喷嚏,流清涕,随即出现胸闷、憋气,逐渐加重,伴大汗淋漓,虽喷吸沙丁胺醇(舒喘灵)气雾剂,但效果不佳。既往有哮喘病史,其母有同类病史。查:神清,烦躁,呼吸急促。双肺弥漫性哮鸣音,未闻及水泡音,心率100次/分钟,律整。心音有力,无杂音,双下肢无水肿。诊为支气管哮喘。

具体刮法:取大椎穴、定喘穴、肺俞穴、天突穴、膻中穴、中府穴及前胸、尺泽穴、曲池穴和上肢内侧、列缺穴,在涂刮痧油后,各刮至出痧,20分钟后症状明显缓解。

 方法1:发作期,刮拭大椎等穴平喘不费劲

【刮痧选穴】大椎穴、定喘穴、肺俞穴、天突穴、膻中穴、中府穴及前胸、尺泽穴、曲池穴及上肢内侧、列缺穴。

大椎穴:在后正中线上,当第7颈椎棘突下凹陷处。

定喘穴:位于背部,当第7颈椎棘突下,旁开0.5寸。

肺俞穴:在背部,当第3胸椎棘突下,旁开1.5寸。

天突穴：在颈部，当前正中线上，两锁骨中间，胸骨上窝中央。

膻中穴：在前正中线上，两乳头连线的中点。

中府穴：在胸外侧部，云门穴下1寸，平第一肋间隙处，距前正中线6寸。

尺泽穴：在肘横纹中，肱二头肌腱桡侧凹陷处。

曲池穴：在肘横纹外侧端，屈肘，当尺泽穴与肱骨外上髁连线中点。

列缺穴：在前臂桡侧缘，桡骨茎突上方，腕横纹上1.5寸处，当肱桡肌与拇长展肌腱之间。

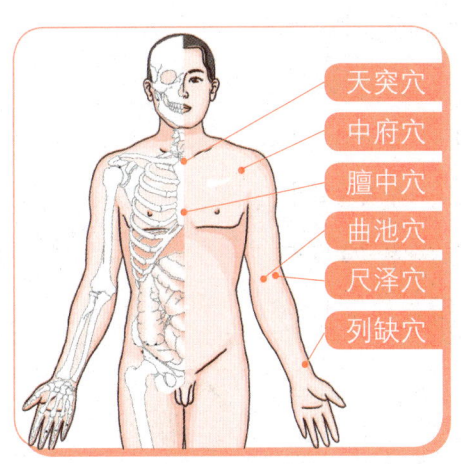
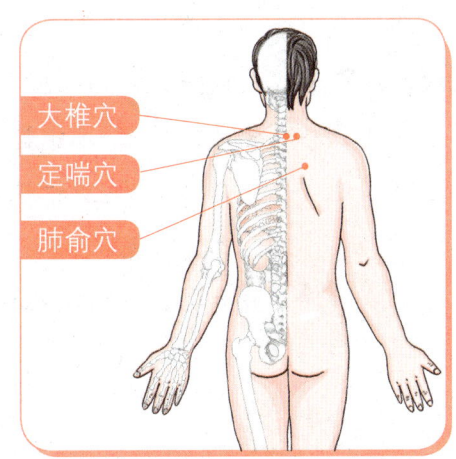

【刮痧操作】

（1）在需刮痧部位涂抹刮痧油后，轻揉颈后大椎穴，不可用力过重，可用刮板棱角刮拭，以出痧为度。

（2）刮拭背部肺俞穴至定喘穴，用刮板角部由上至下刮拭。

（3）刮拭胸部正中线，天突穴以角点刮30次。

（4）从中府穴向下刮至膻中穴，用刮板角部自上而下刮拭。然后由内向外横式刮法，每一个肋间隙刮30次左右，中府穴、膻中穴加强。

（5）重刮尺泽穴至列缺穴，由上而下刮30次左右，以出痧为度，最后重刮曲池穴。

【刮痧功效】哮喘发作期以突然发作、呼吸困难、喉间哮鸣音甚至张口抬肩、鼻翼扇动为特征，发作期除上述表现外，多恶寒发热，喘急。本组刮拭中，大椎穴、曲池穴疏表散寒，定喘穴是治疗哮喘的奇效穴，肺俞穴、列缺穴、尺泽穴可宣肃手太阴肺经经穴，中府穴与肺俞穴为俞募配穴，可调补肺气，止咳化痰。

方法2：缓解期，刮拭定喘等穴止咳又定喘

【刮痧选穴】定喘穴、风门穴、肺俞穴、脾俞穴、肾俞穴、志室穴、天突穴、膻中穴及胸部、太渊穴及上肢、足三里穴。

定喘穴：在背部，当第7颈椎棘突下，旁开0.5寸。

风门穴：在背部，当第2胸椎棘突下，旁开1.5寸。

肺俞穴：在背部，当第3胸椎棘突下，旁开1.5寸。

脾俞穴：在背部，当第11胸椎棘突下，旁开1.5寸。

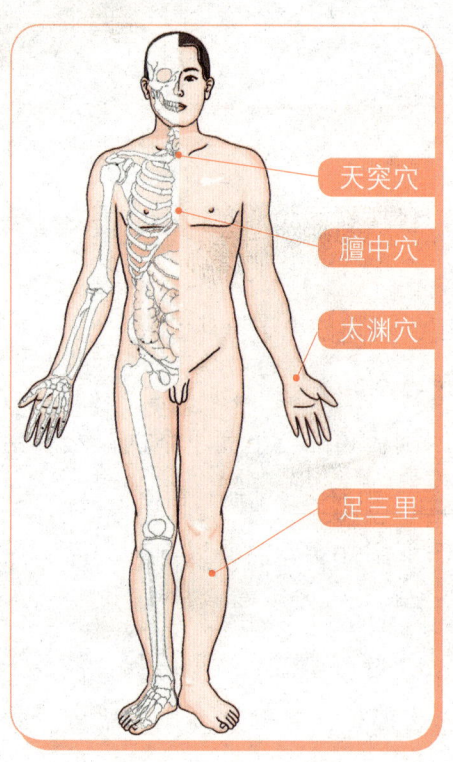
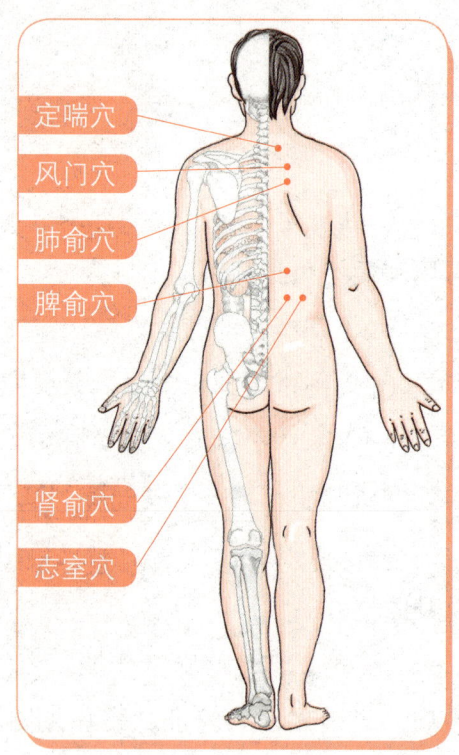

肾俞穴：在腰部，当第2腰椎棘突下，旁开1.5寸。

志室穴：在腰部，当第2腰椎棘突下，旁开3寸。

天突穴：在颈部，当前正中线上胸骨上窝中央。

膻中穴：在胸部，当前正中线上，平第4肋间，两乳头连线的中点。

太渊穴：在腕掌侧横纹桡侧，桡动脉搏动。

足三里穴：在小腿前外侧，当犊鼻下3寸，距胫骨前缘1横指（中指）。

【刮痧操作】

（1）在刮拭部位先涂抹刮痧油，刮背部时先刮颈椎，顺督脉向下由大椎穴刮至腰骶部，再刮督脉旁侧的膀胱经，其中定喘穴、肺俞穴、志室穴重刮，以出痧为止。

（2）前胸天突穴以角点刮30次，任脉由上而下刮，膻中穴加强。然后由内向外行横式刮法，每个肋间隙刮30次左右。背部的肺俞穴、脾俞穴、肾俞穴加强。

（3）双上肢内侧肺经、心包经、心经，由上而下刮30次左右，不一定出痧。

（4）双上肢外侧大肠经、三焦经、小肠经，由上而下刮30次，不一定出痧。

（5）双侧足三里穴重刮30次，不出痧。

【刮痧功效】 哮喘缓解期可伴有脾肾虚弱症状，如面色㿠白、神疲乏力、心悸气短等。本组刮拭中，定喘穴是治疗哮喘的奇效穴；风门穴主治气喘；肺俞穴可调节肺气；脾俞穴、志室穴、肾俞穴可补脾、肾之气；太渊穴为交会穴，可以宣肺止咳；足三里穴为胃经合穴，可调理脾胃。

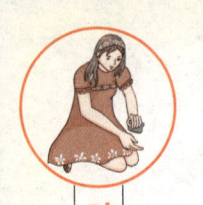

胃 炎

慢性胃炎系指不同病因引起的各种慢性胃黏膜炎性病变，是一种常见病，发病率在各种胃病中居首位。刮痧疗法是中医治胃病的一种比较常用的简易治疗方法，对于治疗胃病的效果不错。

【病例验证】

疾病信息：秦某，男，44岁，平时就有胃炎。因为春节探亲，伤风着凉，再加上饮食不调，早间胃炎突然发作，胃部疼痛难以忍受。

具体刮法：用刮痧板在足三里、手三里、内关等穴刮拭1分钟左右。又在大拇指下面的大鱼际区按揉、刮拭，再刮拭大拇指的肺经、示指的大肠经，一直刮到指尖。然后又把所刮过的穴位梳理一遍。经过此次刮痧，胃炎缓解。

 方法1：急性胃炎，自上而下刮拭颈、肩、背

【刮痧部位】颈部、肩胛部、背部。

【刮痧操作】用5分硬币、瓷勺、碗边部，在刮痧部位涂上茶油或香油（或温水代替），分别在患者的颈部、肩胛部、背部3处自上而下、自内向外反复刮，直至皮肤出现红紫条块为止。每天2次。

【刮痧功效】胃为水谷之海，主受纳和腐熟水谷，宜通而不宜滞。气机郁滞，失于和降，则胃痛频作。本组刮痧可疏通经络，运行气血，使胃部疼痛缓解。

方法2：慢性胃炎，随症加减轻松搞定

【刮痧选穴】大椎穴、大杼穴、膈俞穴、膏肓穴、神堂穴。胃寒加刮中脘穴，胃热加刮内庭穴，阳虚加刮气海穴。

大椎穴：在后正中线上，第7颈椎棘突下凹陷处。

大杼穴：在背部，当第1胸椎棘突下，旁开1.5寸。

膈俞穴：在背部，当第7胸椎棘突下，旁开1.5寸。

膏肓穴：在背部，当第4胸椎棘突下，旁开3寸。

神堂穴：在背部，当第5胸椎棘突下，旁开3寸。

中脘穴：在上腹部，前正中线上，当脐中上4寸。

内庭穴：在足背，第2、3趾间缝纹端。

气海穴：在下腹部，前正中线上，当脐中下1.5寸。

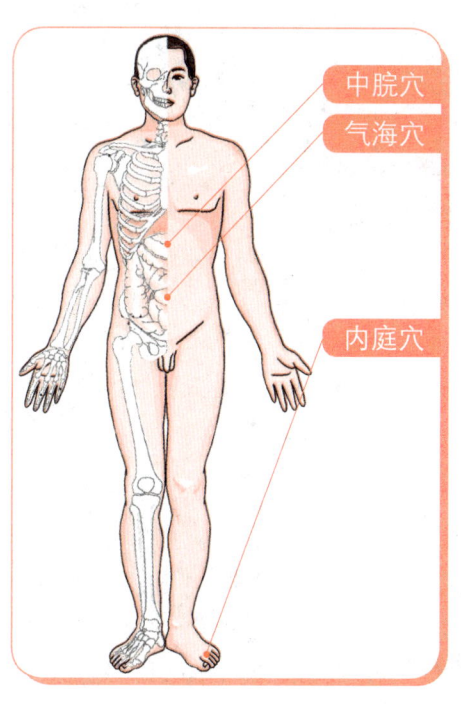
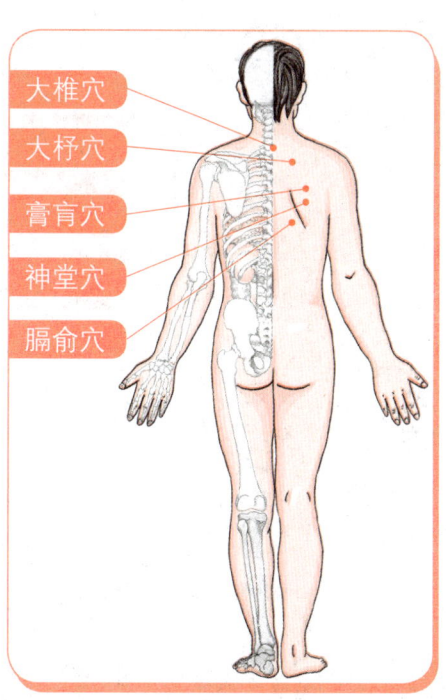

【刮痧操作】每个主刮经穴重刮3～5分钟，以局部出现痧点为佳；气海穴以中等强度刮拭3分钟左右；其他经穴以中等强度刮拭3～5分钟。

【刮痧功效】本组刮拭能达到疏通经络、通调营卫、和谐脏腑的目的。脏腑协调，营卫通利，经络顺畅，腧穴透达，则人体生命活动正常，慢性胃炎也将随之缓解。

方法3：缓解不适，膈俞等穴有助疏通胃部气血

【刮痧选穴】膈俞穴、肝俞穴、脾俞穴、胃俞穴、上脘穴、中脘穴、下脘穴、内关穴、足三里穴、三阴交穴、公孙穴、太冲穴。

膈俞穴：在背部，当第7胸椎棘突下，旁开1.5寸。

肝俞穴：在背部，当第9胸椎棘突下，旁开1.5寸。

脾俞穴：在背部，当第11胸椎棘突下，旁开1.5寸。

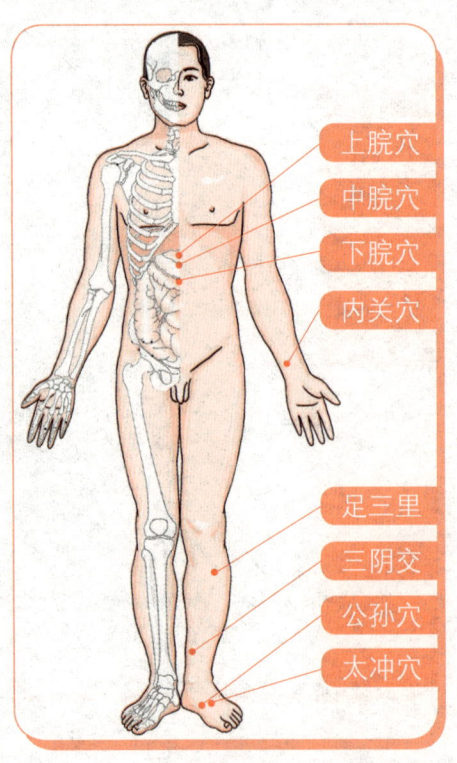
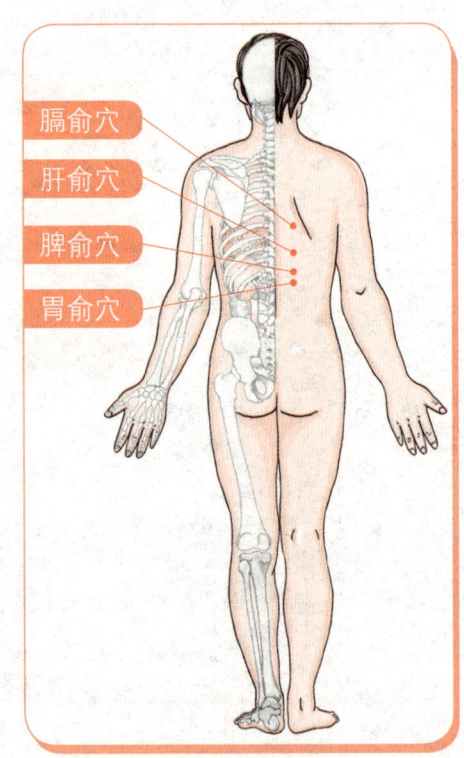

胃俞穴：在背部，当第12胸椎棘突下，旁开1.5寸。

上脘穴：在上腹部，前正中线上，当脐中上5寸。

中脘穴：在上腹部，前正中线上，当脐中上4寸。

下脘穴：在上腹部，前正中线上，当脐中上2寸。

内关穴：在前臂掌侧，当曲泽穴与大陵穴的连线上，腕横纹上2寸，掌长肌腱与桡侧腕屈肌腱之间。

足三里穴：在小腿前外侧，当犊鼻下3寸，距胫骨前缘1横指（中指）。

三阴交穴：在小腿内侧，当足内踝尖上3寸，胫骨内侧缘后方。

公孙穴：在足内侧缘，当第1跖骨基底部的前下方。

太冲穴：在足背侧，第1、2跖骨结合部之前凹陷处。

【刮痧操作】

（1）用面刮法从上向下刮拭背部膀胱经膈俞穴、肝俞穴、脾俞穴、胃俞穴。

（2）用面刮法从上向下刮拭上脘穴、中脘穴、下脘穴。

（3）用面刮法从上向下刮拭内关穴。

（4）用面刮法从上向下刮拭足三里穴、三阴交穴、公孙穴，用垂直按揉法按揉太冲穴。

【刮痧功效】本组刮痧中，上脘穴、中脘穴、下脘穴是调理胃脏功能的穴位；背部肝俞穴、脾俞穴、胃俞穴相配合，可以强建肝胆和脾脏，促进胃功能恢复正常；膈俞穴为血之海，可活血化瘀，有助胃部气血的疏通。

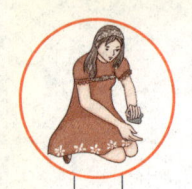

对症刮痧不生病

便　秘

中医学认为，便秘是指由于大肠传导失常，导致大便秘结，排便周期延长，或周期不长，但粪质干结，排出艰难，或粪质不硬，虽有便意，但便而不畅的病症。便秘给人们带来的危害不言而喻，除了对便秘的正规治疗之外，刮痧也是简单有效的疗法之一。

【病例验证】

疾病信息： 朱某，女，29岁。体胖面白。患者素有便秘疾患，甚至一周一解，解如算盘子，腹无所苦。近期大便一直不畅快，每日早晨5点左右腹痛而有便意，但解之不畅，解不多，大便成条，颜色未查，每晚8点后腹胀，胀及两胁侧，矢气多，臭秽，矢气后腹胀缓解。纳食如常，口不干不苦，不呕吐不反酸，喉中痰梗。舌质淡白，苔薄白，六脉沉细。

具体刮法： 取大肠俞穴、小肠俞穴、天枢穴、肾俞穴、足三里穴、气海穴、三阴交穴，在涂抹刮痧油之后，行刮痧治疗，每周2次。1周后，2日解大便一次，大便色如常，症状消失。

方法1：实证便秘，刮拭大肠俞等穴润肠通便

【刮痧选穴】大椎穴、肾俞穴、大肠俞穴、小肠俞穴、天枢穴、内庭穴。

大椎穴： 在后正中线上，第7颈椎棘突下凹陷处。

肾俞穴： 在腰部，当第2腰椎棘突下，旁开1.5寸。

大肠俞穴： 在腰部，当第4腰椎棘突下，旁开1.5寸。

小肠俞穴：在骶部，当骶正中嵴旁1.5寸，平第1骶后孔。

天枢穴：在腹中部，平脐中，距脐中2寸。

内庭穴：在足背，第2、3趾间缝纹端。

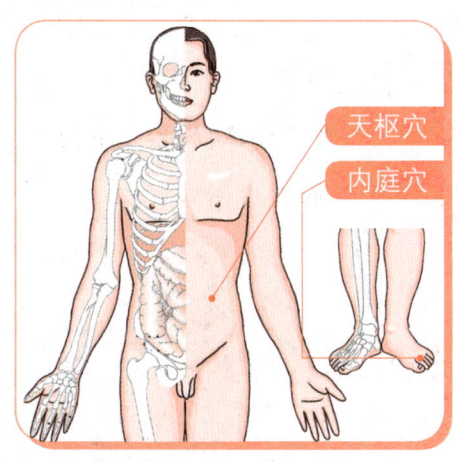
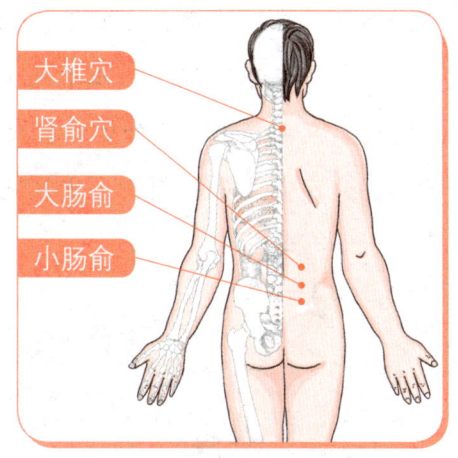

【刮痧操作】

（1）用泻法刮痧。先刮颈后大椎穴，用力要轻柔，不可用力过重，可用刮板棱角刮拭，以出痧为度。

（2）刮拭背部肾俞穴至大肠俞穴、小肠俞穴，用刮板角部由上至下刮拭30次，出痧。

（3）刮拭腹部天枢穴，用刮板角部自上而下刮拭30次，出痧为度。

（4）用刮板角部重刮足部内庭穴30次，可不出痧。

【刮痧功效】实证便秘以大便秘结、嗳气频作、腹中胀痛、纳食减少为主要症状。本组刮拭能健脾和胃，通调肠腑，帮助刺激肠胃蠕动，消除便秘。

 方法2：虚证便秘，刮拭气海等穴巧通腑畅全身

【刮痧选穴】肾俞穴、大肠俞穴、小肠俞穴、天枢穴、气海穴、足三里穴、三阴交穴。

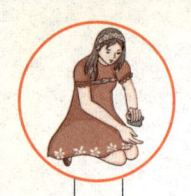

对症刮痧不生病

肾俞穴：在腰部，当第2腰椎棘突下，旁开1.5寸。

大肠俞穴：在腰部，当第4腰椎棘突下，旁开1.5寸。

小肠俞穴：在骶部，当骶正中嵴旁1.5寸，平第1骶后孔。

天枢穴：在腹中部，平脐中，距脐中2寸。

气海穴：在下腹部，前正中线上，当脐中下1.5寸。

足三里穴：在小腿前外侧，当犊鼻下3寸，距胫骨前缘1横指（中指）。

三阴交穴：在小腿内侧，当足内踝尖上3寸，胫骨内侧缘后方。

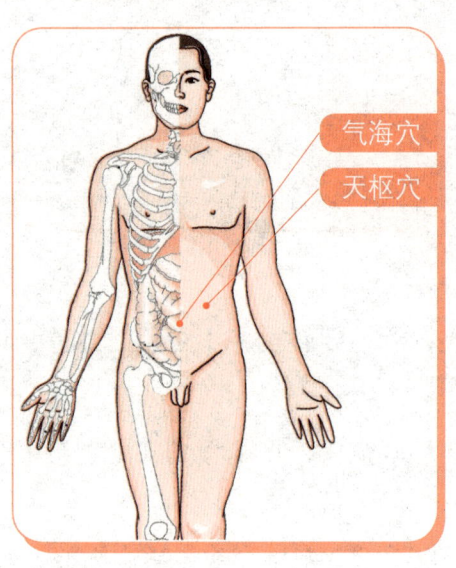

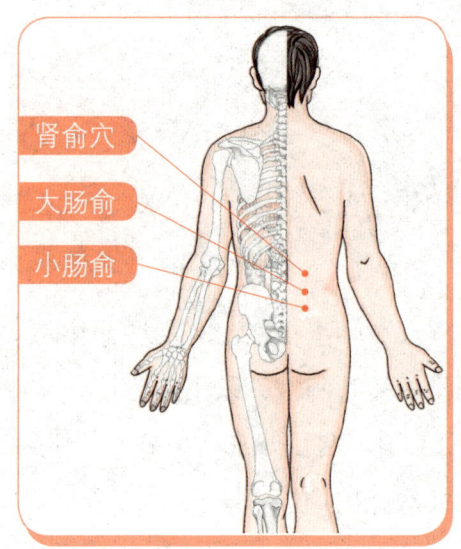

【刮痧操作】

（1）用补法刮痧。刮拭背部肾俞穴至大肠俞穴、小肠俞穴，用刮板角部由上至下刮拭30次，出痧。

（2）刮拭腹部天枢穴至气海穴，用刮板角部自上而下刮拭30次，出痧为度。

（3）用刮板角部重刮下肢外侧足三里穴和内侧三阴交穴，各30次，可不出痧。

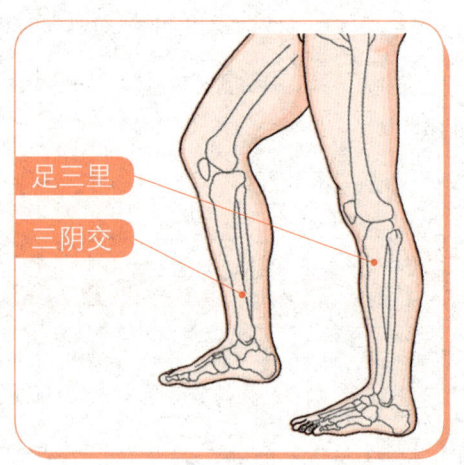

【刮痧功效】虚证便秘表现为虽有便意，如厕努挣乏力，挣则汗出短气，便后疲乏，大便并不干结，面色苍白。本组刮拭可使热量深透腹部，促进消化腺分泌，增强胃肠蠕动功能和直肠张力，使粪便在肠腔内停留的时间缩短，加速粪便排出体外，从而达到预防和治疗便秘之目的。

方法3：慢性便秘，刮拭商阳等穴缓解便秘之苦

【刮痧选穴】商阳穴、少商穴、天枢穴。

商阳穴：在手示指末节桡侧，距指甲角0.1寸。

少商穴：在手拇指末节桡侧，距指甲角0.1寸。

天枢穴：在腹中部，平脐中，距脐中2寸。

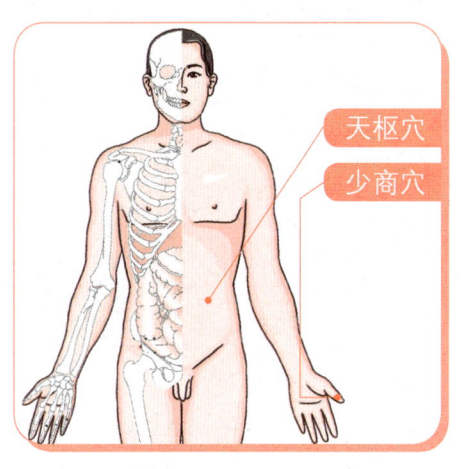
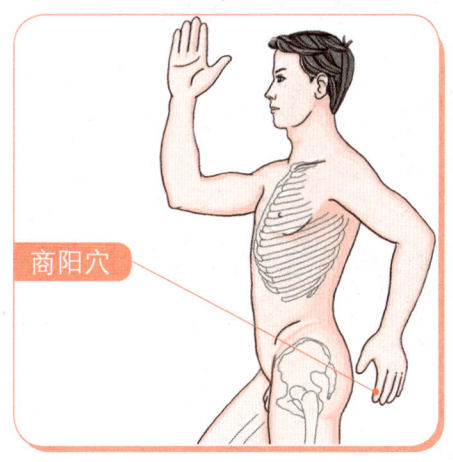

【刮痧操作】用面刮法从大肠经肩上部由上而下开始分段刮至示指甲根部的商阳穴，再用面刮法从拇指指根部刮至指尖，重点刮拭拇指甲根部的少商穴。

【刮痧功效】慢性便秘表现为大便次数减少，便质干硬，且排便困难或不畅。本组刮拭有疏泄阳热、调理肠胃之功效，可缓解慢性便秘之苦。

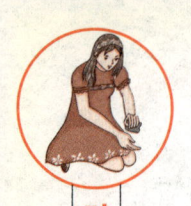

 方法4：促进肠蠕动，刮拭足三里、上巨虚穴

【刮痧选穴】足三里穴、上巨虚穴。

足三里穴：在小腿前外侧，当犊鼻下3寸，距胫骨前缘1横指（中指）。

上巨虚穴：在小腿前外侧，当犊鼻下6寸，距胫骨前缘1横指（中指）。

【刮痧操作】用面刮法由上而下重点刮拭足部的足三里穴至上巨虚穴。

【刮痧功效】本组刮拭可以直接促进肠道的蠕动，有效治疗便秘。

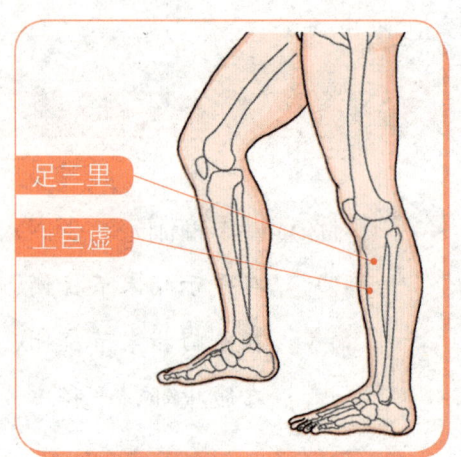

泄 泻

泄泻以排便次数增多，粪质稀薄或完谷不化，甚至泻出如水样为特征。泄泻是一种常见的胃肠病症，一年四季均可发生，但以夏秋两季较多见。临床一般分为寒湿、湿热、食滞三型，对症刮痧才能起到治标又治本的效果。

【病例验证】

疾病信息：原某，女，4岁。患儿吃羊肉串后出现腹泻，大便每日5～6次，色黄，水样，秽臭，伴恶心呕吐。神清，眼眶稍凹陷，面色偏黄，舌红，苔黄腻。腹稍胀气，左下腹轻压痛，肠鸣音活跃，无阳性体征。经检查：粪常规白细胞7～8/HP，外周血白细胞12.5×10^9/L，中性粒细胞70%，淋巴细胞25%。

具体刮法：取中脘穴、天枢穴、曲池穴、外关穴、肺俞穴，在涂抹刮痧油后，各刮至出痧。治疗1次之后，次日症状即消失。

方法1：寒湿泄泻，刮拭足三里等穴肚子不再响

【刮痧选穴】中脘穴、天枢穴、足三里穴、三阴交穴、脾俞穴、胃俞穴。

中脘穴：在上腹部，前正中线上，当脐中上4寸。

天枢穴：在腹中部，平脐中，距脐中2寸。

足三里穴：在小腿前外侧，当犊鼻下3寸，距胫骨前缘1横指（中指）。

三阴交穴：在小腿内侧，当足内踝尖上3寸，胫骨内侧缘后方。

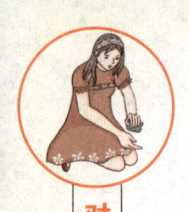

脾俞穴：在背部，当第11胸椎棘突下，旁开1.5寸。

胃俞穴：在背部，当第12胸椎棘突下，旁开1.5寸。

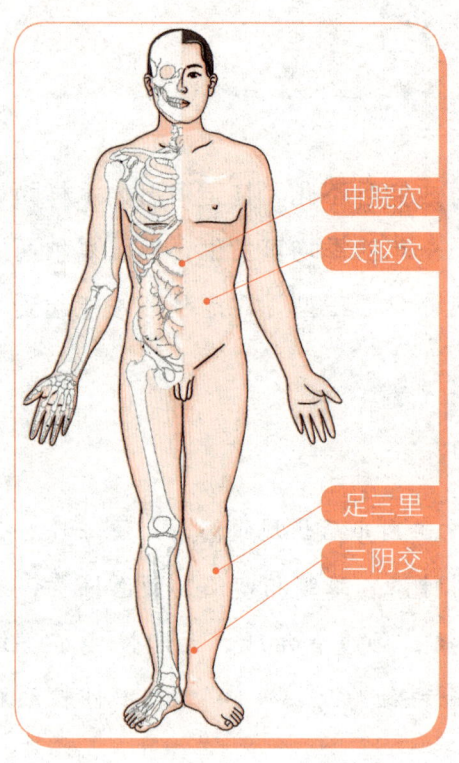
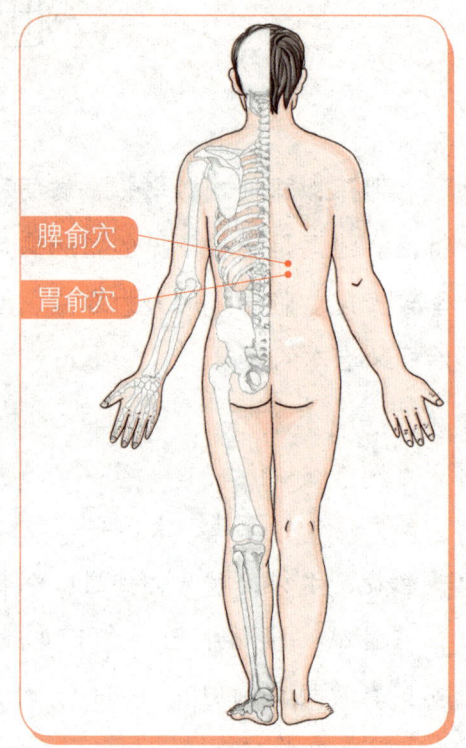

【刮痧操作】

（1）以补法刮拭，先刮拭背部，从脾俞穴向下刮至胃俞穴，用刮板角部自上而下刮拭30次，以出痧为度。

（2）刮拭腹部，从中脘穴向下刮至天枢穴，用刮板角部自上而下刮拭30次，以出痧为度。

（3）重刮下肢内侧三阴交穴和外侧足三里穴，各30次，可不出痧。

【刮痧功效】 本组刮拭中，中脘穴、天枢穴是治疗胃肠疾病中十分重要的穴位，主治消化不良、恶心、胃胀、腹泻、腹痛等；足三里穴是胃的下合穴，对调整肠胃有特殊作用，能促进胃酸分泌，使胃感到舒服，而且还能起到止疼的作用。

 ## 方法2：湿热泄泻，刮拭中脘等穴，湿热去腹泻止

【刮痧选穴】中脘穴、天枢穴、曲池穴、外关穴、肺俞穴。

中脘穴：在上腹部，前正中线上，当脐中上4寸。

天枢穴：在腹中部，平脐中，距脐中2寸。

曲池穴：在肘横纹外侧端，屈肘，当尺泽穴与肱骨外上髁连线中点。

外关穴：在前臂背侧，当阳池穴与肘尖的连线上，腕背横纹上2寸，尺骨与桡骨之间。

肺俞穴：在背部，当第3胸椎棘突下，旁开1.5寸。

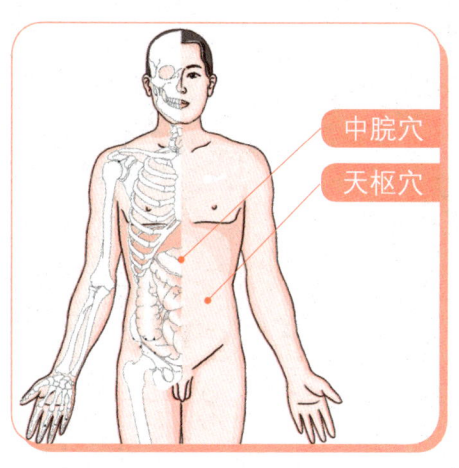
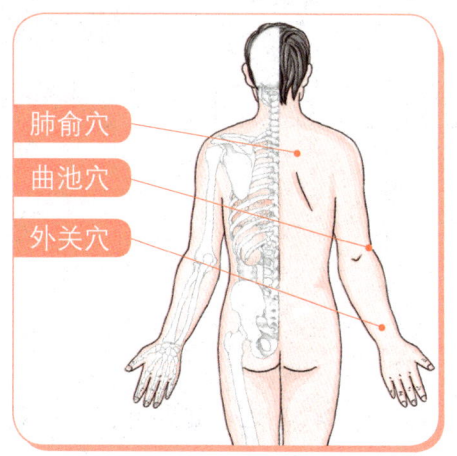

【刮痧操作】

（1）以泻法刮拭，在涂抹刮痧油后刮拭背部肺俞穴，用刮板角部自上而下刮拭30次，以出痧为度。

（2）刮拭腹部，从中脘穴向下刮至天枢穴，用刮板角部自上而下刮拭30次，以出痧为度。

（3）重刮上肢外侧外关穴30次，以出痧为度。

【刮痧功效】本组刮拭可以有效地清除湿热，对缓解伏天暑湿造成的腹

胀、反胃、消化不良、泄泻、便秘等都有很好的作用，此外，对于秋燥失眠等也有很好的缓解作用。

方法3：腹泻肠鸣，刮拭上巨虚等穴和胃还止泻

【刮痧选穴】中脘穴、天枢穴、上巨虚穴、大肠俞穴。

中脘穴：在上腹部，前正中线上，当脐中上4寸。

天枢穴：在腹中部，平脐中，距脐中2寸。

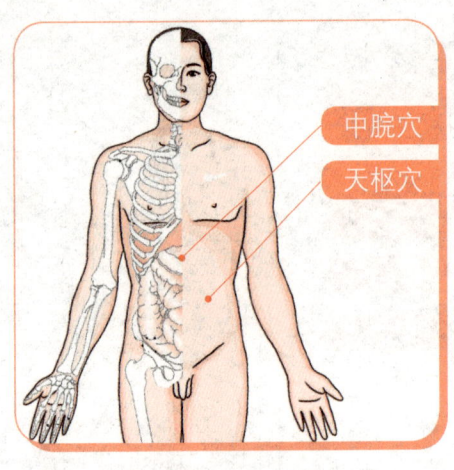

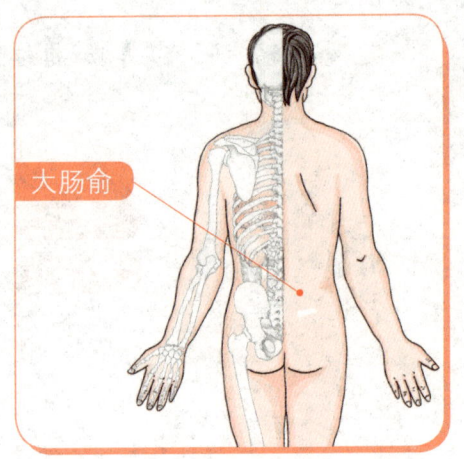

上巨虚穴：在小腿前外侧，当犊鼻下6寸，距胫骨前缘1横指（中指）。

大肠俞穴：在腰部，当第4腰椎棘突下，旁开1.5寸。

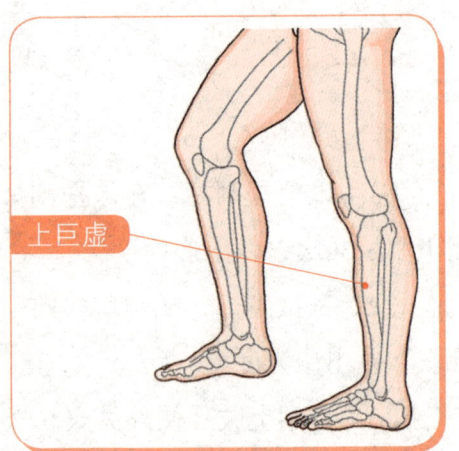

【刮痧操作】

（1）以泻法刮拭，在涂抹刮痧油后刮拭背部大肠俞穴，用刮板角部自上而下刮拭30次，以出痧为度。

（2）刮拭腹部，从中脘穴向下刮至天枢穴，用刮板角部自上而下刮拭30次，以出痧为度。

（3）重刮下肢外侧上巨虚穴30次，可不出痧。

【刮痧功效】本组刮拭有消积化滞、温里和胃之功效，主治胃肠积滞、腹泻肠鸣。

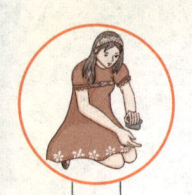

对症刮痧不生病

糖尿病

糖尿病是由于体内胰岛素分泌的绝对或相对不足而引起以糖代谢紊乱为主的全身性疾病。主要症状表现为多饮、多食、多尿、代谢紊乱。中医称之为消渴证。刮痧在治疗糖尿病的过程中也发挥着积极的作用。

【病例验证】

疾病信息：靳某，女，51岁。体型偏胖。查体发现血糖增高，在医院诊断Ⅱ型糖尿病，予以口服降糖药物治疗。治疗期间，血糖仍偏高。

具体刮法：取大椎穴、肺俞穴、肝俞穴、脾俞穴、肾俞穴、中脘穴、气海穴，在涂抹刮痧油后，各刮至出痧。3天后查糖化血红蛋白8.5%，空腹血糖14.1mmol/L。刮拭3次后，乏力感减轻；刮拭8次后，查空腹血糖7.7mmol/L，血糖已恢复正常。

 方法1：降糖消渴，刮拭大椎等穴来缓解

【刮痧选穴】大椎穴、肺俞穴、肝俞穴、脾俞穴、肾俞穴。

大椎穴：在后正中线上，第7颈椎棘突下凹陷处。

肺俞穴：在背部，当第3胸椎棘突下，旁开1.5寸。

肝俞穴：在背部，当第9胸椎棘突下，旁开1.5寸。

脾俞穴：在背部，当第11胸椎棘突下，旁开1.5寸。

肾俞穴：在腰部，当第2腰椎棘突下，旁开1.5寸。

【刮痧操作】用面刮法刮拭大椎穴，再由上而下分段刮拭肺俞穴、肝俞穴、脾俞穴、肾俞穴。

【刮痧功效】本组刮拭可起到宣清肺热、平肝降火、调理脾胃、补肾纳气的功效，可使口中分泌大量的唾液，唾液分泌得多了，也就不觉得渴了，口干舌燥的症状也就可以得到很好的缓解。

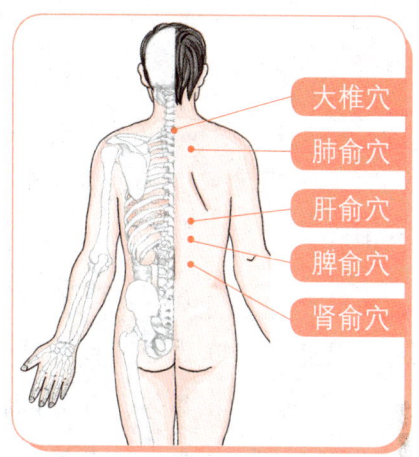

 方法2：平衡血糖，刮拭中脘等穴效果佳

【刮痧选穴】中脘穴、气海穴、关元穴。

中脘穴：在上腹部，前正中线上，当脐中上4寸。

气海穴：在下腹部，前正中线上，当脐中下1.5寸。

关元穴：在下腹部，前正中线上，当脐中下3寸。

【刮痧操作】用面刮法由上而下刮拭腹部的中脘穴、气海穴、关元穴。

【刮痧功效】本组刮拭有调理脾胃的作用，有助于糖尿病的治疗。

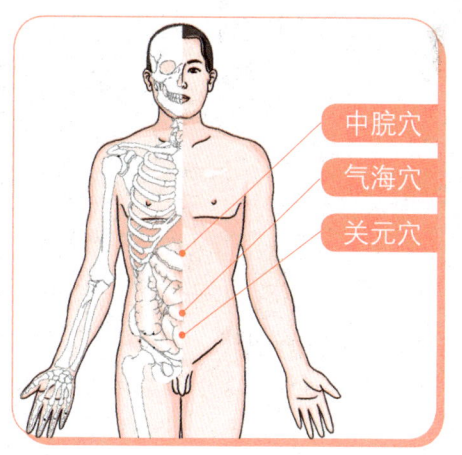

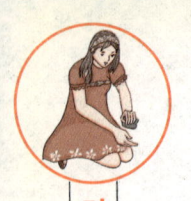

 ## 方法3：控制血糖，胰俞等穴辅助治疗糖尿病

【刮痧选穴】胰俞穴、肺俞穴、脾俞穴、阳纲穴、意舍穴、中脘穴、气海穴。

胰俞穴：在背部，当第8胸椎棘突下，旁开1.5寸。

肺俞穴：在背部，当第3胸椎棘突下，旁开1.5寸。

脾俞穴：在背部，当第11胸椎棘突下，旁开1.5寸。

阳纲穴：在背部，当第10胸椎棘突下，旁开3寸。

意舍穴：在背部，当第11胸椎棘突下，旁开3寸。

中脘穴：在上腹部，前正中线上，当脐中上4寸。

气海穴：在下腹部，前正中线上，当脐中下1.5寸。

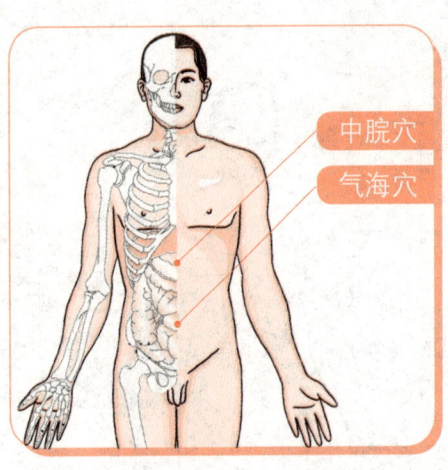 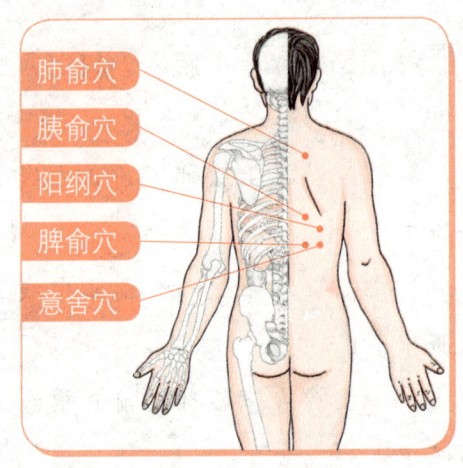

【刮痧操作】

（1）用面刮法从上向下刮拭背部双侧奇穴胰俞穴、膀胱经肺俞穴、脾俞穴、阳纲穴至意舍穴。

（2）用面刮法从上向下刮拭腹部中脘穴至气海穴。腹部以肚脐为界，分上下两端刮拭。

【刮痧功效】胰俞穴是调节胰腺功能的经外奇穴；肺俞穴宣清肺热；脾俞穴、中脘穴、气海穴可调理脾胃；肾俞穴补肾纳气；阳纲穴可疏泄肝胆湿热，平肝降火；意舍穴有疏泄脾湿、健运脾阳之功效。刮拭脾俞穴、阳纲穴、中脘穴，可辅助治疗糖尿病。

方法4：糖尿病防治，阳池穴增津消渴，平衡血糖

【刮痧选穴】阳池穴。

阳池穴：在腕背横纹中，当指伸肌腱的尺侧缘凹陷处。

【刮痧操作】每日用面刮法从上向下刮拭阳池穴1～2次，每次刮拭10～20下即可。

【刮痧功效】阳池穴与人体的元气关系密切，经常刺激有利于人体胰岛素的分泌，对消渴证有很好的疗效，为防治糖尿病的常用穴位，并可以振奋元阳。

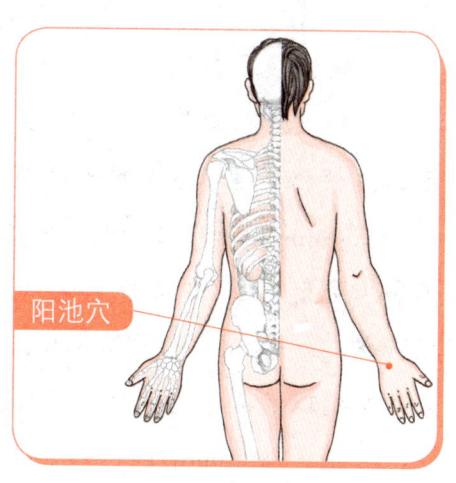

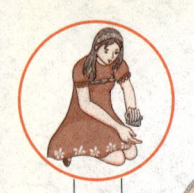

对症刮痧不生病

高血压

高血压病又称原发性高血压，以持续性动脉血压增高为主要表现，尤其是以舒张压持续升高为特点的全身性、慢性血管疾病。由于其常常没有明显的症状，故被称为"无声的杀手"，但它却并不因此而减少对机体的伤害。刮痧对于高血压能起到有效的防治作用。

【病例验证】

疾病信息：薛某，男，50岁，头晕、头痛反复发作3年，加重10天。平素工作紧张劳累，3年前始感发作性头晕头痛，伴血压升高，最高血压160/100mmHg。此次10天前因工作紧张劳累而头晕头痛复发并加重，心悸不安，周身疲乏，口苦口干，面红易怒，大便干，舌质红，苔黄，脉弦滑。经检查，血压：180/130mmHg，HR100次/min，心律尚齐，各瓣膜听诊区未闻及病理性杂音，神经系统检查未发现明显异常。实验室检查：ECG正常，胆固醇7.82mmol/L，三酰甘油2.60mmol/L。

具体刮法：取风池穴、肩井穴、头后部及肩部、背部、膀胱经、曲池穴、足三里穴、三阴交穴，在涂刮痧油后，行刮痧治疗，每周2次。4周后测血压150/95mmHg，继续治疗2周，头晕头痛、恶心消失，测血压125/80mmHg。

 **方法1：高血压头晕，刮拭百会等穴平肝降压**

【刮痧选穴】百会穴、大椎穴、长强穴、肩井穴、肺俞穴、心俞穴、曲池穴、足三里穴、太溪穴、太冲穴。

百会穴：在头顶正中线，前发际直上5寸，或两耳尖连线中点处。

大椎穴：在后正中线上，第7颈椎棘突下凹陷处。

长强穴：在尾骨端下，当尾骨端和肛门连线的中点处。

肩井穴：在肩上，前直乳中，当大椎穴与肩峰端连线的中点，即乳头正上方与肩线交接处。

肺俞穴：在背部，当第3胸椎棘突下，旁开1.5寸。

心俞穴：在背部，当第5胸椎棘突下，旁开1.5寸。

曲池穴：在肘横纹外侧端，屈肘，当尺泽穴与肱骨外上髁连线中点。

足三里穴：在小腿前外侧，当犊鼻下3寸，距胫骨前缘1横指（中指）。

太溪穴：在足内侧，内踝后方与脚跟骨筋腱之间的凹陷处。

太冲穴：在足背侧，第1、2跖骨结合部之前凹陷处。

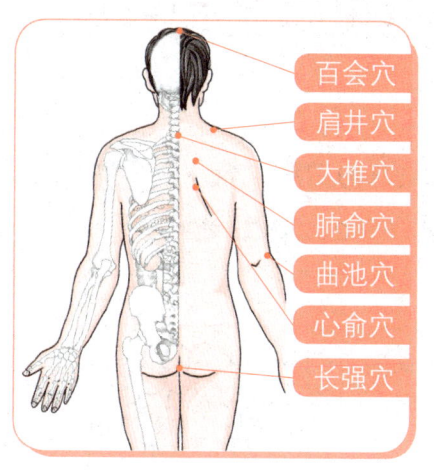
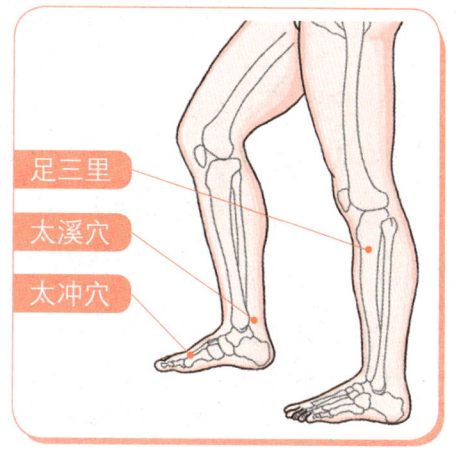

【刮痧操作】

（1）用面刮法重点刮拭头部的百会穴，并以百会穴为中心，呈放射状刮拭整个头部，直到头皮发热为止。

（2）用面刮法由上而下分段刮拭背部督脉大椎穴至长强穴，再以梳理经气法疏通督脉气血。

（3）用角刮法点按肩井穴。

（4）用面刮法分别刮拭背部两侧肺俞穴至心俞穴。

（5）用平面按揉法分别按揉曲池穴、足三里穴、太溪穴，用垂直按揉法按揉太冲穴。

【刮痧功效】百会穴具有开窍醒脑、固阳固脱、升阳举陷的作用，可使高血压患者头晕减轻，让清爽的精神随时相伴；大椎穴至长强穴是督脉背部区段，督脉统摄全身阳气，刮拭背部督脉可疏阳泄热；肺俞穴宣肺解热，调畅气机；心俞穴可调节心脏功能；曲池穴可疏风泄阳；足三里穴是足阳明胃经的合穴，同时也是一个重要的养生穴，刮拭此穴可辅助降血压；太溪穴是肾经的原穴，太冲穴是肝经的原穴，刮拭这两个穴位可以培补肾气，疏理肝气，达到强肾和平肝降压的作用。

方法2：平衡血压，刮拭人迎等穴舒经活血降压

【刮痧选穴】人迎穴、涌泉穴。

人迎穴：在颈部，喉结旁，当胸锁乳突肌的前缘，颈总动脉搏动处。

涌泉穴：在足底部，在足前部凹陷处，第2、3趾趾缝纹头端与足跟连线的前1/3处。

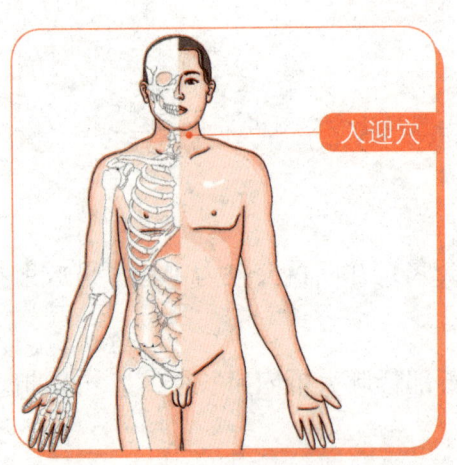

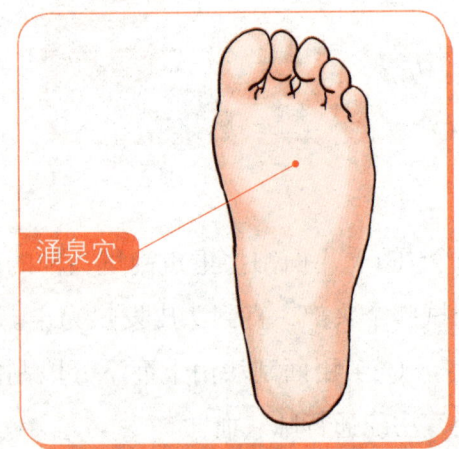

【刮痧操作】用平面按揉法刮拭颈部的人迎穴，再刮拭全脚底，刮热后再用刮痧板单角刮拭脚心的涌泉穴。

【刮痧功效】本组刮拭中，人迎穴具有理气降逆、利咽散结、平衡血压的功效。可以说人迎穴是防治高血压的一个要穴，每天刺激它几分钟，对高血压患者非常好；刮拭涌泉穴能刺激肾经，起到疏经、活血、降压的效果。

方法3：保健降压，刮拭太阳等穴双管齐下

【刮痧选穴】太阳穴、睛明穴、听宫穴。

太阳穴：在耳郭前面，前额两侧，外眼角延长线的上方。

睛明穴：在面部，目内眦角稍上方凹陷处。

听宫穴：在面部，耳屏前，下颌骨髁状突的后方，张口时呈凹陷处。

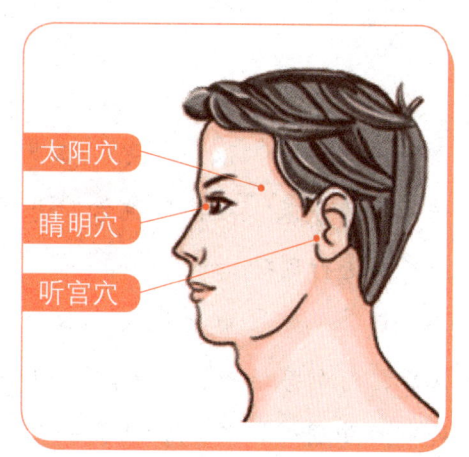

【刮痧操作】

（1）先在刮拭部位均匀涂抹刮痧油，从前额向左右两边刮至太阳穴，重复60次。经过眼睛时，内眼角深处上部是睛明穴，使用器具进行揉、压这个穴位。

（2）从太阳穴上开始，顺势弧形往颈部刮。耳根周围用刮板尖揉刮，由听宫穴从外耳郭延伸至耳根刮，重复60次。

【刮痧功效】本组刮拭中，太阳穴有祛风清热、清肝火、降血压的作用，能有效缓解高血压引起的头痛症状；睛明穴有醒目、止痛、降血压的作用；再结合听宫穴，不仅能降血压，还可以起到保健的作用。

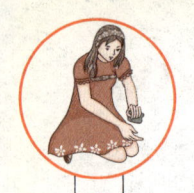

高脂血症

高脂血症是指血脂水平过高，可直接引起一些严重危害人体健康的疾病，如动脉粥样硬化、冠心病、胰腺炎等。中医学认为，高脂血症多因饮食、情志、体质等引起，而刮痧是避免高脂血症的重要方法之一。

【病例验证】

疾病信息：张某，男，65岁，患高脂血症10年，间断服用药物，血脂始终降不下来。经某医院诊断并嘱其每天对大椎、心俞、脾俞、胃俞、丰隆等穴进行刮痧。

具体刮法：取大椎穴、心俞穴、脾俞穴、胃俞穴、丰隆穴，在涂刮痧油后，行刮痧治疗，每周2次。1个月后复查时，患者体重减了1千克，以前检查时胆固醇与三酰甘油高一些，坚持刮痧后再检查，居然发现这两项指标都变正常了。

 **方法1：高脂血症，大椎等穴促进代谢甩掉高血脂**

【刮痧选穴】大椎穴、心俞穴、脾俞穴、胃俞穴、三焦俞穴、肾俞穴。

大椎穴：在后正中线上，第7颈椎棘突下凹陷处。

心俞穴：在背部，当第5胸椎棘突下，旁开1.5寸。

脾俞穴：在背部，当第11胸椎棘突下，旁开1.5寸。

胃俞穴：在背部，当第12胸椎棘突下，旁开1.5寸。

三焦俞穴：在腰部，当第1腰椎棘突下，旁开1.5寸。

肾俞穴：在腰部，当第2腰椎棘突下，旁开1.5寸。

【刮痧操作】

（1）用面刮法由上而下刮拭颈部大椎穴，力度宜大，速度宜慢。

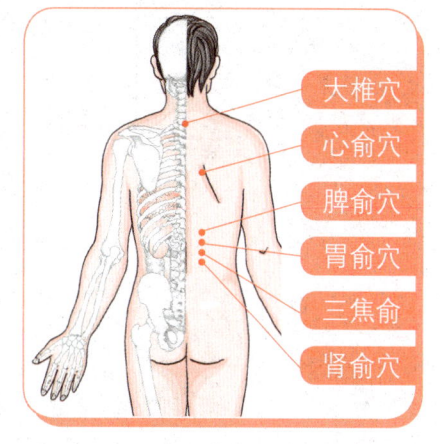

（2）用面刮法由上而下分段刮拭背部双侧膀胱经的心俞穴、脾俞穴、胃俞穴、三焦俞穴、肾俞穴。

【刮痧功效】本组刮拭中，大椎穴可有效疏泄体内的热积；心俞穴、脾俞穴、胃俞穴、三焦俞穴、肾俞穴可增强心脏功能，健脾利湿，促进体内血液、水液的代谢和运行，有利于防止胆固醇在血管壁沉积。

方法2：血脂降下来，郄门等穴降低胆固醇有捷径

【刮痧选穴】郄门穴、内关穴、曲池穴、血海穴、足三里穴、公孙穴、丰隆穴。

郄门穴：在前臂掌侧，当曲泽穴与大陵穴的连线上，腕横纹上5寸。

内关穴：在前臂掌侧，当曲泽穴与大陵穴的连线上，腕横纹上2寸，掌长肌腱与桡侧腕屈肌腱之间。

曲池穴：在肘横纹外侧端，屈肘，当尺泽穴与肱骨外上髁连线中点。

血海穴：屈膝，在大腿内侧，髌底内侧端上2寸，当股四头肌内侧头的隆起处。

足三里穴：在小腿前外侧，当犊鼻下3寸，距胫骨前缘1横指（中指）。

公孙穴：在足内侧缘，当第1跖骨基底部的前下方。

丰隆穴：在小腿前外侧，外踝尖上8寸，条口穴外，距胫骨前缘2横指（中指）。

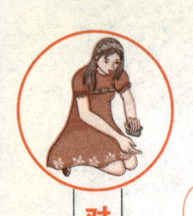

对症刮痧不生病

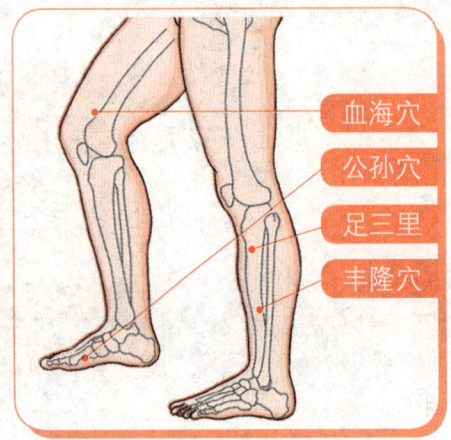

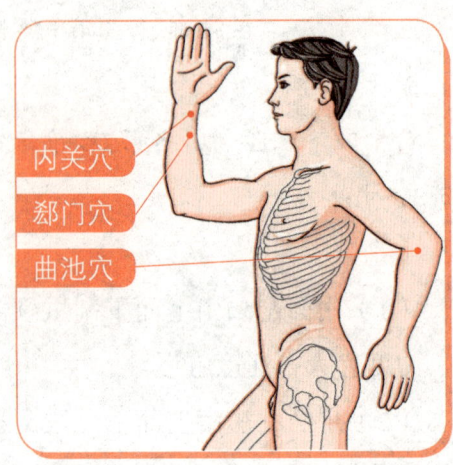

【刮痧操作】

（1）用面刮法由上而下刮拭上肢郄门穴至内关穴。

（2）用面刮法刮拭上肢曲池穴、下肢血海穴，用平面按揉法按揉下肢的足三里穴、公孙穴、丰隆穴。

【刮痧功效】本组刮拭中，郄门穴、内关穴可起到理气活血的作用；上肢曲池穴、下肢血海穴及足三里穴、公孙穴、丰隆穴可通经活血，健脾利湿，化痰清热，能降低血胆固醇和三酰甘油。

冠心病

冠心病一般归属中医"胸痹""厥心痛""真心痛"等范畴。冠状动脉是供应心脏血液的血管，容易发生动脉粥样硬化，引发冠心病。冠心病患者除了积极求医治疗外，也可以采取一些刮痧进行调治。

【病例验证】

疾病信息：高某，女，66岁，曾被诊断为冠心病，一直服药治疗。最近几个月来病情稍加重，时常感到心慌不已，前胸正中闷痛，阵发性加剧，严重发作每日2~3次，每次持续5~10分钟，发作时不敢动。本次治疗前查心电图显示T波倒置。

具体刮法：取心俞穴、脾俞穴、膈俞穴、膻中穴、乳根穴、内关穴，在涂刮痧油后，行刮痧治疗，刮痧治疗1次后胸痛症状明显减轻，有心胸开阔感，治疗10次后胸痛症状消失，治疗第5次及第10次后心电图无变化，经过15次治疗后，心电图好转，T波由倒置变为直立。

方法1：增强心脏功能，刮拭心俞等穴

【刮痧选穴】心俞穴、膈俞穴、脾俞穴。

心俞穴：在背部，当第5胸椎棘突下，旁开1.5寸。

膈俞穴：在背部，当第7胸椎棘突下，旁开1.5寸。

脾俞穴：在背部，当第11胸椎棘突下，旁开1.5寸。

【刮痧操作】用面刮法刮拭背部双侧膀胱经的心俞穴、膈俞穴、脾俞穴。

【刮痧功效】刺激背部的心俞穴，有较为敏感的压痛点，刮拭心俞穴能起到疏通气血、强心止痛的效果。配伍膈俞穴、脾俞穴有增强心功能、降低血压、预防冠心病的效果，此外，对于缓解冠心病心绞痛、心律失常、心肌梗死的危急状态，及时救治患者有重要意义。

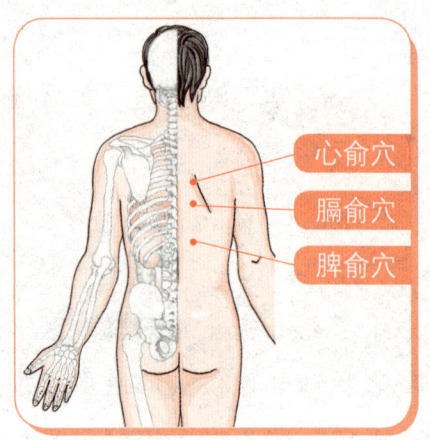

方法2：防治心脑血管病，刮拭膻中、乳根穴

【刮痧选穴】膻中穴、乳根穴。

膻中穴：在前正中线上，两乳头连线的中点。

乳根穴：在胸部，当乳头直下，乳房根部，当第5肋间隙，距前正中线4寸。

【刮痧操作】采用常规手法，刮拭膻中穴、乳根穴。以出痧为度。

【刮痧功效】本组刮拭中，膻中穴能加强气的运行效率，这样对于防治心血管等方面的疾病有很好的帮助；乳根穴对冠心病有一定的治疗作用，能增强心肌收缩力，减慢心率，对心电图也有一定改善。

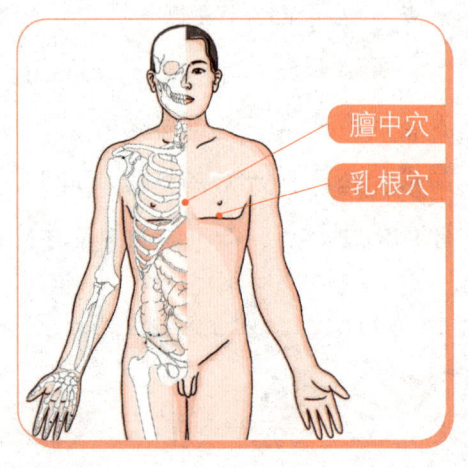

 ## 方法3：胸闷胸痛，刮拭内关等穴缓解不良症状

【刮痧选穴】内关穴、通里穴、神门穴。

内关穴：在前臂掌侧，当曲泽穴与大陵穴的连线上，腕横纹上2寸处，掌长肌腱与桡侧腕屈肌腱之间。

通里穴：在前臂掌侧，当尺侧腕屈肌腱的桡侧缘，腕横纹上1寸。

神门穴：在腕部，腕掌侧横纹尺侧端，尺侧腕屈肌腱的桡侧凹陷处。

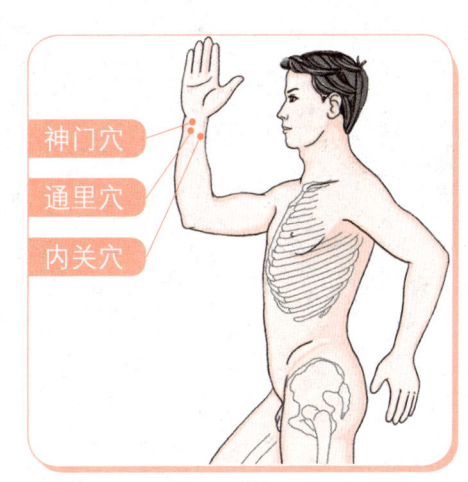

【刮痧操作】采用常规手法，依次刮拭前臂掌侧及腕部内关穴、通里穴、神门穴，以出痧为度。

【刮痧功效】本组刮拭中，内关穴是心包经中的首席穴位，有宁心安神、理气止痛、和胃降逆之功效。常对此穴进行刮痧，可以增强心脏的功能，缓解胸闷胸痛；神门穴是全身安神养心最好的穴位之一。刮拭此穴能够松弛白天过度紧张焦虑的中枢神经，以扩张冠状动脉，增加冠状动脉血液流量，达到防治冠心病的目的。

 ## 方法4：心脏不适，刮拭灵道穴调整心脏功能

【刮痧选穴】灵道穴。

灵道穴：在前臂掌侧，当尺侧腕屈肌腱的桡侧缘，腕横纹上1.5寸。

【刮痧操作】用平面刮法刮拭灵道穴。以出痧为度。

【刮痧功效】灵道穴是心包经上的穴位,俗话说,治病"离穴不离经",每天在心包经的位置敲敲、打打、刮刮,可治心绞痛、冠心病,让心脏气血通畅。血脉之桥畅通了,生命源泉也就不会停息,这样,人的生命之泉才能长流不息。

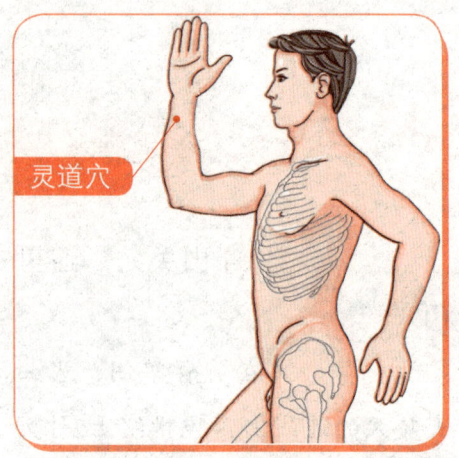

灵道穴

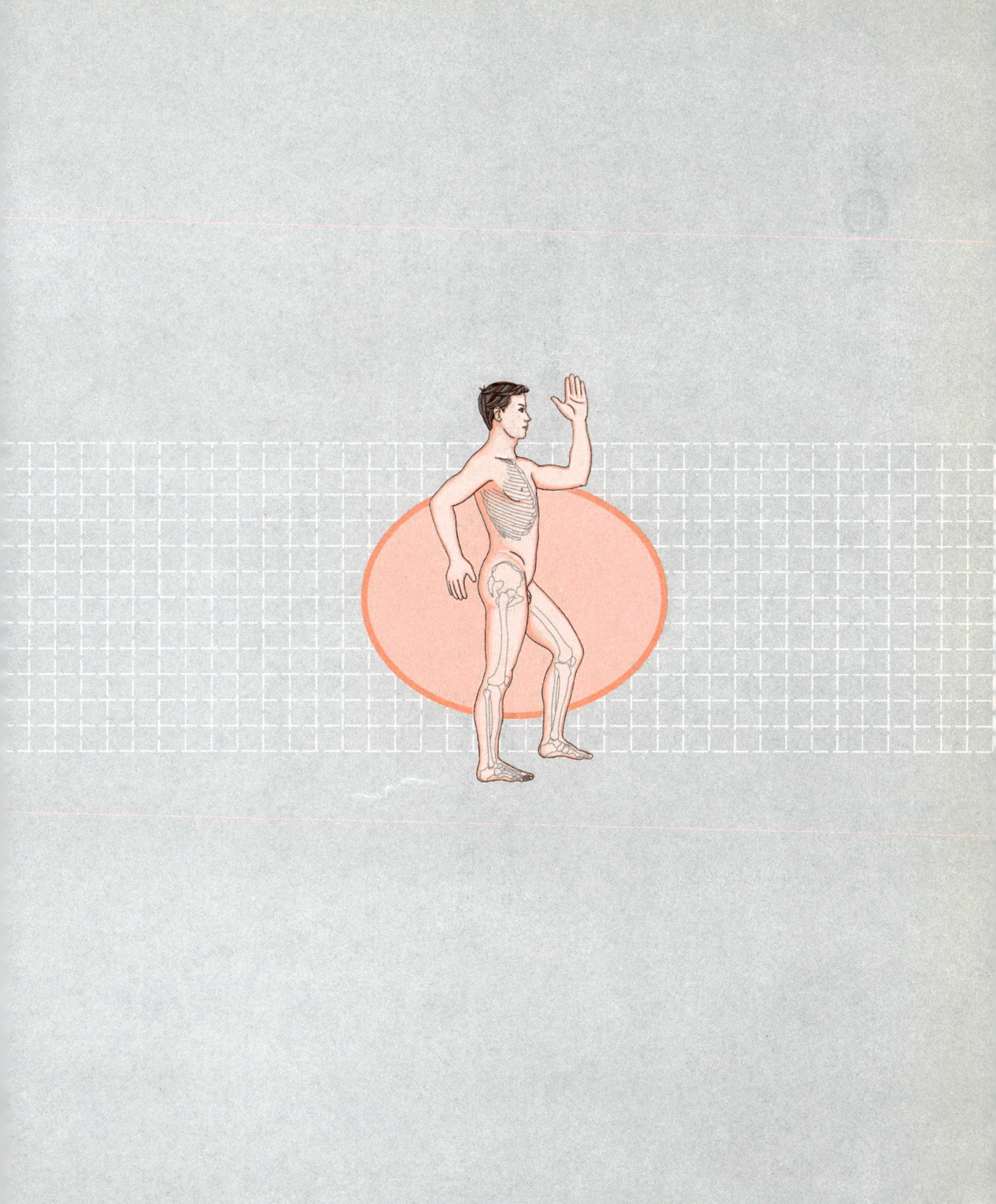

第七章 外科病怎么刮

外科疾患的治疗方法多种多样。然而,在多种诊治手段的选择中,刮痧因具有安全可靠、经济实用、疗效显著等一系列优点,自然而然地脱颖而出。

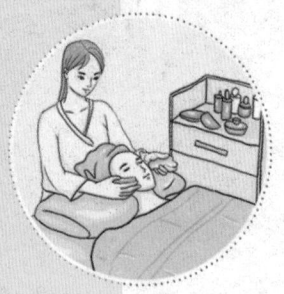

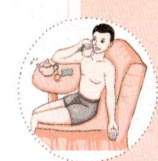
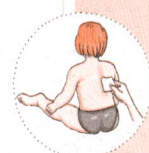
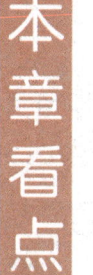
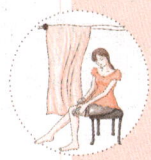

本章看点

- 颈椎病
- 肩周炎
- 足跟痛
- 痔　疮
- 落　枕
- 腰　痛
- 膝关节痛

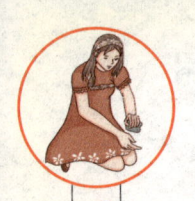

颈椎病

颈椎病是一种复发性的慢性中老年疾病，表现为在生理退行性变化过程中，因某些创伤及劳损因素，使颈椎逐渐发生一系列病理变化，从而引起颈神经根椎体周围软组织、颈脊髓受刺激或压迫，出现以颈项、肩臂、肩胛上背、上胸壁及上肢疼痛或麻痛等症状。刮痧疗法能够通经活络，是一种行之有效又简便易行的自然疗法。

【病例验证】

疾病信息：吴某，男，40岁。因颈项不适、双上肢麻木、双下肢无力、走路不稳来诊。经检查：颈部活动僵硬，第5颈椎至第6颈椎棘突压痛，双上肢肌张力增高，感觉减退，双下肢肌张力增高，腱反射亢进，病理反射阳性，下肢痛温觉降低。MRI显示：颈5至颈6椎间盘突出，脊髓受压变形。患者因惧怕手术而来我院。住院后给予颈托固定、床头牵引等综合治疗，并对风池穴、肩井穴、天柱穴、大椎穴、昆仑穴、血海穴、膈俞穴、三阴交穴行刮痧治疗。

具体刮法：取风池穴、肩井穴、天柱穴、大椎穴、昆仑穴、血海穴、膈俞穴、三阴交穴，在涂刮痧油后，行刮痧治疗。治疗3个月，康复出院。1年后复查，未见复发。

 方法1：颈项僵痛，刮拭风池等穴，散寒止痛

【刮痧选穴】风池穴、肩井穴、天柱穴、大椎穴、昆仑穴。

风池穴：在项部，当枕骨之下，与风府穴相平，胸锁乳突肌与斜方肌

上端之间的凹陷处。

　　肩井穴：在肩上，前直乳中，当大椎穴与肩峰端连线的中点上。

　　天柱穴：在项部大筋（斜方肌）外缘之后发际凹陷中，约当后发际正中旁开1.3寸。

　　大椎穴：在后正中线上，第7颈椎棘突下凹陷处。

　　昆仑穴：在足部外踝后方，当外踝尖与跟腱之间的凹陷处。

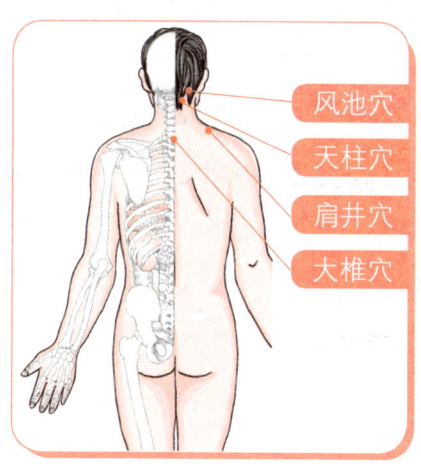
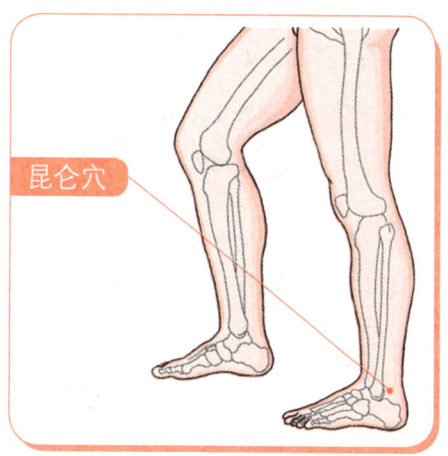

　　【刮痧操作】

　　（1）在刮拭部位涂抹刮痧油。由于肩部肌肉丰富，用力宜重，从风池穴一直到肩井穴，应一次到位，中间不要停顿。

　　（2）刮颈后天柱穴至大椎穴，分别由两侧向大椎穴刮拭，用力要轻柔，不可用力过重，可用刮板棱角刮拭，以出痧为度。

　　（3）最后刮足部外侧昆仑穴，重刮30次，以出痧为度。

　　【刮痧功效】 本组刮拭不但可以缓解颈椎病引起的颈项僵痛，对发烧、感冒等也有一定的治疗作用。另外，左右交替刮拭对侧的风池、肩井等穴，也会立即缓解颈椎疼痛，还有提神和缓解疲劳的作用。

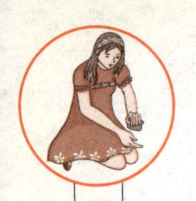

 方法2：颈痛胸闷，刮拭天柱等穴，解郁消痛

【刮痧选穴】风池穴、肩井穴、天柱穴、大椎穴、血海穴、膈俞穴、昆仑穴、三阴交穴。

风池穴：在项部，当枕骨之下，与风府穴相平，胸锁乳突肌与斜方肌上端之间的凹陷处。

肩井穴：在肩上，前直乳中，当大椎穴与肩峰端连线的中点上。

天柱穴：在项部大筋（斜方肌）外缘之后发际凹陷中，约当后发际正中旁开1.3寸。

大椎穴：在后正中线上，第7颈椎棘突下凹陷处。

昆仑穴：在足部外踝后方，当外踝尖与跟腱之间的凹陷处。

血海穴：屈膝，在大腿内侧，髌底内侧端上2寸，当股四头肌内侧头的隆起处。

膈俞穴：在背部，当第7胸椎棘突下，旁开1.5寸。

三阴交穴：在小腿内侧，当足内踝尖上3寸，胫骨内侧缘后方。

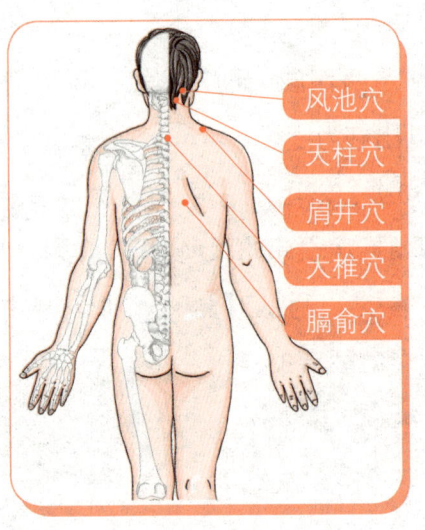

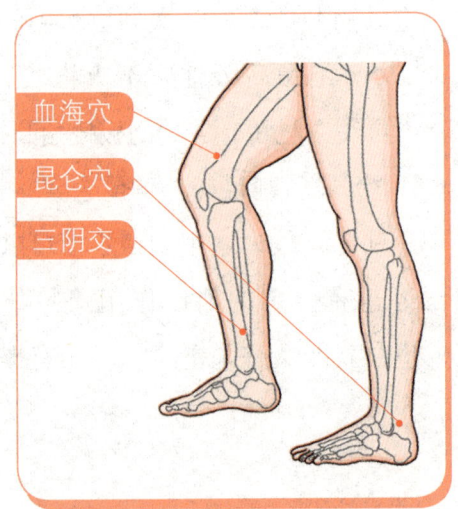

【刮痧操作】

（1）在刮拭部位涂抹刮痧油。由于肩部肌肉丰富，用力宜重，从风池穴一直到肩井穴，应一次到位，中间不要停顿。

（2）刮颈后天柱穴至大椎穴，分别由两侧向大椎穴刮拭，用力要轻柔，不可用力过重，可用刮板棱角刮拭，以出痧为度。刮背部膈俞穴，宜用刮板角部由上至下重刮30次，出痧。

（3）刮足部外侧昆仑穴和下肢内侧三阴交穴，重刮，各30次，以出痧为度。

【刮痧功效】本组刮拭能缓解颈项僵硬伴肩背上肢疼痛、胸闷心悸等症状。

方法3：颈椎不适，后溪穴是颈椎病的克星

【刮痧选穴】后溪穴。

后溪穴：在手掌尺侧，微握拳，当小指本节（第5指掌关节）后的远侧掌横纹头赤白肉际处。

【刮痧操作】用平面刮法刮拭后溪穴30次，出痧。

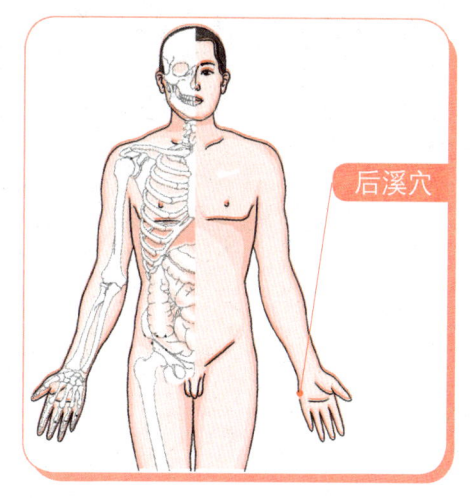

【刮痧功效】后溪穴与后背的督脉相对应，古人有"后溪穴专治督脉病"的说法，即督脉上的问题可以找后溪穴来配合治疗，这就是中医上病下治的原理。后溪穴通督脉，能泻心火，壮阳气，调颈椎，长期坚持刮拭，能改善颈椎不适症状。

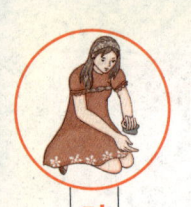

对症刮痧不生病

 方法4：颈肩背痛，刮拭天髎穴通经止痛

【刮痧选穴】天髎穴。

天髎穴：在肩胛部，肩井穴与曲垣穴的中间，当肩胛骨上角处。

【刮痧操作】用平面刮法刮拭天髎穴30次，出痧。

【刮痧功效】颈项僵痛、活动受限的病症，系颈部伤筋，多见于中老年人，往往是颈椎病的反映。天髎穴具有通经止痛、祛风除湿、活血化瘀的功效，主要用于治疗肩臂痛、颈项强痛、胸中烦满等疾病。

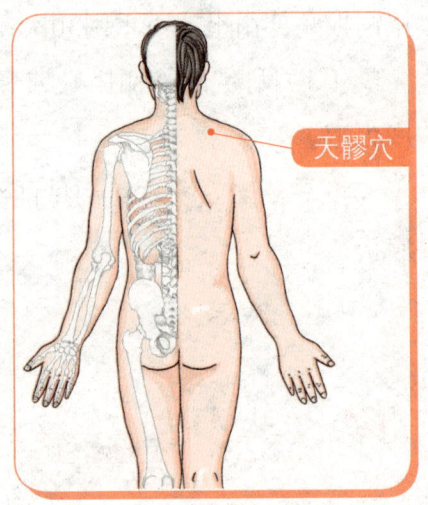

天髎穴

落 枕

落枕为单纯性肌肉痉挛，一年四季均可发生，是由于睡眠时颈部位置不当，或因负重颈部扭转或风寒侵袭项背，局部脉络受损，经气不调所致。以单纯性颈项僵痛、活动受限为主要临床表现。落枕后，简单的刮痧疗法可以派上用场。

【病例验证】

疾病信息：杨某，女，49岁。患者于1日前起床后发现右侧颈项部肌肉紧张压痛，同侧风池穴、肩井穴、悬钟穴均有不同程度的压痛，诊断为落枕。

具体刮法：取风池穴、肩井穴、悬钟穴刮拭，并嘱患者晃动颈项，并逐渐加大颈部活动范围，1次治疗后患者感觉疼痛明显减轻，颈部活动范围加大。第2次治疗后，右侧颈部疼痛消失，活动自如。

方法1：头项僵痛，大椎等穴几分钟搞定落枕

【刮痧选穴】大椎穴、天柱穴、肩外俞穴、悬钟穴、后溪穴、列缺穴、阿是穴。

大椎穴：在后正中线上，第7颈椎棘突下凹陷处。

天柱穴：在项部大筋（斜方肌）外缘之后发际凹陷中，约当后发际正中旁开1.3寸。

肩外俞穴：在背部，当第1胸椎棘突下，旁开3寸。

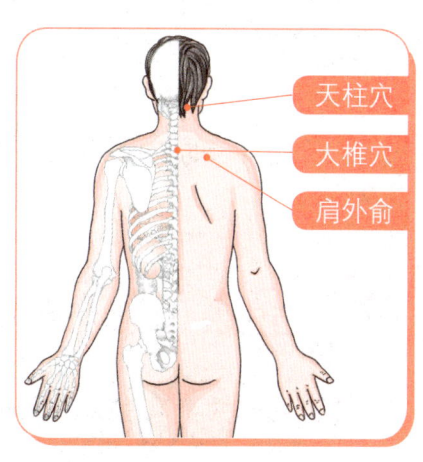

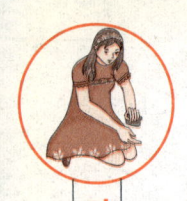

悬钟穴：在小腿外侧，当外踝尖上3寸，腓骨前缘。

后溪穴：微握拳，第5指掌关节后尺侧的远侧掌横纹头赤白肉际处。

列缺穴：在前臂桡侧缘，桡骨茎突上方，腕横纹上1.5寸处，当肱桡肌与拇长展肌腱之间。

阿是穴：以痛为腧，即人们常说的"有痛便是穴"。

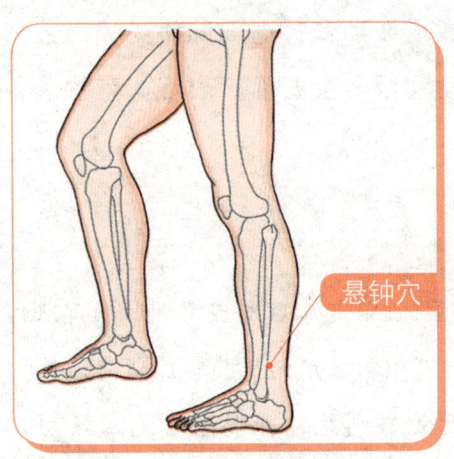

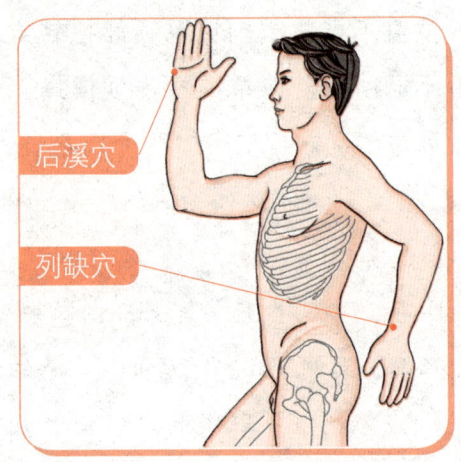

【刮痧操作】

（1）刮颈后大椎穴，由上至下，用力要轻柔，不可用力过重，可用刮板棱角刮拭。

（2）刮天柱穴至肩外俞穴，两侧都要刮拭，用力要轻柔，不可用力过重，可用刮板棱角刮拭。

（3）刮上肢的后溪穴、列缺穴，用力宜重，出痧。

（4）刮下肢外侧的悬钟穴，重刮30次，以出痧为度。

【刮痧功效】本组刮拭可通调诸阳经脉，可用于头项痛症，尤其是颈椎病、落枕引起的头项僵痛，疗效颇佳。

 方法2：风邪入侵落枕，风池等穴缓解不适

【刮痧选穴】风池穴、风府穴。

风池穴：在项部，当枕骨之下，与风府穴相平，胸锁乳突肌与斜方肌上端之间的凹陷处。

风府穴：在项部，当后发际正中直上1寸，枕外隆凸直下，两侧斜方肌之间凹陷处。

【刮痧操作】

（1）用单角刮法刮拭风池穴，以出痧为度。

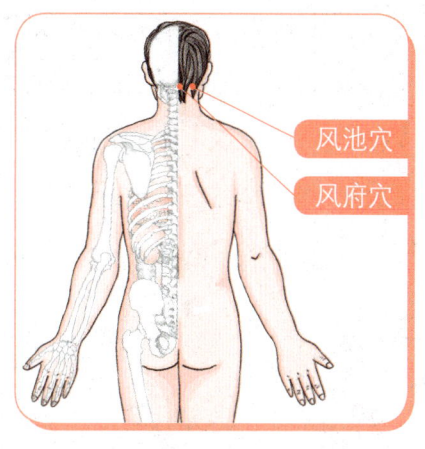

（2）用面刮法从上向下分段刮拭督脉风府穴，以出痧为度。

【刮痧功效】本组刮拭中，风池穴是祛风之要穴，故是治疗颈项僵痛的常用穴；风府穴为风邪之府，是治疗风邪病症的要穴。二穴配伍可缓解落枕不适。

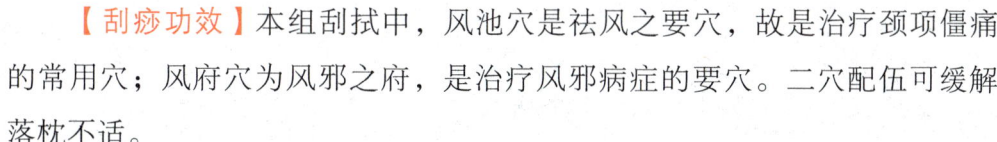

方法3：脖子不再痛，肩井等穴能办到

【刮痧选穴】肩井穴、天宗穴、液门穴、外关穴、合谷穴。

肩井穴：在肩上，前直乳中，当大椎穴与肩峰端连线的中点上。

天宗穴：在肩胛部，当冈下窝中央凹陷处，与第4胸椎相平。

液门穴：手背部，当第4、5指间，指蹼缘后方赤白肉际处。

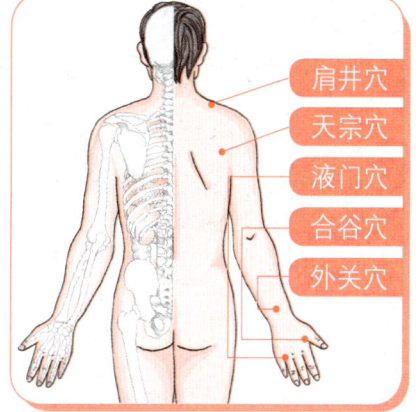

外关穴：在前臂背侧，当阳池穴与肘尖的连线上，腕背横纹上2寸，尺骨与桡骨之间。

合谷穴：在手背，第1、2掌骨间，当第2掌骨桡侧的中点处。

【刮痧操作】肩井穴应以重手法刮拭，以疏通病变部位的血脉，其他部位反复刮拭，直至刮拭出痧为止，力度以患者感觉舒适为准。

【刮痧功效】本组刮拭具有通经活络、消肿祛风的功效。每天早晚各刮拭1次，能使落枕脖子痛和肩酸背痛症状得到缓解。长期坚持刮痧，不但能够远离肩部疼痛的困扰，还能活血散瘀，使全身舒适。

方法4：气血虚落枕，刮拭悬钟穴如释重负

【刮痧选穴】悬钟穴。

悬钟穴：在小腿外侧，当外踝尖上3寸，腓骨前缘。

【刮痧操作】反复刮拭悬钟穴，直至刮拭出痧痕为止，力度以患者感觉舒适为准。

【刮痧功效】悬钟穴是治疗落枕最好的穴位，因为它主髓，而髓与骨相连，因此对气血虚弱和失调导致的落枕有很好

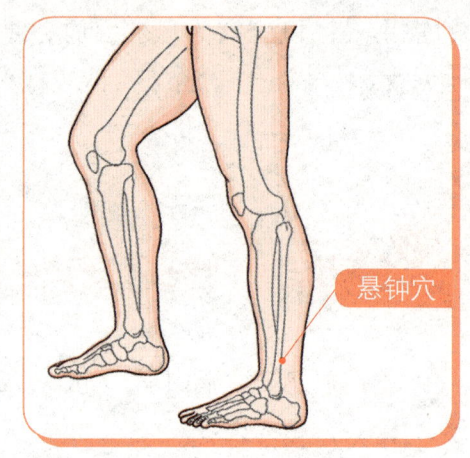

悬钟穴

的调节作用。落枕后只要给悬钟穴强有力的刺激，只需十几分钟，就能感到颈部变轻松了，如释重负。

肩周炎

肩周炎是指肩关节囊和周围软组织的一种退行性、慢性的病理变化。以肩周围疼痛、活动功能障碍为主要表现。如得不到有效的治疗，有可能严重影响肩关节的功能活动。我们可通过刮痧进行治疗和预防。

【病例验证】

疾病信息：韩某，男，31岁。患者左肩部疼痛、活动受限5月余。主因长期伏案工作，出现左肩部疼痛，昼轻夜重，劳则加重，严重影响工作和生活。经检查：左肩关节外展20°，上举70°，后伸5°。颈椎功能活动度前屈35°，后伸30°，左侧屈30°，右侧屈45°，左旋60°，右旋70°。

具体刮法：取肩髃穴、肩髎穴、臑俞穴、阿是穴、阳陵泉穴，在涂抹刮痧油后，行刮痧治疗，每周2次。第1次治疗后，患者疼痛即减轻，左肩关节活动改善。治疗1个月后，患者左肩疼痛基本解除，关节活动范围恢复正常。

方法1：风寒阻络肩周炎，刮拭风池等穴

【刮痧选穴】风池穴、哑门穴、大椎穴。

风池穴：在项部，当枕骨之下，与风府穴相平，胸锁乳突肌与斜方肌上端之间的凹陷处。

哑门穴：在后颈部，在后正中线上，第1颈椎棘突下。

大椎穴：在后正中线上，第7颈椎棘突下凹陷处。

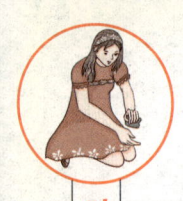

【刮痧操作】

（1）取患者一侧风池穴为定位点，从一侧风池穴刮向对侧风池穴，3～5分钟。

（2）以哑门穴为起点，大椎穴为终点，刮3～5分钟。

【刮痧功效】本组刮拭有祛风散寒之功效，可有效治疗由于风寒之邪引起的肩周炎。

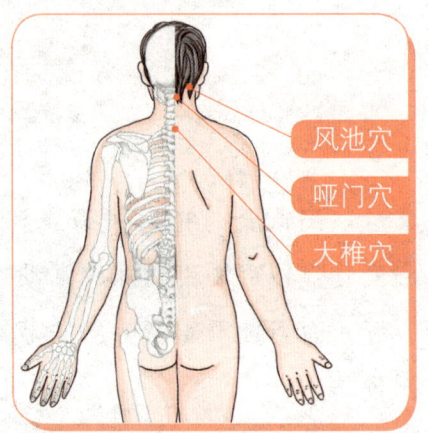

 方法2：肩膀酸痛，刮拭肩井等穴巧缓解

【刮痧选穴】肩井穴、天宗穴。

肩井穴：在肩上，前直乳中，当大椎穴与肩峰端连线的中点上。

天宗穴：在肩胛部，当冈下窝中央凹陷处，与第4胸椎相平。

【刮痧操作】以患者肩井穴为起点，天宗穴为终点，刮3～5分钟。

【刮痧功效】本组刮拭能够直接治疗或辅助治疗肩膀酸痛、头重脚轻、眼睛疲劳、耳鸣、高血压、落枕等症。

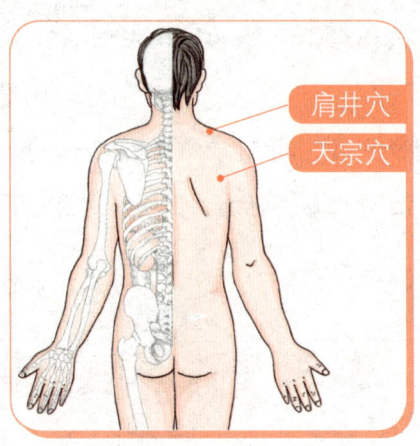

 方法3：颈椎活动受限，肩贞等穴使活动更自如

【刮痧选穴】肩贞穴、曲池穴、外关穴、合谷穴。

肩贞穴：在肩关节后下方，臂内收时，当腋后纹头上1寸。

曲池穴：在肘横纹外侧端，屈肘，当尺泽穴与肱骨外上髁连线中点。

外关穴：在前臂背侧，当阳池穴与肘尖的连线上，腕背横纹上2寸，尺骨与桡骨之间。

合谷穴：在手背，第1、2掌骨间，当第2掌骨桡侧的中点处。

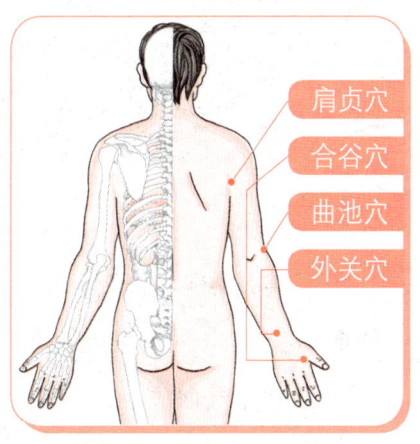

【刮痧操作】以患者肩贞穴为起点，经曲池穴、外关穴，以合谷穴为终点，刮3～5分钟。

【刮痧功效】本组刮拭穴位均为上肢要穴，具有疏风散热、通经活络、缓解肩臂疼痛的功效，主要用于治疗颈椎病、头项僵痛、颈椎活动受限、肩背部酸痛、肩周炎、肩膀疼痛不能伸举、肩部肌肉萎缩等症。

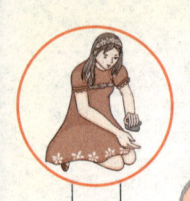

对症刮痧不生病

腰 痛

腰痛是指以腰部疼痛为主要症状的一类病症,可表现在腰部的一侧或两侧。中医辨证治疗腰痛,实者祛邪活络为要,虚者补肾壮腰为主,兼调养气血。

【病例验证】

疾病信息:周某,女,74岁。年轻时长期从事弯腰工作,近40年来腰部酸痛时作,遇劳更甚,卧则减轻,小便时有频数,未予诊治。近1个月来腰部酸痛加剧,并伴恶心、头昏、夜间尿频数、手足心热、口燥咽干、膝软乏力、心烦失眠,遂来诊。面色潮红,双肾区轻度叩击痛,爪甲略显苍白,舌质偏红,有细裂纹,前部少苔根黄腻,脉细弦数。

具体刮法:取肾俞穴、志室穴、太溪穴、委中穴,在涂抹刮痧油后,行刮痧治疗,每周2次。4周后,恶心、头昏、夜间尿频数、手足心热症状减轻。继续治疗4周后,腰痛症状明显减轻,膝软乏力、心烦失眠症状明显减轻,每日能保障正常睡眠。

 方法1:风寒湿困腰痛,腰阳关等穴祛风散寒

【刮痧选穴】阿是穴、委中穴、肾俞穴、腰阳关穴、风府穴。

阿是穴:以痛为腧,即人们常说的"有痛便是穴"。

委中穴:在腘横纹中点,当股二头肌腱与半腱肌肌腱的中间。

肾俞穴:在腰部,当第2腰椎棘突下,旁开1.5寸。

腰阳关穴:在腰部,当后正中线上,第4腰椎棘突下凹陷处。

风府穴：在项部，当后发际正中直上1寸，枕外隆凸直下，两侧斜方肌之间凹陷处。

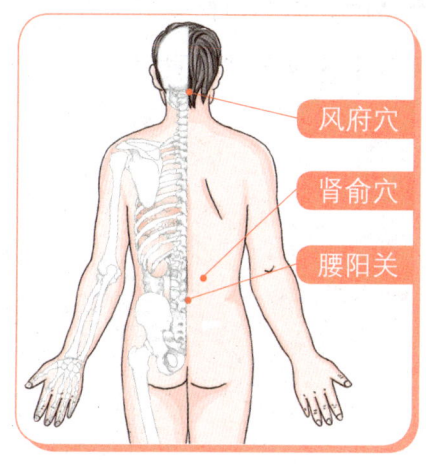
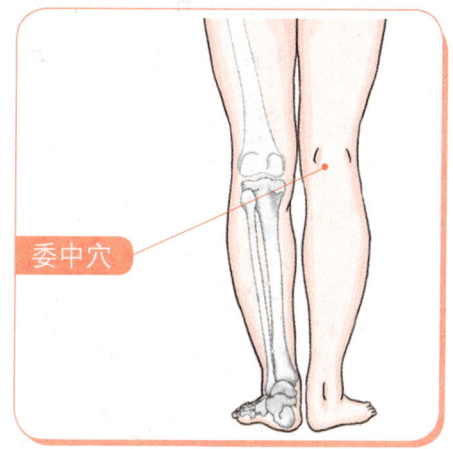

【刮痧操作】

（1）在刮拭部位涂抹刮痧油。先刮颈后风府穴，予以按揉，然后用刮板角部，不宜重刮，自上而下来回刮动，至皮肤发红、皮下紫色痧斑痧痕形成为止。

（2）分别刮拭腰部肾俞穴、腰阳关穴、阿是穴，重刮，自上而下来回刮动，出痧。

（3）刮委中穴，不宜重刮，自上而下来回刮动，至皮肤发红、皮下紫色痧斑痧痕形成为止。

【刮痧功效】本组刮拭有祛风散寒之功效，是专门治疗腰部疾病的穴位，尤其对于现代人经常犯的急性坐骨神经痛、腰痛、腰扭伤等治疗效果非常好，可以很好地改善疼痛的症状。

 方法2：肾气亏虚腰痛，肾俞等穴让你挺直腰板

【刮痧选穴】肾俞穴、志室穴、太溪穴、委中穴。

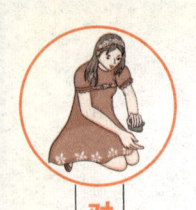

肾俞穴：在腰部，当第2腰椎棘突下，旁开1.5寸。

志室穴：在腰部，当第2腰椎棘突下，旁开3寸。

太溪穴：在足内侧，内踝后方与脚跟骨筋腱之间的凹陷处。

委中穴：在腘横纹中点，当股二头肌腱与半腱肌肌腱的中间。

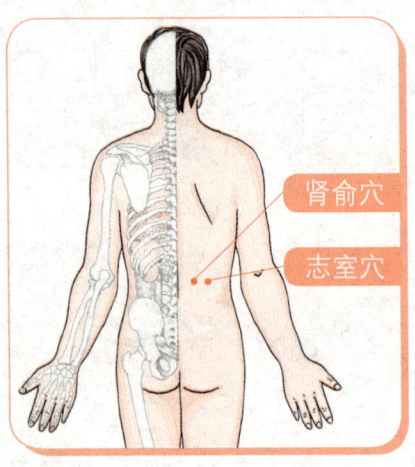

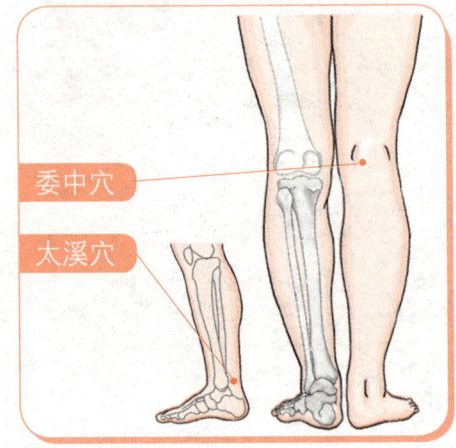

【刮痧操作】

（1）在刮拭部位涂抹刮痧油。先刮拭腰部肾俞穴至志室穴，重刮，自内而外刮拭，出痧。

（2）刮委中穴，不宜重刮，自上而下来回刮动，至皮肤发红、皮下紫色痧斑痧痕形成为止。

（3）刮太溪穴，不宜重刮，自上而下来回刮动，至皮肤发红、皮下紫色痧斑痧痕形成为止。

【刮痧功效】本组刮拭可以改善腰部的血液循环，疏经活络，有利于腰痛的缓解，尤其是肾虚腰痛。

 方法3：气滞血瘀腰痛，水沟等穴帮你快速止痛

【刮痧选穴】阿是穴、水沟穴、阳陵泉穴、委中穴、膈俞穴、次髎穴、夹脊穴。

阿是穴：以痛为腧，即人们常说的"有痛便是穴"。

水沟穴：在上唇上中部，人中沟正中线上1/3与2/3交界处。

阳陵泉穴：在膝盖斜下方，小腿外侧之腓骨小头稍前凹陷中。

委中穴：在腘横纹中点，当股二头肌腱与半腱肌肌腱的中间。

膈俞穴：在背部，当第7胸椎棘突下，旁开1.5寸。

次髎穴：在骶部，当髂后上棘内下方，适对第2骶后孔处。

夹脊穴：在背腰部，当第1胸椎至第5腰椎棘突下两侧，后正中线旁开0.5寸，一侧17个穴，左右共34个穴。

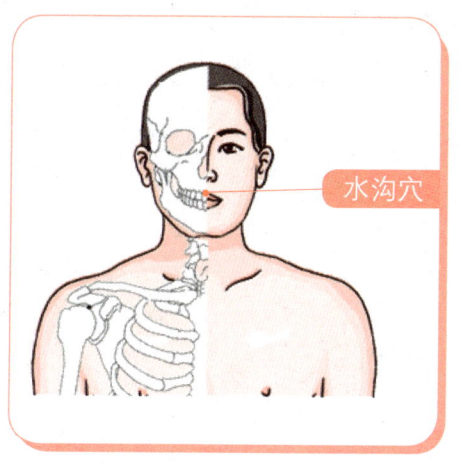
水沟穴

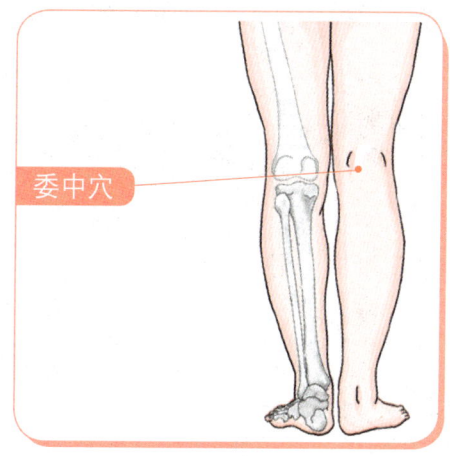
委中穴

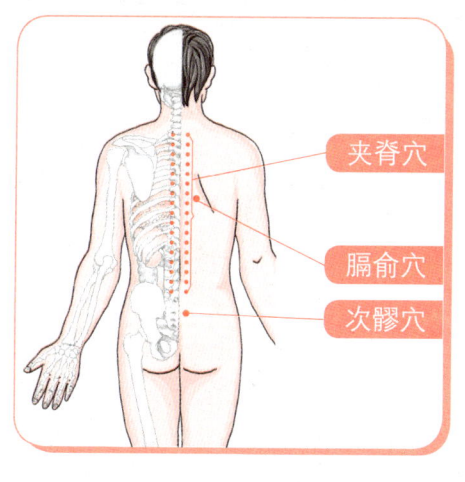
夹脊穴
膈俞穴
次髎穴

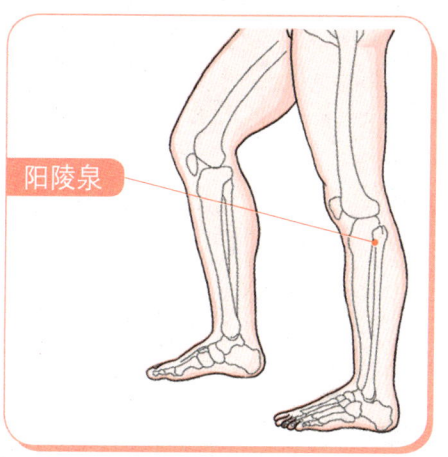
阳陵泉

【刮痧操作】

（1）在刮拭部位涂抹刮痧油。自上而下来回刮动水沟穴，至皮肤发红、皮下紫色痧斑痧痕形成为止。

（2）自上而下反复刮拭背部夹脊穴，中间不宜停顿，出痧。

（3）自上而下重刮腰部阿是穴、膈俞穴和次髎穴，出痧。

（4）自上而下来回刮动下肢委中穴，外侧阳陵泉穴，不宜重刮，至皮肤发红、皮下紫色痧斑痧痕形成为止。

（5）委中穴放痧，针刺前先推按被刺部位，使血液积聚于针刺部位，或直接按揉腘中有络脉瘀血之处，经常规消毒后，左手拇指、示指、中指夹紧被刺部位或穴位，右手持针，对准穴位迅速刺入1～2分深，随即将针退出，轻轻挤压针孔周围，使少量出血，然后用消毒棉球按压针孔。

【刮痧功效】本组刮拭有活血化瘀、理气止痛的功效，可以改善气滞血瘀引起的腰痛。

足跟痛

足跟痛是中老年人的一种常见病。中医学认为，足跟痛多属肝肾阴虚、痰湿、血热等因所致。肝主筋，肾主骨，肝肾亏虚、筋骨失养、复感风寒湿邪或慢性劳损便导致经络淤滞、气血运行受阻，使筋骨肌肉失养而发病。刮痧止痛效果好。

【病例验证】

疾病信息：谷某，男，48岁，因左足痛30年，左髋部痛1个月，于是来医院就诊。行走则疼痛加重，双髋畏风，休息后左足起步困难。诊断为左髋关节炎，左侧跟痛症，风湿症。

具体刮法：取昆仑穴、解溪穴、申脉穴、照海穴、太溪穴、阿是穴，在涂抹刮痧油后，行刮痧治疗，每周2次。治疗半个月后左足跟痛明显缓解。

方法1：足跟痛，大陵等穴疏通气血去足痛

【刮痧选穴】大陵穴、委中穴、承山穴、太溪穴、照海穴、涌泉穴。

大陵穴：在腕掌横纹的中点处，当掌长肌腱与桡侧腕屈肌腱之间。

委中穴：在腘横纹中点，当股二头肌腱与半腱肌肌腱的中间。

承山穴：在小腿后面正中，委中穴与昆仑穴之间，当伸直小腿或足跟上提时，腓肠肌肌腹下出现尖角凹陷处。

太溪穴：在足内侧，内踝后方与脚跟骨筋腱之间的凹陷处。

照海穴：在足内侧，内踝尖下方凹陷处。

涌泉穴：在足底部，卷足时足前部凹陷处，约当第2、3趾趾缝纹头端与足跟连线的前1/3与后2/3交点上。

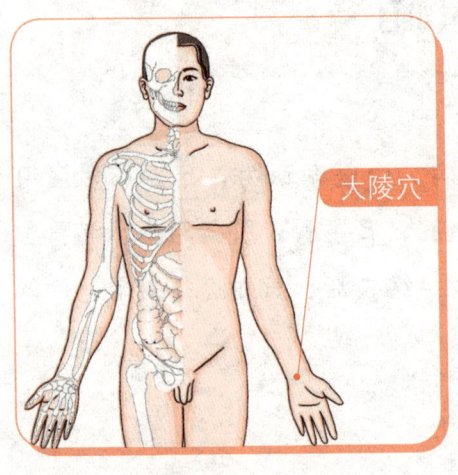

大陵穴

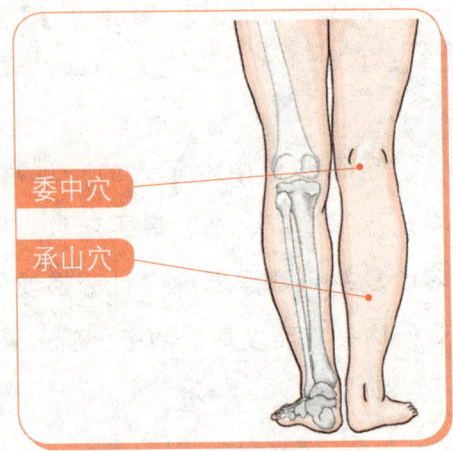

委中穴

承山穴

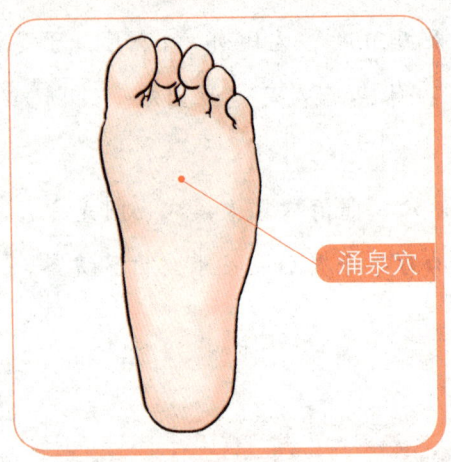

涌泉穴

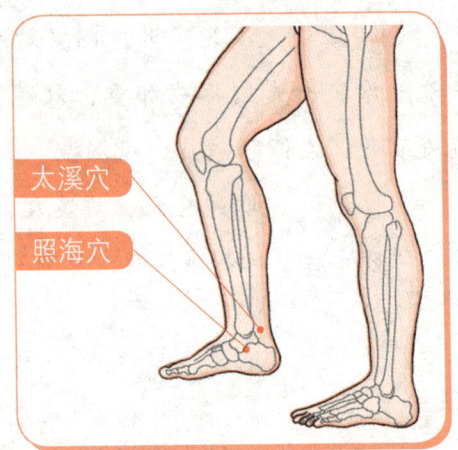

太溪穴

照海穴

【刮痧操作】

（1）用面刮法由上而下分别刮拭患侧的上肢大陵穴、下肢委中穴至承山穴。

（2）用平面按揉法按揉足部太溪穴、照海穴，再用单角刮法刮拭足底的涌泉穴。

【刮痧功效】取大陵穴与患侧足跟部的太溪穴、照海穴，足底涌泉穴相配合，既可疏通局部经脉气血，治疗足跟部疼痛，又可以调节阳气，益肾补虚。

 ## 方法2：足跟骨刺，昆仑等穴增强足底肌力

【刮痧选穴】昆仑穴、解溪穴、申脉穴、照海穴、太溪穴、阿是穴。

昆仑穴：在足部外踝后方，当外踝尖与跟腱之间的凹陷处。

解溪穴：位于小腿与足背交界处的横纹中央凹陷处。

申脉穴：在足外侧部位，外踝直下方凹陷中。

照海穴：在足内侧，内踝尖下方凹陷处。

太溪穴：在足内侧，内踝后方与脚跟骨筋腱之间的凹陷处。

阿是穴：以痛为腧，即人们常说的"有痛便是穴"。

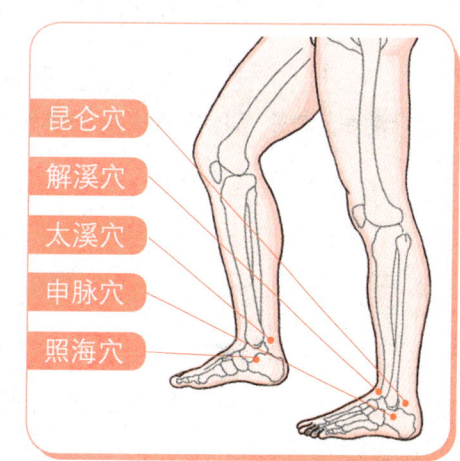

【刮痧操作】

（1）先刮足部内侧的照海穴，宜用刮板角部，自上而下来回刮动，至皮肤发红、皮下紫色痧斑痧痕形成为止。

（2）然后继续刮拭足部昆仑穴、解溪穴、太溪穴、申脉穴，自上而下来回刮动，至皮肤发红、皮下紫色痧斑痧痕形成为止。

（3）最后刮拭足部阿是穴，以出痧为度。

【刮痧功效】足跟骨刺即足跟骨质增生，其症状是足跟压痛，走路时脚跟不敢用力，有石硌、针刺的感觉，活动开后，症状减轻。本组刮拭能增强足底肌的肌力，等足跟痛症状缓解后，可逐步进行足底部肌肉的收缩锻炼。在足跟痛急性期间应注意适当休息，减少负重，避免剧烈运动。

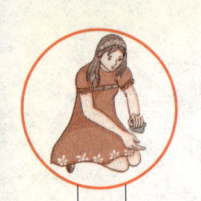

膝关节痛

人老先老腿，膝关节酸软、疼痛就是身体发出的衰老信号。这是因为，膝关节不仅承担着全身的重量，人体所有活动几乎都要膝关节参与，上下楼梯、爬坡时膝关节的负重、磨损更是成倍增加。对于慢性膝关节痛，刮痧有明显的缓解作用。

【病例验证】

疾病信息： 柴某，女，40岁。膝关节疼痛，肿大僵硬，发热，活动受限1年余，最近逐渐加重，于近日因类风湿性关节炎入院。经检查：膝关节疼痛、肿胀、僵硬、发热、活动受限，舌红、苔黄腻，脉滑数，自发病以来纳可、寐安、二便调。

具体刮法： 取鹤顶穴、膝眼穴、梁丘穴、足三里穴、膝阳关穴、阳陵泉穴，在涂抹刮痧油后，行刮痧治疗，每周2次。刮痧治疗7次后，疼痛明显减轻，2个疗程后疼痛基本消失，膝关节红肿亦减轻很多，嘱患者注意生活及饮食调养，病情逐渐缓解。

 **方法1：膝关节疼痛，鹤顶等穴祛风除湿止痛快**

【刮痧选穴】 鹤顶穴、膝眼穴、梁丘穴、足三里穴、膝阳关穴、阳陵泉穴、血海穴、阴陵泉穴。

鹤顶穴： 在膝上部，髌底的中点上方凹陷处。

膝眼穴： 屈膝，髌韧带两侧凹陷处，每侧2穴，左右共计4穴。

梁丘穴：屈膝，在大腿前面，当髂前上棘与髌底外侧端的连线上，髌底上2寸。

足三里穴：在小腿前外侧，当犊鼻下3寸，距胫骨前缘1横指（中指）。

膝阳关穴：在膝外侧，当股骨外上髁上方的凹陷处。

阳陵泉穴：在膝盖斜下方，小腿外侧之腓骨小头稍前凹陷中。

血海穴：屈膝，在腿内侧，髌底内侧上2寸，当股四头肌内侧头的隆起处。

阴陵泉穴：在小腿内侧，当胫骨内侧髁后下方凹陷处。

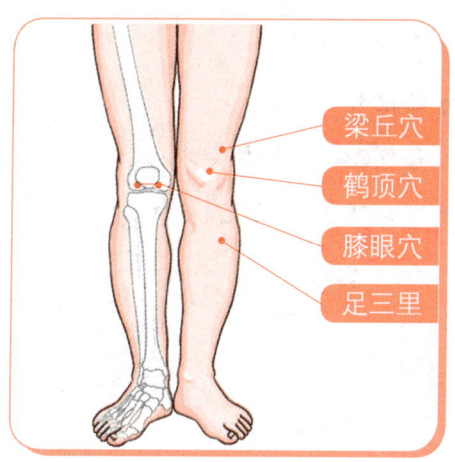
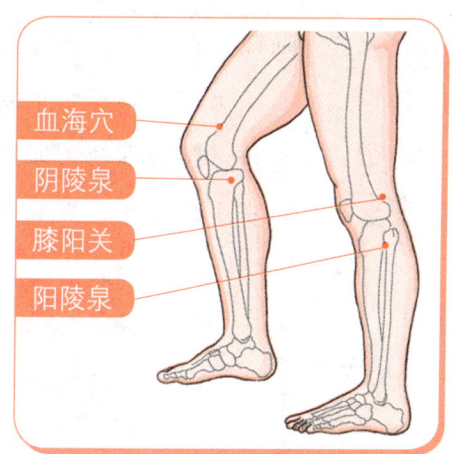

【刮痧操作】

（1）首先点按双侧膝眼穴，各按5～10下，能为膝关节补氧祛瘀，再从鹤顶穴上方向膝下方刮拭。

（2）刮拭膝关节两侧的穴位，方法为：从上向下刮拭梁丘穴，再刮拭足三里穴，从上向下刮拭膝阳关穴至阳陵泉穴，再从上向下刮拭血海穴、阴陵泉穴，每穴各刮拭20～30下。

【刮痧功效】本组刮拭中，膝眼穴和鹤顶穴是治疗膝关节疼痛的两个奇效穴，膝眼穴可治各类膝关节疼痛，鹤顶穴对膝关节炎、类风湿性膝关节炎有治疗作用。其余穴位的疏通可以起到祛风散寒、活血通络的作用，阴陵泉能清热化湿、通利三焦，阳陵泉主筋，有健骨强筋、祛风除湿的功效。

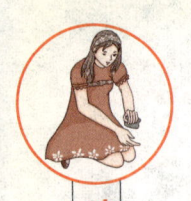

对症刮痧不生病

方法2：膝关节疾病，刮拭阴市等穴缓解症状

【刮痧选穴】阴市穴、梁丘穴、犊鼻穴、鹤顶穴、膝眼穴、阴陵泉穴。

阴市穴：在大腿前面，当髂前上棘与髌底外侧端的连线上，髌底上3寸。

梁丘穴：屈膝，在大腿前面，当髂前上棘与髌底外侧端的连线上，髌底上2寸。

犊鼻穴：屈膝，在膝部，髌骨与髌韧带外侧凹陷中。

鹤顶穴：在膝上部，髌底的中点上方凹陷处。

膝眼穴：屈膝，髌韧带两侧凹陷处，每侧2穴，左右共计4穴。

阴陵泉穴：在小腿内侧，当胫骨内侧髁后下方凹陷处。

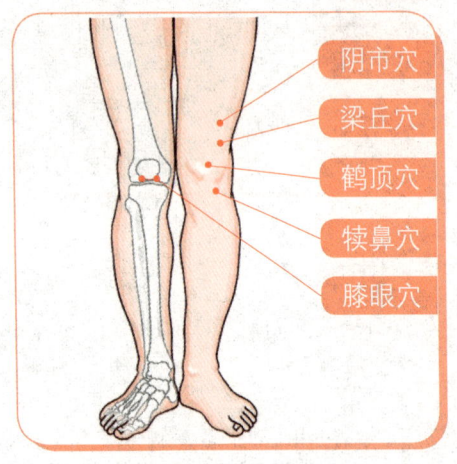
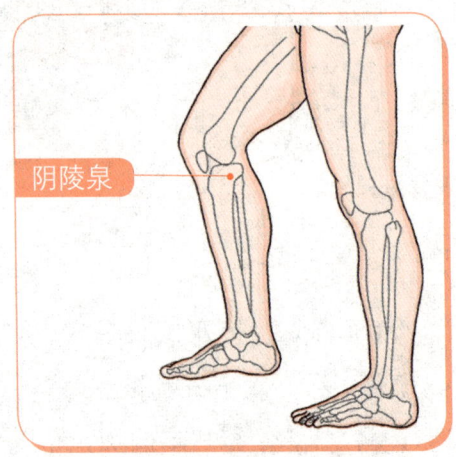

【刮痧操作】在刮拭部位涂抹刮痧油，用刮痧板反复刮拭阴市穴、梁丘穴、犊鼻穴、鹤顶穴、膝眼穴、阴陵泉穴。亦可围着膝关节四周刮。手法要从上到下，由轻到重，反复刮拭，并可适当延长刮痧的行程，以达到疏通经络之目的。

【刮痧功效】本组刮拭能促进痛点炎症吸收，松解粘连，特别适用于各种慢性膝关节疾病。

痔疮

痔疮是一种常见的肛肠疾病,是人类特有的常见病、多发病,男女均可得病。除了药物和手术治疗外,还可以采用一些刮痧的方法进行调治。

【病例验证】

疾病信息:关某,女,49岁。患痔疮多年,时好时坏,严重时便血,最近病情严重,采用贴脐、熏洗、纳肛栓剂等治疗,疗效不明显。患者痔疮疼痛,坐立不安,每次大便均出血,便硬时,疼痛加剧,出血更甚。

具体刮法:取百会穴、关元穴、中极穴、腰俞穴、长强穴、手三里穴,在涂抹刮痧油之后,行刮痧治疗。治疗4次,痔核缩小,流血停止,疼痛轻微,继续刮痧治疗10次,痔核消失,诸症自愈,随访至今未见复发。

方法1:痔疮疼痛,刮拭百会穴缓解症状

【刮痧选穴】百会穴。

百会穴:在头顶正中线,前发际直上5寸,或两耳尖连线中点处。

【刮痧操作】在刮拭部位涂抹刮痧油,用单角刮法刮拭头顶百会穴。

【刮痧功效】百会穴,位于督脉之上,头脑之巅。别名"三阳五会",意为百脉交会于此。百脉之会,百病所主,故百

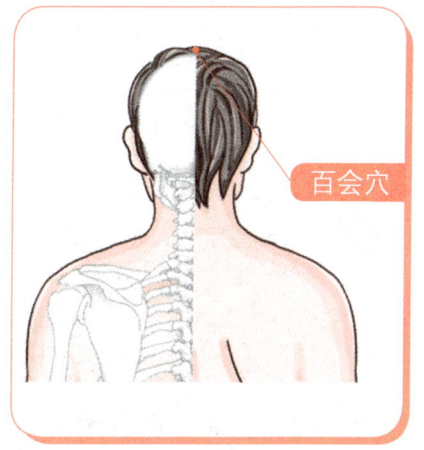

会穴的治症颇多，能够治疗头痛、头重脚轻、痔疮、高血压、低血压、宿醉、目眩失眠、焦躁等症。

方法2：调治内痔，刮拭膈俞等穴

【刮痧选穴】膈俞穴、肾俞穴、关元俞穴、次髎穴、长强穴。

膈俞穴：在背部，当第7胸椎棘突下，旁开1.5寸。

肾俞穴：在腰部，当第2腰椎棘突下，旁开1.5寸。

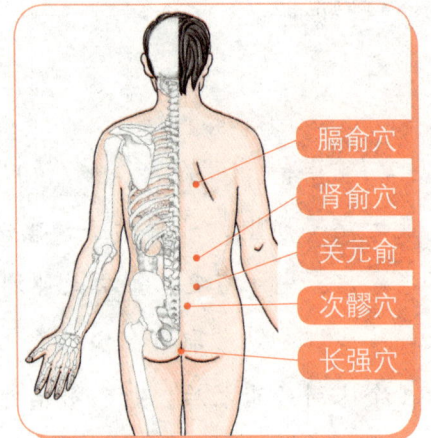

关元俞穴：在骶部，当第5腰椎棘突下，旁开1.5寸。

次髎穴：在髂后上棘下与后正中线之间，适对第2骶后孔中。

长强穴：在尾骨端下，当尾骨端和肛门连线的中点处。

【刮痧操作】在刮拭部位涂抹刮痧油，用面刮法从上向下刮拭膈俞等穴。

【刮痧功效】本组刮拭可清湿热，培补元气，能有效缓解内痔引起的大便出血等症状。

方法3：巧治痔疮，刮拭承山等穴轻松搞定

【刮痧选穴】承山穴、足三里穴、丰隆穴。

承山穴：在小腿后面正中，委中穴与昆仑穴之间，当伸直小腿或足跟

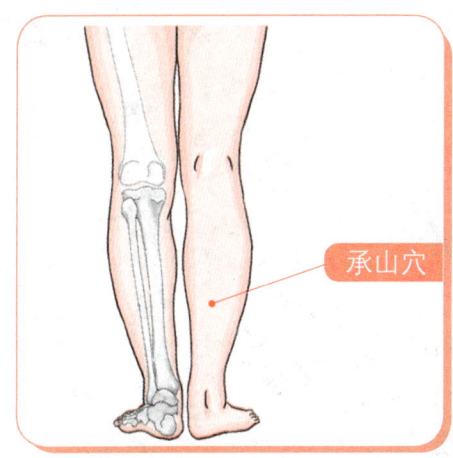
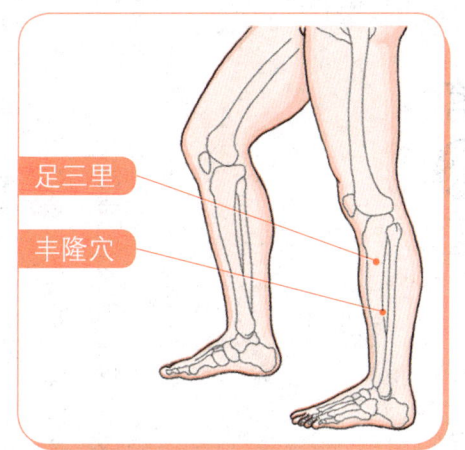

上提时,腓肠肌肌腹下出现的尖角凹陷处。

足三里穴:在小腿前外侧,当犊鼻下3寸,距胫骨前缘1横指(中指)。

丰隆穴:在小腿前外侧,当外踝尖上8寸,条口穴外,距胫骨前缘2横指(中指)。

【刮痧操作】在刮拭部位涂抹刮痧油,刮至皮肤出现红斑。每次刮完等皮肤恢复正常后方可进行下一次刮拭。一般间隔2～3天。

【刮痧功效】本组刮拭中,承山穴能降低直肠瘀血,促使痔静脉的收缩,用于治疗各种痔疾,其消炎、止痛效果迅速。又因本穴有理气散滞之功效,还能治疗大便秘结,而避免便秘是防治痔疮重要的措施;胃经上的足三里穴和丰隆穴都是治疗痔疮的"黄金穴"。足三里穴益气升提;丰隆穴有健脾益肾、宣肺化痰、和胃降逆、沉降胃浊的作用,即有治疗痔疮之功效。

第八章 男科病怎么刮

男性生殖系统疾病常于隐秘处，往往羞于人言，不但影响到患者本人，同时，涉及自己的配偶以及下一代的身心健康，必须引起高度重视。而刮痧作为治疗男科疾病的方法之一，很多时候能够成为诸多治疗手段的首选。

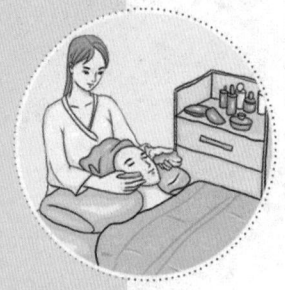

本章看点

- 阳 痿
- 早 泄
- 前列腺炎
- 遗 精

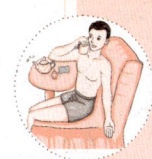
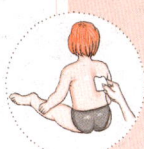
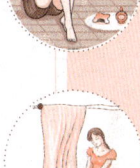
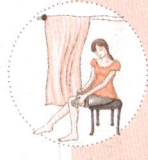

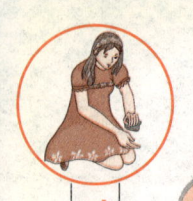

阳 痿

阳痿，顾名思义，是指在性交时阴茎不能勃起或举而不坚，不能进行正常性交而言的一种性功能障碍。中医学认为，刮痧治疗简单又实惠。

【病例验证】

疾病信息：贾某，男，28岁。患者1个月前结婚，但是一旦同房即痿，询问其恋爱期间性欲勃起情况，因受女方怒斥，随即情绪不畅。性情急躁，胸闷不舒，失眠耳鸣，舌质红，苔薄黄，脉弦数。证属肝郁化火。

具体刮法：取肝俞穴、胆俞穴、肾俞穴，重刮肝俞穴、胆俞穴，轻刮肾俞穴，治疗5次后，急躁、胸闷消失，能同房而早泄，遂原方法继续用，治疗7次。再诊时诸症消失，性功能正常。

 方法1：阴茎不举，刮拭督脉让你更"坚强"

【刮痧选穴】百会穴、大椎穴、至阳穴、命门穴、腰阳关穴、腰俞穴。

百会穴：在头顶正中线，前发际直上5寸，或两耳尖连线中点处。

大椎穴：在后正中线上，第7颈椎棘突下凹陷处。

至阳穴：在背部，当后正中线上，第7胸椎棘突下凹陷中。

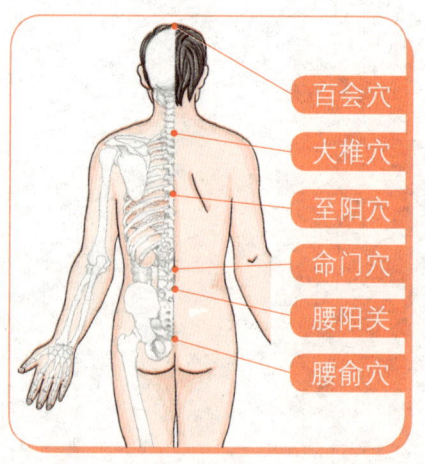

命门穴：在腰部，当后正中线上，第2腰椎棘突下凹陷处。

腰阳关穴：在腰部，当后正中线上，第4腰椎棘突下凹陷中。

腰俞穴：在骶部，当后正中线上，适对骶管裂孔。

【刮痧操作】在刮拭部位涂抹刮痧油，由百会穴处沿脊柱正中向下，经大椎穴、至阳穴、命门穴、腰阳关穴，刮至腰俞穴处。

【刮痧功效】经常刮拭本组穴位可强肾固本，温肾壮阳，强腰膝，固肾气，延缓人体衰老。疏通督脉上的气滞点，加强与任脉的联系，促进真气在任督二脉上的运行。主治阳痿、遗精、脊强、腰痛、肾寒阳衰、行走无力、四肢困乏、腿部水肿、耳部疾病等症。

方法2：举而不坚，刮拭膀胱经"性福"更长久

【刮痧选穴】肝俞穴、脾俞穴、肾俞穴、志室穴、关元俞穴、次髎穴。

肝俞穴：在背部，当第9胸椎棘突下，旁开1.5寸。

脾俞穴：在背部，当第11胸椎棘突下，旁开1.5寸。

肾俞穴：在腰部，当第2腰椎棘突下，旁开1.5寸。

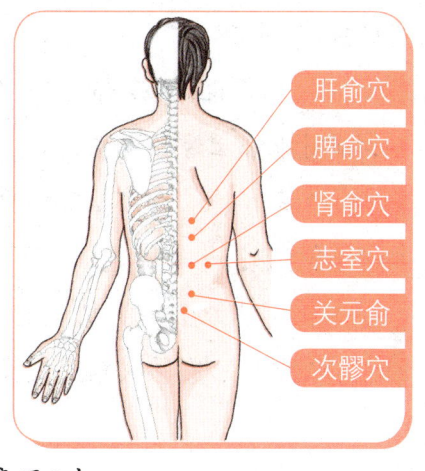

志室穴：在腰部，当第2腰椎棘突下，旁开3寸。

关元俞穴：在骶部，当第5腰椎棘突下，旁开1.5寸。

次髎穴：在骶部，当髂后上棘内下方，适对第2骶后孔。

【刮痧操作】在刮拭部位涂抹刮痧油，由心俞穴处沿脊柱两侧向下经肝俞穴、脾俞穴、肾俞穴、志室穴、关元俞穴，刮至次髎穴处。

【刮痧功效】足太阳膀胱经是人体十二经脉之一，简称膀胱经。刮拭膀胱经上的穴位不仅仅局限于膀胱或泌尿系统，还可以治疗阳痿，让男子举而不坚的症状一去不复返。

方法3：阳痿伴头晕、酸软，刮拭任脉阳刚十足

【刮痧选穴】气海穴、关元穴、中极穴、曲骨穴。

气海穴：在下腹部，前正中线上，当脐中下1.5寸。

关元穴：在下腹部，前正中线上，当脐中下3寸。

中极穴：在下腹部，前正中线上，当脐中下4寸。

曲骨穴：在下腹部，当前正中线上，耻骨联合上缘的中点处。

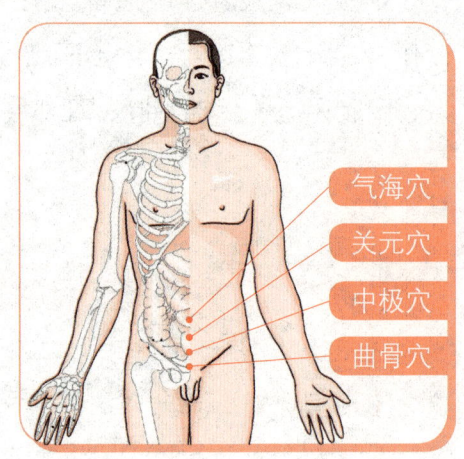

【刮痧操作】在刮拭部位涂抹刮痧油，由气海穴处经关元穴、中极穴，刮至曲骨穴处。

【刮痧功效】本组刮拭能治疗阴茎勃起困难，伴头晕、耳鸣、面色㿠白、精神倦怠、腰膝酸软、畏寒肢冷、舌苔薄白、脉细弱等症。

方法4：阳虚阳痿，刮拭腰阳关让阳气通行无碍

【刮痧选穴】腰阳关穴。

腰阳关穴：在腰部，当后正中线上，第4腰椎棘突下凹陷中。

【刮痧操作】在刮拭部位涂抹刮痧油，用面刮法由上而下刮拭腰部，重点刮拭腰部的腰阳关穴。

【刮痧功效】腰阳关穴是阳气通行的关隘，又正好处于易受寒的中间地带，经络不通，就会感到后背发凉。刮拭此穴，具有疏通阳气、祛寒除湿、强腰膝等作用。本穴主治腰骶疼痛、下肢痿痹、月经不调、赤白带下、遗精、阳痿、便血等症。

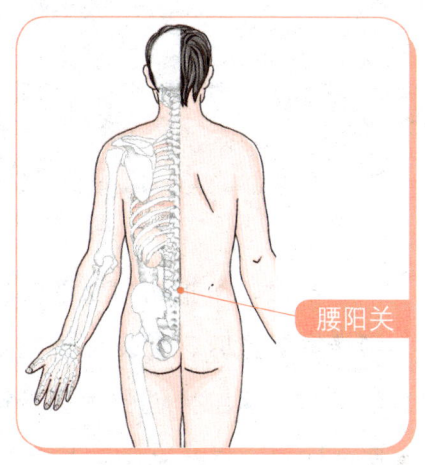

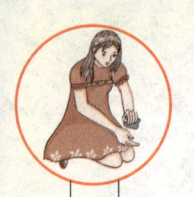

早 泄

　　早泄,是指在男女双方的性交活动中,男子性器官尚未接触或者刚接触阴道时,便发生射精现象,以致影响双方满足感,甚至影响夫妻感情,这给男性的生活带来了极大的困扰,应采取积极的治疗。中医学认为,想要治疗早泄,不妨试试刮痧疗法。

【病例验证】

疾病信息：牟某,男,29岁。早泄长达3年,婚前有长达8年手淫史。几年前结婚,婚后又不知节制性生活。近半年来每次性交不到半分钟即泄精,有时竟一有性交念头即射精。精液量少且不黏稠,性欲亢进,易疲劳,易感冒发热咽痛。诊见体质尚壮盛,舌鲜红而干,苔少,脉弦细数。患者平时还有喝酒习惯。

具体刮法：取肾俞穴、命门穴、志室穴、关元穴、太溪穴、三阴交穴、中极穴、膀胱俞穴,在涂抹刮痧油后,行刮痧治疗,每周2次。4周后,原有的未性交状态下射精行为消除,且每次同房时间均达15分钟以上,极大地改善了性功能。

 **方法1：肾虚早泄,命门等穴固肾止遗**

【刮痧选穴】命门穴、肾俞穴。

命门穴：在腰部,当后正中线上,第2腰椎棘突下凹陷中。

肾俞穴：在腰部,当第2腰椎棘突下,旁开1.5寸。

【刮痧操作】在刮拭部位涂抹刮痧油，由上而下刮拭患者背部命门穴、肾俞穴。在刮痧部位反复刮拭，直至刮拭出痧痕为止，力度以患者感觉舒适为主。

【刮痧功效】本组刮拭中，肾俞穴是肾经的主要穴位，经常刺激可以强壮肾气，增强肾的功能，尤其对性冷淡和男子早泄有帮助。

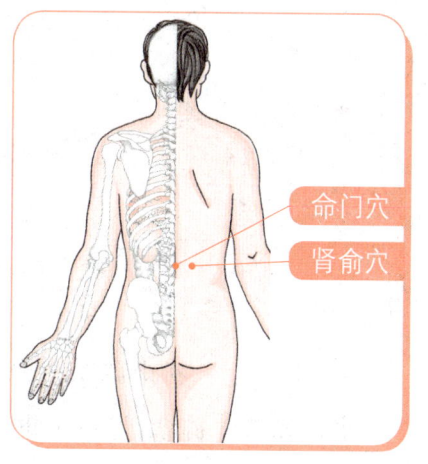

 方法2：益气助阳，关元等穴告别早泄

【刮痧选穴】关元穴、中极穴。

关元穴：在下腹部，前正中线上，当脐中下3寸。

中极穴：在下腹部，前正中线上，当脐中下4寸。

【刮痧操作】在刮拭部位涂抹刮痧油，由上而下刮拭患者腹部关元穴、中极穴。在刮痧部位反复刮拭，直至刮拭出痧痕为止，力度以患者感觉舒适为主。

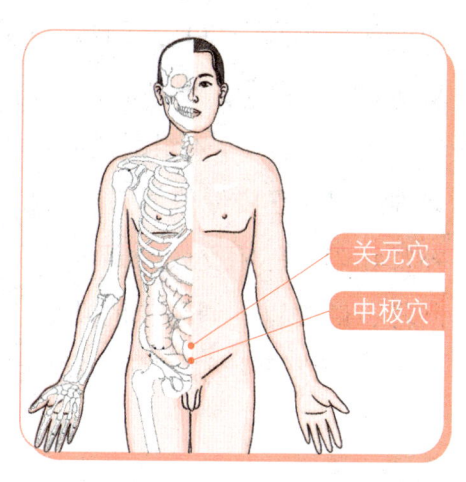

【刮痧功效】本组刮拭中，关元穴和中极穴都在下腹部的中线上。刮拭关元穴能治疗性功能低下、早泄以及食欲缺乏、体倦乏力等；刮拭中极穴则具有益气助阳、调经固经的作用，能辅助治疗男子遗尿、勃起不坚、遗精、滑精等症。

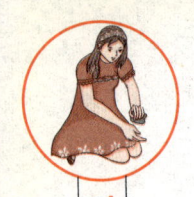

方法3：补肾壮阳，足三里等穴让你更"持久"

【刮痧选穴】足三里穴、三阴交穴、太溪穴。

足三里穴：在小腿前外侧，当犊鼻下3寸，距胫骨前缘1横指（中指）。

三阴交穴：在小腿内侧，当足内踝尖上3寸，胫骨内侧缘后方。

太溪穴：在足内侧，内踝后方与脚跟骨筋腱之间的凹陷处。

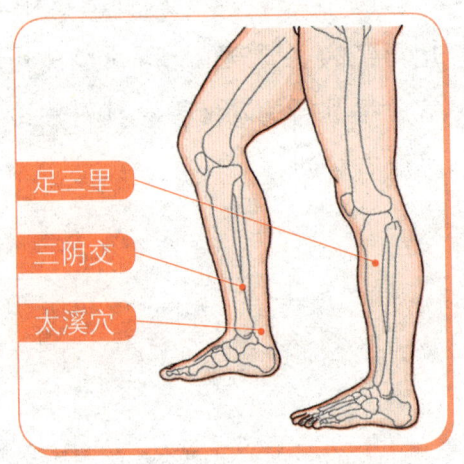

【刮痧操作】在刮拭部位涂抹刮痧油，由上而下刮拭患者下肢足三里穴、三阴交穴、太溪穴。在刮痧部位反复刮拭，直至刮拭出痧痕为止，力度以患者感觉舒适为主。

【刮痧功效】本组刮拭中，足三里穴是男性第一大穴，这是一个能防治多种疾病、强身健体的重要穴位。经常刮拭，能调理脾胃，补中益气，补肾壮阳；三阴交穴为足太阴脾经之腧穴，为足三阴交会之处。具有益肝肾、健脾胃、调经带的功效，可以治疗泌尿生殖系统疾患。配伍太溪穴，对治疗男性勃起不坚、早泄、脾胃虚弱等症有帮助。

前列腺炎

前列腺炎是指前列腺特异性和非特异性感染所致的急慢性炎症引起的全身或局部症状。经常产生排尿不适、尿急、尿频的感觉，出现后尿道、会阴和肛门处坠胀，放射性疼痛，性功能障碍等症状。一些刮痧方法对治疗前列腺炎有一定的作用。

【病例验证】

疾病信息：陈某，男，50岁。患者自诉3个月前，因服用市面上出售的壮阳药后，感到阴囊、阴茎疼痛，时有勃起困难，伴尿频、尿急、大便干结、食欲缺乏、神疲、乏力、精神萎靡等。经检查：真菌（－），WBC710/HP，卵磷脂小体（++）/HP，梅毒血清（－），淋球菌（－）。诊断为慢性前列腺炎。辨证为淋证，属膀胱湿热型。

具体刮法：取肾俞穴、膀胱俞穴、关元穴、中极穴、水道穴、三阴交穴，在涂抹刮痧油后，行刮痧治疗。刮痧治疗10次后，各种症状消失。后又巩固治疗6次，随访1年未复发。

方法1：前列腺疾病，刮拭肾俞等穴让小便更顺畅

【刮痧选穴】肾俞穴、膀胱俞穴。

肾俞穴：在腰部，当第2腰椎棘突下，旁开1.5寸。

膀胱俞穴：在骶部，当骶正中嵴旁1.5寸，平第2骶后孔。

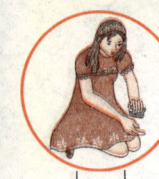

对症刮痧不生病

【刮痧操作】在刮拭部位涂抹刮痧油，由上而下刮拭患者肾俞穴、膀胱俞穴。在刮痧部位反复刮拭，直至刮拭出痧痕为止，力度以患者感觉舒适为主。

【刮痧功效】本组刮拭有补益肾气、固摄小便的作用。主治前列腺炎症所致的小便不利、小便频数、遗尿遗精。

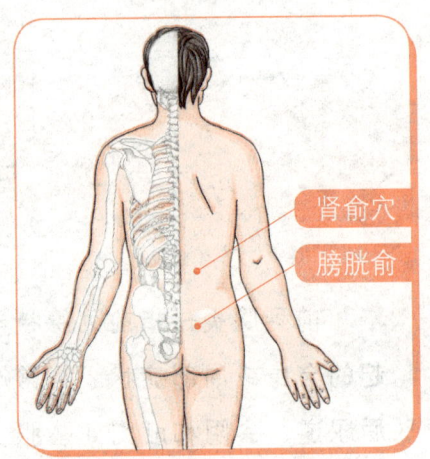

 方法2：小便异常，刮拭关元等穴通调下焦水道

【刮痧选穴】关元穴、中极穴、水道穴、归来穴。

关元穴：在下腹部，前正中线上，当脐中下3寸。

中极穴：在下腹部，前正中线上，当脐中下4寸。

水道穴：在下腹部，当脐中下3寸，距前正中线2寸。

归来穴：在下腹部，当脐中下4寸，距前正中线2寸。

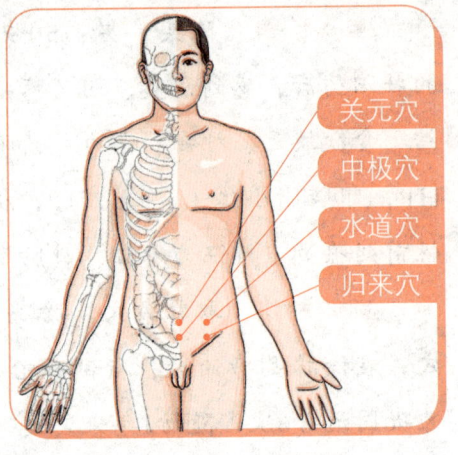

【刮痧操作】在刮拭部位涂抹刮痧油，刮拭患者关元穴、中极穴、水道穴、归来穴。在刮痧部位反复刮拭，直至刮拭出痧痕为止，力度以患者感觉舒适为主。

【刮痧功效】本组刮拭能通调下焦水道，行气血，利湿除热。对于小便异常、前列腺疾病疗效颇佳。

遗　精

遗精指不因性交而精液自行外泄的一种男性性功能障碍性疾病，如果有梦而遗精者称为"梦遗"；无梦而遗精者，甚至清醒的时候精液自行流出称为"滑精"。频繁遗精会影响身体和工作，因此要尽早治疗。

【病例验证】

疾病信息：高某，男，31岁。患者婚前因手淫而遗精，婚后遗精如故，甚则白天清醒状态亦经常有精液自行流出。屡服中草药等皆未治愈。现症：面黄少华，腰膝酸软，失眠，多梦，梦中性交有精液射出，每周4～5次，白天亦常有精液滑出，劳累后加重。

具体刮法：取心俞穴、脾俞穴、肾俞穴、关元穴、足三里穴、三阴交穴，在涂抹刮痧油后，行刮痧治疗，每周2次。4周后，诸症减轻，8周后病告痊愈。

方法1：遗精滑泄，刮拭关元等穴告别梦遗滑精

【刮痧选穴】关元穴、太溪穴、神门穴、三阴交穴。

关元穴：在下腹部，前正中线上，当脐中下3寸。

太溪穴：在足内侧，内踝后方与脚跟骨筋腱之间的凹陷处。

神门穴：在腕部，腕掌侧横纹尺侧端，尺侧腕屈肌腱的桡侧凹陷处。

三阴交穴：在小腿内侧，当足内踝尖上3寸，胫骨内侧缘后方。

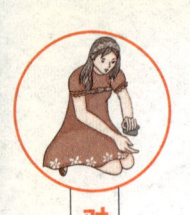

对症刮痧不生病

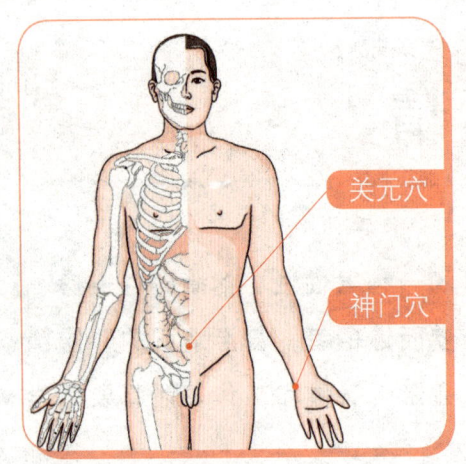

关元穴
神门穴

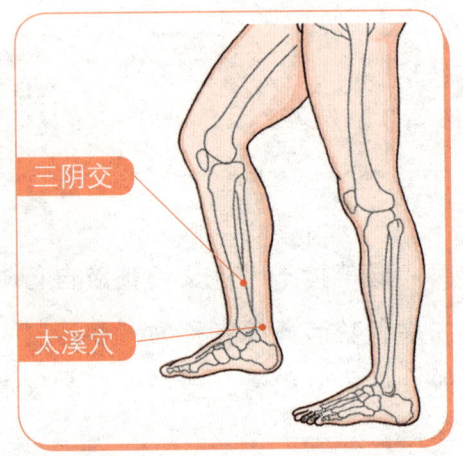

三阴交
太溪穴

【刮痧操作】

（1）刮拭腹部关元穴，不宜重刮，自上而下来回刮动，至皮肤发红、皮下紫色痧斑痧痕形成为止。

（2）刮拭前臂内侧神门穴，不宜重刮，自上而下来回刮动，至皮肤发红、皮下紫色痧斑痧痕形成为止。

（3）重刮下肢内侧三阴交穴30次，出痧。

（4）重刮足部太溪穴，用刮板角部刮30次，出痧。

【刮痧功效】本组刮拭中，关元穴是任脉和足三阴经的交会穴，它是人体保健和提高性功能的第一大穴；经常刮拭肾经上的太溪穴，可以提高肾功能，有助于遗精早泄的治疗；刮拭手少阴心经上的神门穴，有调畅情志的作用，故对遗精有治疗作用；刮拭三阴交穴，主治遗精、阳痿、阴茎痛、小便不利、睾丸缩腹等，是治疗男子性功能障碍的重要穴位。

 方法2：肾虚精关不固，刮拭心俞等穴固精止遗

【刮痧选穴】心俞穴、脾俞穴、肾俞穴、关元穴、足三里穴、三阴交穴。

心俞穴：在背部，当第5胸椎棘突下，旁开1.5寸。

脾俞穴：在背部，当第11胸椎棘突下，旁开1.5寸。

肾俞穴：在腰部，当第2腰椎棘突下，旁开1.5寸。

关元穴：在下腹部，前正中线上，当脐中下3寸。

足三里穴：在小腿前外侧，当犊鼻下3寸，距胫骨前缘1横指（中指）。

三阴交穴：在小腿内侧，当足内踝尖上3寸，胫骨内侧缘后方。

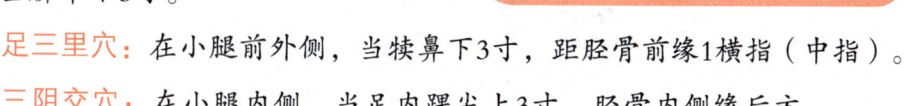

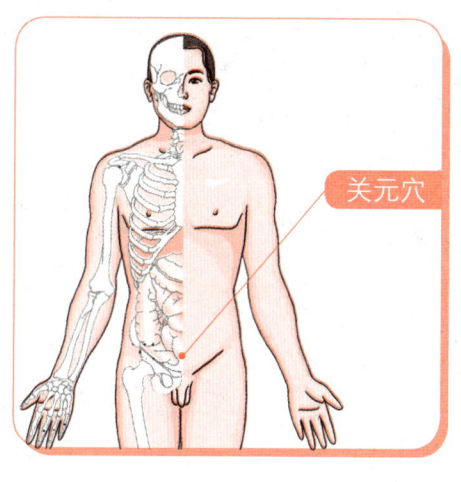

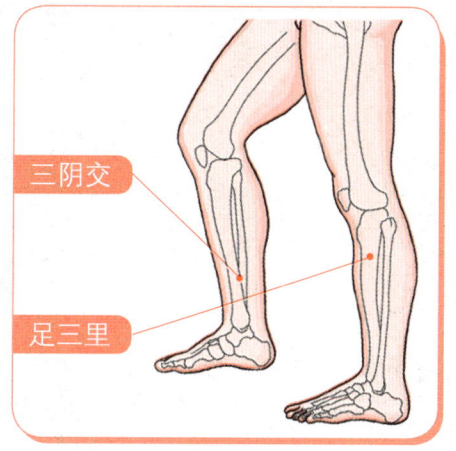

【刮痧操作】

（1）在刮拭部位涂抹刮痧油后，刮拭背部心俞穴、脾俞穴至肾俞穴，宜重刮，自上而下来回刮动，至皮肤发红、皮下紫色痧斑痧痕形成为止。

（2）刮拭腹部关元穴，不宜重刮，自上而下来回刮动，至皮肤发红、皮下紫色痧斑痧痕形成为止。

（3）重刮下肢内侧三阴交穴和外侧足三里穴，各30次，出痧。

【刮痧功效】本组刮拭具有补肾、补心、补脾之功效，能固精止遗，提高男子性欲。

第九章 妇科病怎么刮

女人如花，女人似玉，如花似玉的女人是上天最得意的作品。也许正是因为这样，妇科疾病似乎特别嫉妒女人，让女人受尽了煎熬与痛苦。本章列举的刮痧方法，就是为了让女人找回健康与美丽，轻轻松松做最幸福的女人。

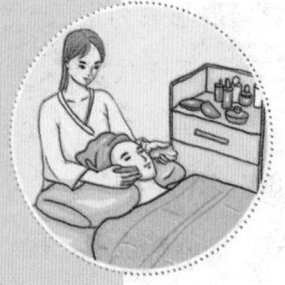

本章看点

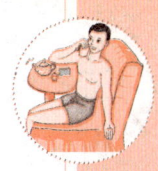
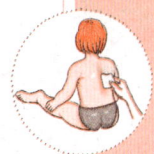
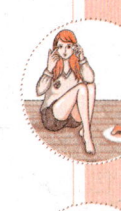
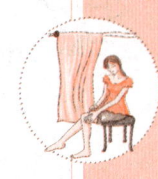

- 月经不调
- 痛　经
- 闭　经
- 崩　漏
- 盆腔炎
- 乳腺增生

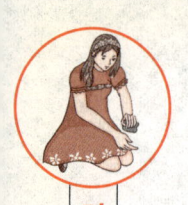

对症刮痧不生病

月经不调

月经的周期、经量、经色、经质等出现异常，都称为月经不调。包括月经先期、月经后期、月经先后无定期、经期延长、月经过多、月经过少等，月经不调正困扰着当下无数的女性。

【病例验证】

疾病信息：周某，女，26岁。患者自述结婚两年，身体素虚，经事常两月一行，头眩腰酸，肢软神弱，兼有白带，于是前来就诊。本次月经又两月一行，瘀下颇多，腰酸殊甚，精神疲乏，脉象沉细，舌淡苔薄白。证属肾气不足，血虚气滞。

具体刮法：取太冲穴、血海穴、地机穴、膻中穴，在涂抹刮痧油后，行刮痧治疗，每周2次。4周后，行经4日，白带连绵，四肢酸痛，气促，腰酸膝软，脉象沉细，舌淡少苔。8周后，行经5日，白带已少，精力稍充，腰酸亦减，脉象虚细，舌质淡，苔薄。

方法1：月经提前，刮三阴交等穴轻松搞定

【刮痧选穴】三阴交穴、血海穴、行间穴、地机穴、期门穴。

三阴交穴：在小腿内侧，当足内踝尖上3寸，胫骨内侧缘后方。

血海穴：屈膝，在大腿内侧，髌底内侧端上2寸，当股四头肌内侧头的隆起处。

行间穴：在足背侧，当第1、2趾间，趾蹼缘的后方赤白肉际处。

地机穴：在小腿内侧，当内踝尖与阴陵泉穴的连线上，阴陵泉穴下3寸。

期门穴：在胸部，当乳头直下，第6肋间隙，前正中线旁开4寸。

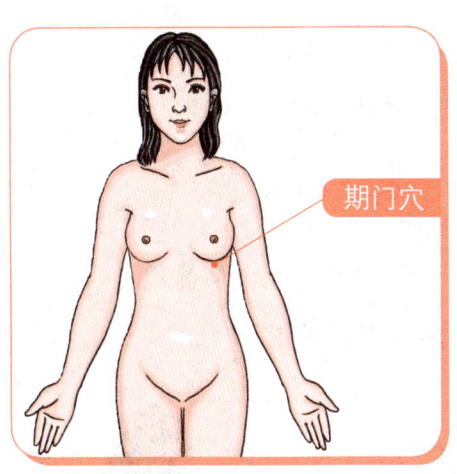
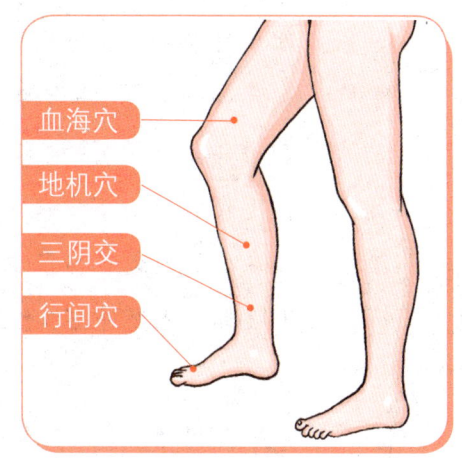

【刮痧操作】

（1）在刮拭部位涂抹刮痧油，先刮期门穴，刮拭胸部两侧，由第六肋间，从正中线由内向外刮，先左后右，用刮板整个边缘由内向外沿肋骨走向刮拭。

（2）刮下肢内侧血海穴，经地机穴至三阴交穴，遇关节部位不可强力重刮，由上至下，中间不宜停顿，一次刮完，至皮肤发红、皮下紫色痧斑痧痕形成为止。

（3）重刮足背部行间穴，用刮板角部刮30次，出痧。

【刮痧功效】月经提前系由气虚不固或热扰冲任，导致月经周期提前7日以上，甚或半月一行，并连续两个月经周期以上的月经病，亦称月经超前、经行先期、经早等。本组刮拭中，血海穴主要治疗与血有关的病症，可以健脾益气，调理血脉。脾的功能恢复了，血气理顺了，月经自然就规律了；三阴交穴是脾经穴位，并与肝、肾二经交会，既可以健脾，又可以调理肝肾，从而调节月经，因为这三个脏腑都和月经有着密切的联系。配伍其他几个穴位，可调治月经先期病症。

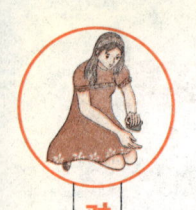

对症刮痧不生病

方法2：月经推迟，刮拭肝俞等穴来经有数

【刮痧选穴】肝俞穴、肾俞穴、关元穴、三阴交穴、气穴。

肝俞穴：在背部，当第9胸椎棘突下，旁开1.5寸。

肾俞穴：在腰部，当第2腰椎棘突下，旁开1.5寸。

关元穴：在下腹部，前正中线上，当脐中下3寸。

三阴交穴：在小腿内侧，当足内踝尖上3寸，胫骨内侧缘后方。

气穴：在下腹部，当脐中下3寸，前正中线旁开0.5寸。

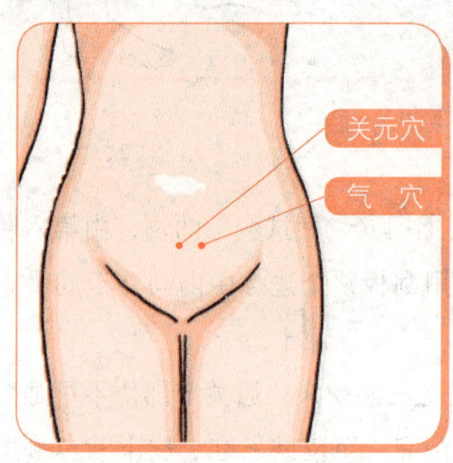
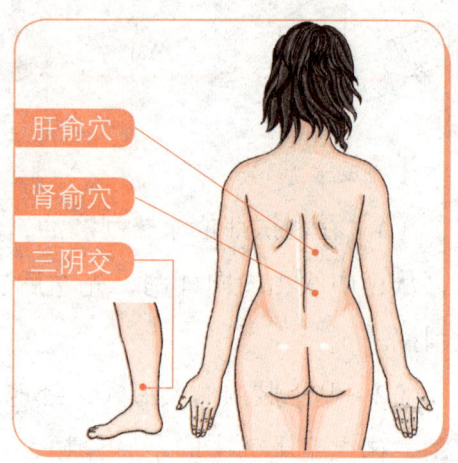

【刮痧操作】

（1）在刮拭部位涂抹刮痧油，先刮背部肝俞穴至肾俞穴，宜用刮板角部从上向下刮拭，应一次到位，中间不要停顿，以出痧为度。

（2）刮拭腹部关元穴至气穴，由关元穴分别向两侧刮拭，用刮板角部刮拭，以出痧为度。再刮下肢内侧三阴交穴，由上至下，至皮肤发红、皮下紫色痧斑痧痕形成为止。

【刮痧功效】月经推迟系由营血亏损、阳虚、寒凝、气滞导致月经延后7日以上，甚或40～50日一行，且连续两个月经周期以上的月经病，亦称经行后期、经行错后。本组刮拭有强腰壮肾、活血通络的作用，可治疗生理不顺、腰部疼痛、冷感症等病症。

方法3：经期错乱，刮拭交信穴摆脱月经不调

【刮痧选穴】交信穴。

交信穴：在小腿内侧，当太溪穴直上2寸，复溜穴前0.5寸，胫骨内侧缘的后方。

【刮痧操作】反复刮拭下肢交信穴，直至刮拭出痧痕为止，力度以患者感觉舒适为准。

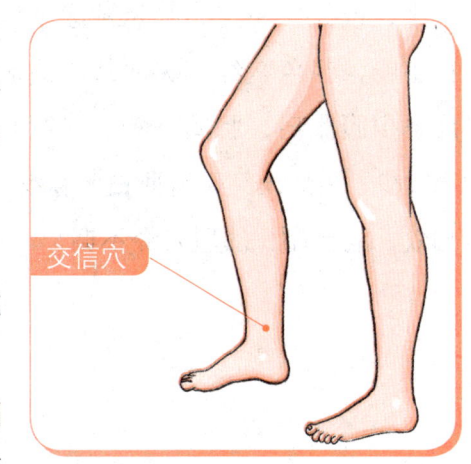

【刮痧功效】肾经的交信穴是专门调理女子月经的一个大穴，当女性月经不调或者有崩漏、淋漓不止等情况时，刮交信穴可以得到很大改善。刮拭交信穴还可治疗子宫下垂、阴挺、疝气、阴痒、泻痢赤白、便秘等症。

方法4：肝郁型月经不调，刮拭血海等穴调治

【刮痧选穴】血海穴、三阴交穴、太冲穴。

血海穴：屈膝，在大腿内侧，髌底内侧端上2寸，当股四头肌内侧头的隆起处。

三阴交穴：在小腿内侧，当足内踝尖上3寸，胫骨内侧缘后方。

太冲穴：在足背侧，第1、2跖骨结合部之前凹陷处。

【刮痧操作】在刮拭部位涂抹刮痧油，刮拭血海穴、三阴交穴、太冲穴，刮至皮肤微紫发红为度。间隔5～7天后或患者无痛感后再实施，10次为1个疗程，间隔10天再进行下一个疗程。月经结束3天开始。

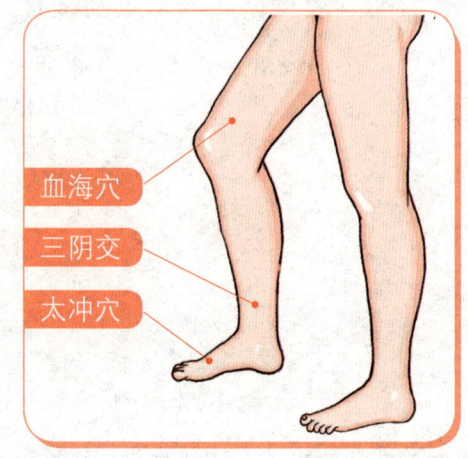

【刮痧功效】肝郁型月经不调表现有月经周期紊乱，或先期而至，或后期未来，或先后无定，经量或多或少，经行不畅，经色紫红，夹血块，胸胁、乳房、少腹胀痛，脘闷不舒，时叹息，嗳气食少，舌质淡红，苔薄白，脉弦。本组刮拭具有疏肝解郁、清热促循环的功效，能治疗肝郁型月经不调。

痛 经

痛经，系指经期前后或行经期间，出现下腹部痉挛性疼痛，并伴有全身不适，严重影响日常生活，而且还会对女性的身心健康和幸福生活造成很大的损害。所以痛经的女性一定要做好防治措施，这样才能将痛经可能造成的伤害降到最低。

【病例验证】

疾病信息：梁某，女，16岁。经期初潮时月经不调，周期短，经期长，量少色淡，四处求医，最终月经不调治愈，可又出现了令其更加痛苦难忍的痛经，每逢经期坐立难当，面色苍白，口唇发干，恶心，出虚汗，胃痛腹泻，倦怠乏力，四肢冰凉。

具体刮法：取命门穴、肾俞穴、关元穴、足三里穴、三阴交穴，在涂抹刮痧油后，行刮痧治疗，每周2次。4周后，患者经期、周期均正常，疼痛症状缓解。8周后，患者痛经症状消失。

方法1：气滞血瘀型痛经，刮拭归来等穴来调治

【刮痧选穴】归来穴、气海穴、血海穴、太冲穴。

归来穴：在下腹部，当脐中下4寸，距前正中线2寸。

气海穴：在下腹部，前正中线上，当脐中下1.5寸。

血海穴：在大腿内侧，髌底内侧端上2寸，当股四头肌内侧头的隆起处。

太冲穴：在足背侧，第1、2跖骨结合部之前凹陷处。

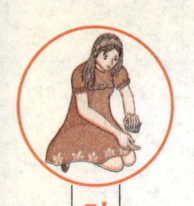

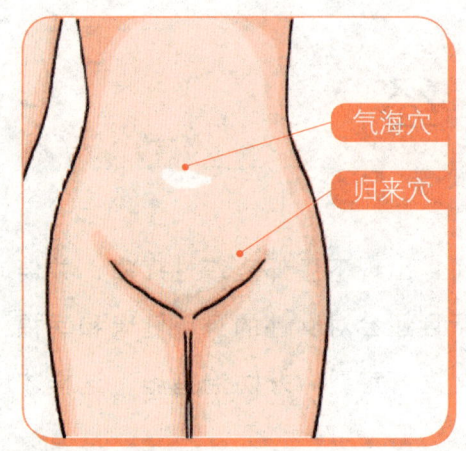

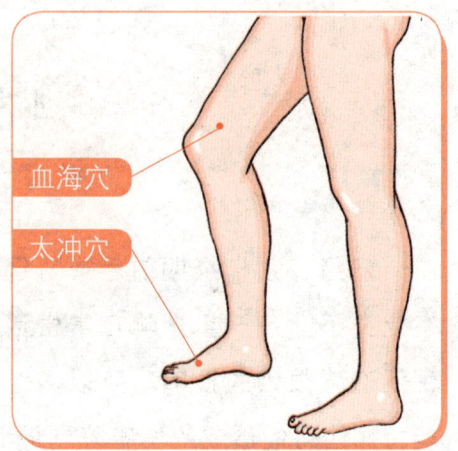

【刮痧操作】在刮拭部位涂抹刮痧油，刮拭归来穴、气海穴、血海穴、太冲穴，刮至皮肤微紫发红为度。间隔5～7天后或患者无痛感后再实施，10次为1个疗程，间隔10天再进行下一个疗程。月经结束3天开始。

【刮痧功效】气滞血瘀型痛经表现为有不顺心的事情就会加重，月经前心烦、胸闷，为小事而大发脾气，伴有乳房及胸胁部胀痛。本组刮拭是直接针对女性生殖器的调理手法，疗效显著，具有活血化瘀、理气止痛的作用，能治疗气滞血瘀型痛经。非经期的时候刮拭可以预防痛经的发生。

 方法2：寒湿凝滞型痛经，刮拭阴陵泉等穴来调治

【刮痧选穴】阴陵泉穴、地机穴、三阴交穴。

阴陵泉穴：在小腿内侧，当胫骨内侧髁后下方凹陷处。

地机穴：在小腿内侧，当内踝尖与阴陵泉穴的连线上，阴陵泉穴下3寸。

三阴交穴：在小腿内侧，当足内踝尖上3寸，胫骨内侧缘后方。

【刮痧操作】在刮拭部位涂抹刮痧油，刮拭阴陵泉穴、地机穴、三阴

交穴，刮至皮肤微紫发红为度。间隔5～7天后或患者无痛感后再实施，10次为1个疗程，间隔10天再进行下一个疗程。月经结束3天开始。

【刮痧功效】寒湿凝滞型痛经的特点是小腹冷痛，得热则舒，行经量少，经色黑。阴陵泉穴和三阴交穴是足太阴脾经的穴位，常用于治疗妇科疾病，经常刮拭可以防治痛经；地机穴属于脾经上的郄穴，它有和脾理血、调理胞宫的作用，取地机穴治疗痛经是行之有效的。

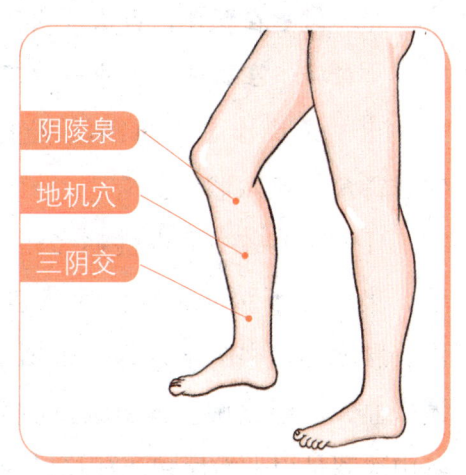

方法3：原发性痛经，肝俞等穴从外而内调理胞宫

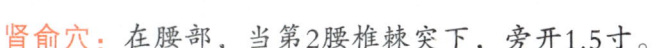

【刮痧选穴】肝俞穴、脾俞穴、胃俞穴、肾俞穴、八髎穴（上髎、次髎、中髎、下髎各一对）。

肝俞穴：在背部，当第9胸椎棘突下，旁开1.5寸。

脾俞穴：在背部，当第11胸椎棘突下，旁开1.5寸。

胃俞穴：在背部，当第12胸椎棘突下，旁开1.5寸。

肾俞穴：在腰部，当第2腰椎棘突下，旁开1.5寸。

上髎穴：在骶部，当髂后上棘与中线之间，适对第1骶后孔处。

次髎穴：在骶部，当髂后上棘内下方，适对第2骶后孔处。

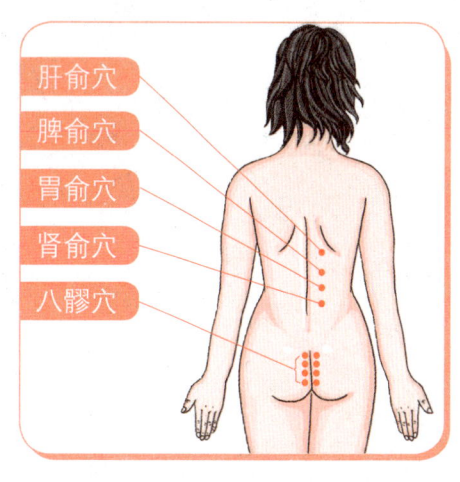

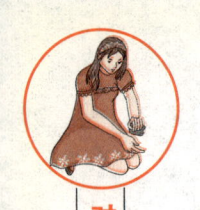

中髎穴：在骶部，当次髎穴下方，适对第3骶后孔处。

下髎穴：在骶部，当中髎穴下方，适对第4骶后孔处。

【刮痧操作】用面刮法从上向下分段刮拭肝俞穴、脾俞穴、胃俞穴、肾俞穴至八髎穴。

【刮痧功效】原发性痛经即功能性痛经，是指月经期疼痛，常呈痉挛性，集中在下腹部，其他症状包括头痛、乏力、头晕、恶心、呕吐、腹泻、腰腿痛。中医学认为，根据"通则不痛"的原理，原发性痛经需要通调气血，温经化瘀。本组刮拭能够从外而内调理胞宫，起到止痛的目的。其中次髎是用来治疗腰痛和痛经的特效穴，尤其是痛经，效果很好。

闭 经

女性年过18周岁，月经仍未来潮，或已来潮后又连续停经3个月以上者，称为闭经。中医将闭经大致分为肝肾不足型、气血虚弱型、气滞血瘀型、痰湿阻滞型四类。刮痧能有效地治疗闭经的症状。

【病例验证】

疾病信息：康某，29岁，闭经1年余，体重逐渐减轻，身体消瘦，小腹胀硬、疼痛，按之痛甚，精神忧郁不乐，急躁易怒，纳谷不香，曾经多方治疗无效。经检查：舌质淡红，舌边有瘀点，脉象沉弦而涩。诊为闭经，证属忧思忿怒，损伤肝气，以致气机郁滞，不能行血而成闭经。治宜疏肝行气，活血通络。

具体刮法：取中脘穴、下脘穴、血海穴、三阴交穴，在涂抹刮痧油后，行刮痧治疗，刮痧治疗3次后，月经来潮，量少，色紫红，小腹胀硬，疼痛减轻，精神较前舒畅，食欲渐增，仍用原法治疗2次，病愈。1年后随访，月经正常。

方法1：肝肾不足型闭经，刮拭太冲等穴滋补肝肾

【刮痧选穴】太冲穴、太溪穴、八髎穴（上髎、次髎、中髎、下髎各一对）。

太冲穴：在足背侧，第1、2跖骨结合部之前凹陷处。

太溪穴：在足内侧，内踝后方与脚跟骨筋腱之间的凹陷处。

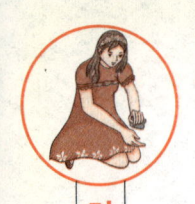

上髎穴：在骶部，当髂后上棘与中线之间，适对第1骶后孔处。

次髎穴：在骶部，当髂后上棘内下方，适对第2骶后孔处。

中髎穴：在骶部，当次髎穴下方，适对第3骶后孔处。

下髎穴：在骶部，当中髎穴下方，适对第4骶后孔处。

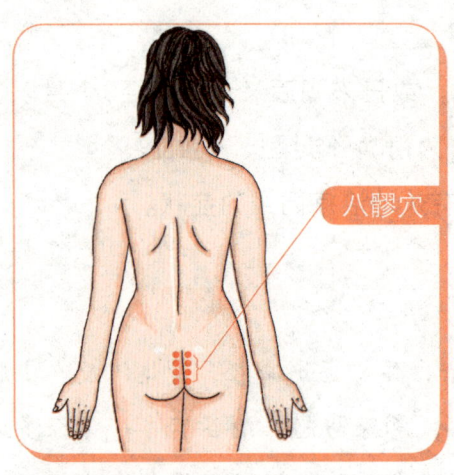
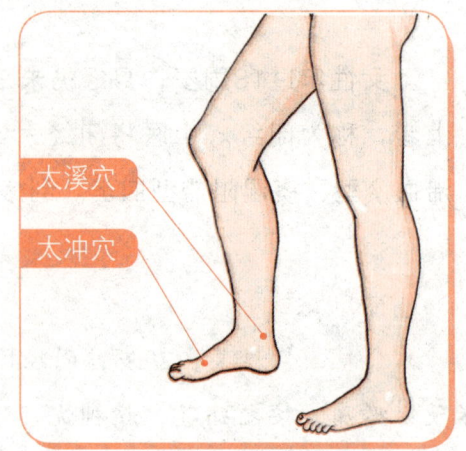

【刮痧操作】在刮拭部位涂抹刮痧油后，刮拭太冲穴、太溪穴、八髎穴，刮至皮肤微紫发红为度。间隔5～7天后或患者无痛感后再实施，10次为1个疗程，间隔10天再进行下一个疗程。

【刮痧功效】肝肾不足型闭经一般多表现为月经初潮偏迟，或后期量少、色淡、质稀薄，渐至经闭不行，伴腰膝酸软、头晕耳鸣、夜尿频多、阴部干涩、带下量少、舌质淡、苔少、脉沉弱或细涩。本组刮拭可以减轻月经不调、月经过多或过少、闭经、白带异常、泌尿系统疾病等妇科病症。

 方法2：气血虚弱型闭经，刮拭中脘等穴益气养血

【刮痧选穴】中脘穴、下脘穴、血海穴、三阴交穴。

中脘穴：在上腹部，前正中线上，当脐中上4寸。

下脘穴：在上腹部，前正中线上，当脐中上2寸。

血海穴：屈膝，在大腿内侧，髌底内侧端上2寸，当股四头肌内侧头的隆起处。

三阴交穴：在小腿内侧，当足内踝尖上3寸，胫骨内侧缘后方。

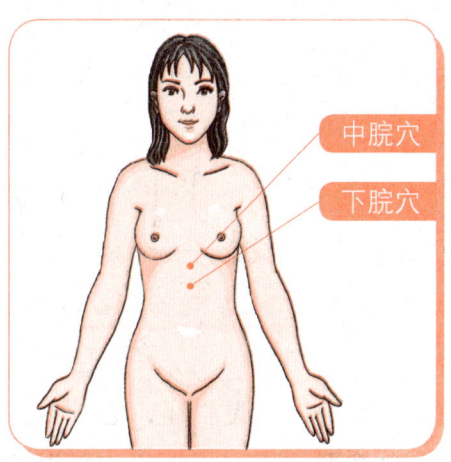
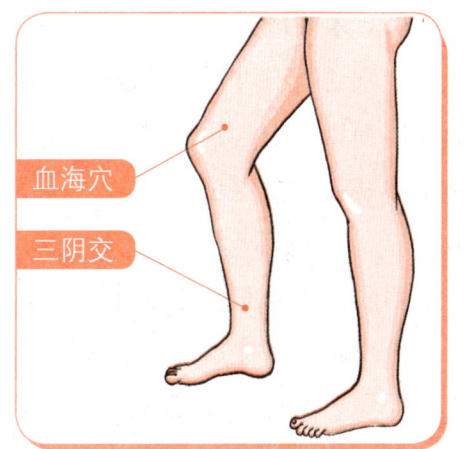

【刮痧操作】在刮拭部位涂抹刮痧油后，刮拭中脘穴、下脘穴、血海穴、三阴交穴，刮至皮肤微紫发红为度。间隔5~7天后或患者无痛感后再实施，10次为1个疗程，间隔10天再进行下一个疗程。

【刮痧功效】气血虚弱型闭经多表现为月经周期后延，经量偏少，继而闭经，面色不荣，头晕目眩，心悸气短，神疲乏力，舌淡，苔薄，脉细无力。本组刮拭中，血海穴是脾经所生之血的聚集之处，所以补气血名正言顺，是解决女性问题的最佳穴位，闲来无事多刮拭几次血海穴，就等于在刺激血海的血液向四周运行。配合其他几个穴位，让气血运行更通畅，闭经的问题自然就可以得到解决。

方法3：气滞血瘀型闭经，刮拭血海等穴活血祛瘀

【刮痧选穴】血海穴、地机穴、太冲穴。

血海穴：屈膝，在大腿内侧，髌底内侧端上2寸，当股四头肌内侧头的隆起处。

地机穴：在小腿内侧，当内踝尖与阴陵泉穴的连线上，阴陵泉穴下3寸。

太冲穴：在足背侧，当第1、2跖骨间隙的后方凹陷处。

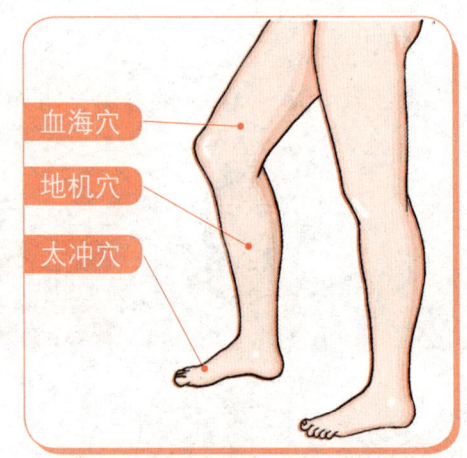

【刮痧操作】在刮拭部位涂抹刮痧油后，刮拭血海穴、地机穴、太冲穴，刮至皮肤微紫发红为度。间隔5～7天后或患者无痛感后再实施，10次为1个疗程，间隔10天再进行下一个疗程。

【刮痧功效】气滞血瘀型闭经表现为经期先后不定，渐至或突然经闭，胸胁、乳房、小腹胀痛，心烦易怒，舌暗有瘀点，脉弦涩。本组刮拭中，血海穴乃调血要穴；地机穴可温暖子宫，散寒止痛；太冲穴可促进血液流动，消除疲劳，调理气血，对气滞血瘀型闭经有奇效。

方法4：痰湿阻滞型闭经，刮拭水分等穴祛湿化痰

【刮痧选穴】中脘穴、水分穴、阴陵泉穴、丰隆穴、太白穴、公孙穴。

中脘穴：在上腹部，前正中线上，当脐中上4寸。

水分穴：在上腹部，前正中线上，当脐中上1寸。

阴陵泉穴：在小腿内侧，当胫骨内侧髁后下方凹陷处。

丰隆穴：在小腿前外侧，当外踝尖上8寸，条口穴外，距胫骨前缘2横指（中指）。

太白穴：在足内侧缘，当足大趾本节（第1跖趾关节）后下方赤白肉际凹陷处。

公孙穴：在足内侧缘，第1跖骨基底部的前下方，赤白肉际处。

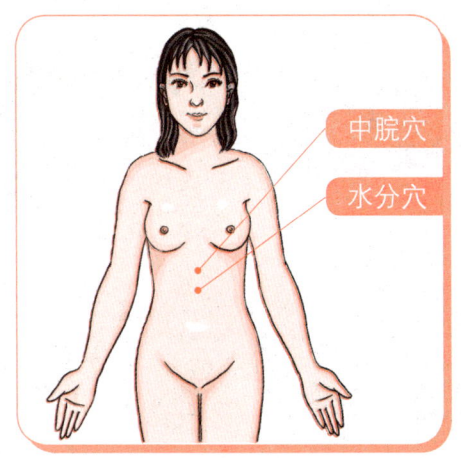
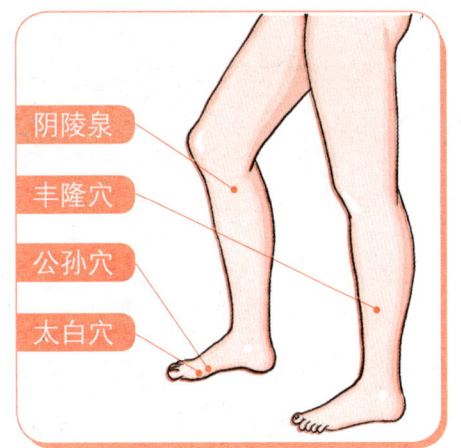

【刮痧操作】在刮拭部位涂抹刮痧油后，刮拭中脘穴、水分穴、阴陵泉穴、丰隆穴、太白穴、公孙穴，刮至皮肤微紫发红为度。间隔5～7天后或患者无痛感后再实施，10次为1个疗程，间隔10天再进行下一个疗程。

【刮痧功效】痰湿阻滞型闭经患者可出现月经渐少（或数月不行）、形体肥胖、胸闷脘胀、头晕嗜睡、带多色白、苔白、脉滑等症状。本组刮拭中，中脘穴有和胃健脾、降逆利水之效，也有祛痰除湿之功效；阴陵泉穴清热利湿，化痰消脂；丰隆穴是化湿要穴；太白穴为人体足太阴脾经上的重要穴位之一，适当加以刺激能较好地调理脾经气血；至于公孙穴，体内痰湿重的人一定要揉此穴。几穴配伍可以改善痰湿阻滞型闭经症状。

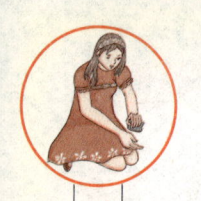

对症刮痧不生病

崩 漏

崩漏指妇女不在经期，阴道大量出血，或持续下血，淋漓不断。一般以量多如注为"崩"，量少淋漓不尽为"漏"，两者可交替出现，且均属出血过多之症，并称"崩漏"。崩漏患者除了积极求医治疗外，也可以采取一些刮痧疗法进行调治。

【病例验证】

疾病信息：李某，女，20岁。功能性子宫出血，淋漓不断3月余，因数医未效就诊。检查见面色苍白，声微力弱，疲乏无力，头晕目眩，不思饮食。经血色淡质稀并带少量血块，脉细而涩。乃气血两虚、虚中夹瘀证。

具体刮法：取肾俞穴、关元穴、三阴交穴、脾俞穴、足三里穴，在涂抹刮痧油后，行刮痧治疗，每周2次。1周后，饮食正常，经血全止。

 **方法1：实热型崩漏，刮拭三阴交等穴清热止血**

【刮痧选穴】三阴交穴、血海穴、隐白穴、曲池穴。

三阴交穴：在小腿内侧，当足内踝尖上3寸，胫骨内侧缘后方。

血海穴：屈膝，在大腿内侧，髌底内侧端上2寸，当股四头肌内侧头的隆起处。

隐白穴：在足大趾末节内侧，距趾甲角0.1寸。

曲池穴：在肘横纹外侧端，屈肘，当尺泽穴与肱骨外上髁连线中点。

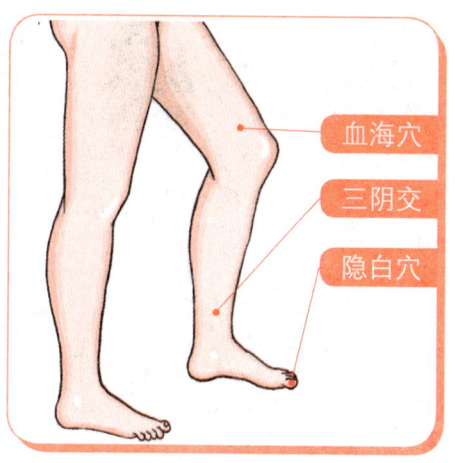 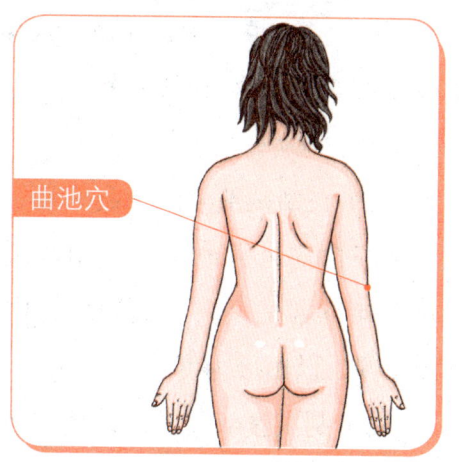

【刮痧操作】

（1）在刮拭部位涂抹刮痧油，重刮上肢外侧曲池穴，刮30次，以出痧为度。

（2）刮下肢血海穴至三阴交穴，遇关节部位不可强力重刮，由上至下，中间不宜停顿，1次刮完，至皮肤发红、皮下紫色痧斑痧痕形成为止。

（3）重刮足部隐白穴，用刮板角部，重刮30次，出痧。

【刮痧功效】实热崩漏主要症候为经来无期，经血突然暴崩如注，或淋漓日久难止，血色深红，质稠，口渴烦热，便秘溺黄，舌红，苔黄，脉滑数。本组刮拭有清热止血之功效，尤其对治疗女性经期太长、流量太大以及崩漏等症有非常明显的效果。

 方法2：气虚型崩漏，刮拭肾俞等穴补中益气

【刮痧选穴】肾俞穴、关元穴、三阴交穴、脾俞穴、足三里穴。

肾俞穴：在腰部，当第2腰椎棘突下，旁开1.5寸。

关元穴：在下腹部，前正中线上，当脐中下3寸。

三阴交穴：在小腿内侧，当足内踝尖上3寸，胫骨内侧缘后方。

脾俞穴：在背部，当第11胸椎棘突下，旁开1.5寸。

足三里穴：在小腿前外侧，当犊鼻下3寸，距胫骨前缘1横指（中指）。

【刮痧操作】

（1）在刮拭部位涂抹刮痧油，刮拭背部脾俞穴至肾俞穴，宜用刮板角部从上向下刮拭，应一次到位，中间不要停顿，以出痧为度。

（2）刮拭腹部关元穴，用刮板角部自上而下刮拭，以出痧为度。

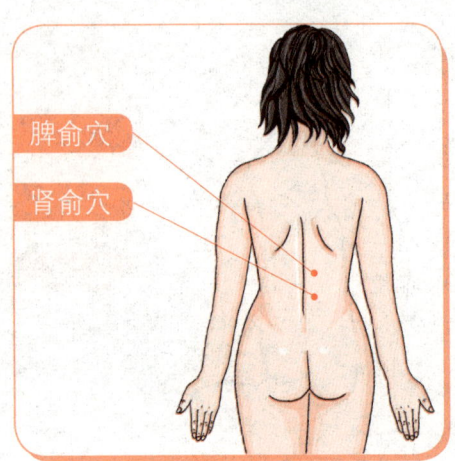

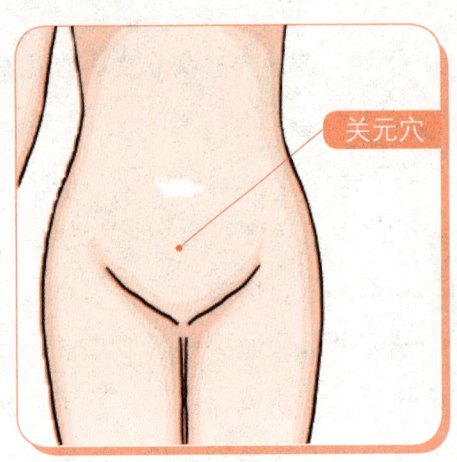

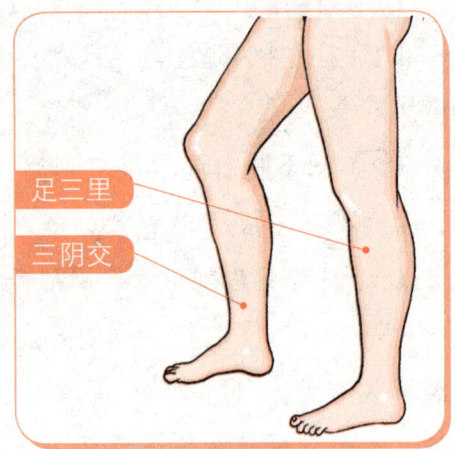

（3）刮下肢内侧三阴交穴和外侧足三里穴，由上至下，至皮肤发红、皮下紫色痧斑痧痕形成为止。

【刮痧功效】气虚崩漏临床特点为血色鲜红，兼有头晕目眩，心悸失眠，午后潮热。本组刮拭有补中益气之功效，对治疗气虚血瘀型崩漏出血效果显著。

 方法3：阴虚型崩漏，刮拭隐白等穴滋补肝肾

【刮痧选穴】关元穴、三阴交穴、隐白穴、然谷穴、太溪穴。

关元穴：在下腹部，前正中线上，当脐中下3寸。

三阴交穴：在小腿内侧，当足内踝尖上3寸，胫骨内侧缘后方。

隐白穴：在足大趾末节内侧，距趾甲角0.1寸。

然谷穴：在足内侧缘，足舟骨粗隆下方，赤白肉际处。

太溪穴：在足内侧，内踝后方与脚跟骨筋腱之间的凹陷处。

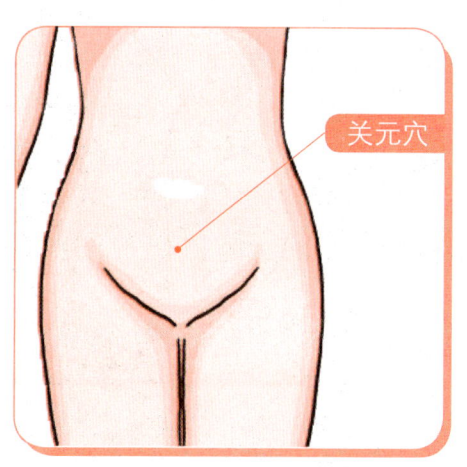
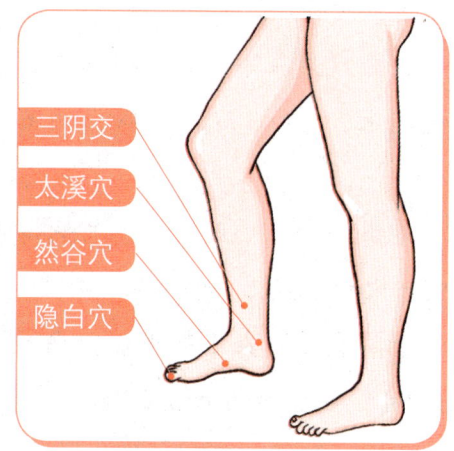

【刮痧操作】

（1）在刮拭部位涂抹刮痧油，刮拭腹部关元穴，用刮板角部自上而下刮拭，以出痧为度。

（2）刮下肢三阴交穴，由上至下，至皮肤发红、皮下紫色痧斑痧痕形成为止。

（3）重刮足部太溪穴、隐白穴和然谷穴，用刮板角部，各30次，以出痧为度。

【刮痧功效】阴虚型崩漏主要症候为出血量少，血色鲜红，五心烦热，失眠盗汗，头晕耳鸣，腰膝酸软。本组刮拭中，三阴交穴具有滋补肝肾、补养精血、调经止带之功效；隐白穴为主治崩漏之穴位；配伍然谷穴、太溪穴、关元穴主治痛经、月经不调、崩漏、带下等症。

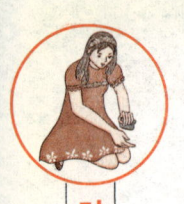

对症刮痧不生病

 **方法4：血瘀型崩漏，刮拭血海等穴化瘀止血**

【刮痧选穴】血海穴、地机穴、三阴交穴、太冲穴。

血海穴：屈膝，在大腿内侧，髌底内侧端上2寸，当股四头肌内侧头的隆起处。

地机穴：在小腿内侧，当内踝尖与阴陵泉穴的连线上，阴陵泉穴下3寸。

三阴交穴：在小腿内侧，当足内踝尖上3寸，胫骨内侧缘后方。

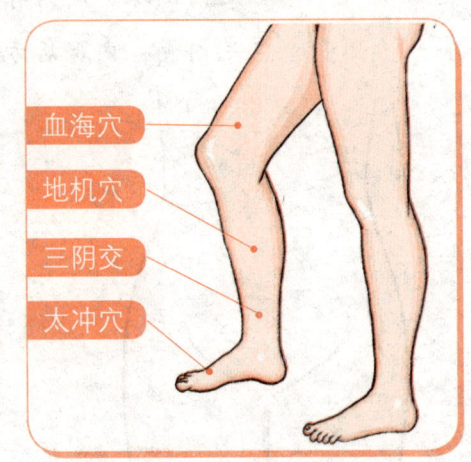

太冲穴：在足背侧，第1、2跖骨结合部之前凹陷处。

【刮痧操作】在刮拭部位涂抹刮痧油，刮拭血海穴、地机穴、三阴交穴、太冲穴，刮至皮肤微紫发红为度。间隔5～7天后或患者无痛感后再实施，10次为1个疗程，间隔10天再进行下一个疗程。

【刮痧功效】血瘀型崩漏主症是漏下淋沥不止，突然又大量出血，血色紫黑有瘀块，小腹疼痛拒按，痛连胁肋或腰部，血块排出时，病势得以减轻。本组刮拭有化瘀止血之功效，能有效防治血瘀型崩漏。

盆腔炎

盆腔炎是指妇女盆腔内生殖器官的炎症，包括子宫肌炎、子宫内膜炎、输卵管炎、卵巢炎、盆腔结缔组织炎和盆腔腹膜炎。一般分为急性和慢性两种。若不及时治疗，可因输卵管闭锁而造成继发性不孕。

【病例验证】

疾病信息：马某，女，34岁。患者4年前就开始出现下腹部痛，呈持续性隐痛，有时加重，按压时疼痛加重，白带多，色黄，味臭，睡眠尚可，大小便正常，舌质红，苔黄腻，脉弦数。经检查：宫体中位，子宫活动受限，附件区压痛，左侧附件增厚，右侧附件可触及3cm×3cm包块，活动差，有压痛，B超检查显示：右侧附件区有炎性包块。诊断：慢性盆腔炎。

具体刮法：取脾俞穴、肾俞穴、次髎穴、下髎穴、白环俞穴，在涂抹刮痧油后，行刮痧治疗，每周2次，刮痧治疗5次后，腹痛较前减轻，继续治疗15次，下腹疼痛完全消失，除经期稍感小腹胀痛外，余无不适，妇科检查左侧附件正常，右侧附件包块消失，触之稍厚无压痛，病情痊愈。

方法1：急性盆腔炎，刮拭脾俞等穴来得快

【刮痧选穴】脾俞穴、肾俞穴、次髎穴、下髎穴、白环俞穴。

脾俞穴：在背部，当第11胸椎棘突下，旁开1.5寸。

肾俞穴：在腰部，当第2腰椎棘突下，旁开1.5寸。

次髎穴：在骶部，当髂后上棘内下方，适对第2骶后孔处。

下髎穴：在骶部，当中髎穴下方，适对第4骶后孔处。

白环俞穴：在骶部，当骶部正中嵴旁1.5寸，平第4骶后孔。

【刮痧操作】用平面刮法由上而下分段刮拭背部的脾俞穴至肾俞穴、次髎穴至下髎穴、白环俞穴，重点刮白环俞穴。

【刮痧功效】急性盆腔炎多表现为盆腔沉重感，盆腔积液，下腹坠胀，月经量多，高热寒战。本组刮拭有调理气血、益肾固精、调理经带的功效，能治疗急性盆腔炎。

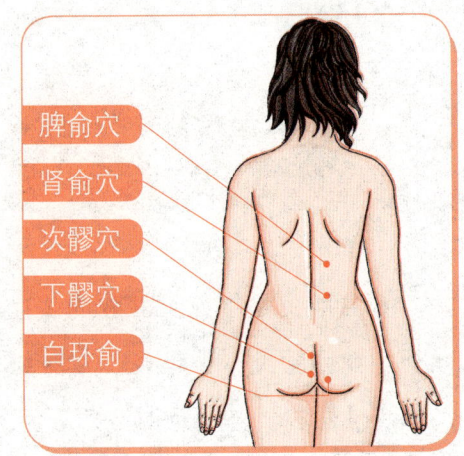

 方法2：慢性盆腔炎，刮拭带脉等穴效果好

【刮痧选穴】带脉穴、气海穴、关元穴。

带脉穴：在侧腹部，章门穴下1.8寸，当第11肋骨游离端下方垂线与脐水平线的交点上。

气海穴：在下腹部，前正中线上，当脐中下1.5寸。

关元穴：在下腹部，前正中线上，当脐中下3寸。

【刮痧操作】用面刮法分别刮拭腹部的带脉穴、气海穴至关元穴。

【刮痧功效】慢性盆腔炎其主要临床表现为月经紊乱、白带增多、腰腹

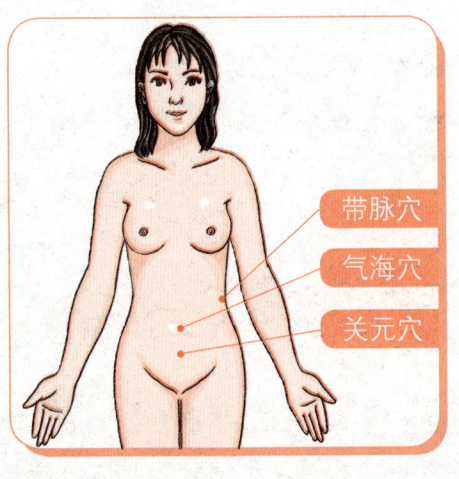

疼痛及不孕等,如已形成慢性附件炎,则可触及肿块。本组刮拭可有效改善慢性盆腔炎症状。

方法3:湿热下注型,刮拭足三里等穴来治疗

【刮痧选穴】足三里穴、复溜穴、阴陵泉穴、三阴交穴。

足三里穴:在小腿前外侧,当犊鼻下3寸,距胫骨前缘1横指(中指)。

复溜穴:在小腿内侧,太溪穴直上2寸,跟腱的前方。

阴陵泉穴:在小腿内侧,当胫骨内侧髁后下方凹陷处。

三阴交穴:在小腿内侧,当足内踝尖上3寸,胫骨内侧缘后方。

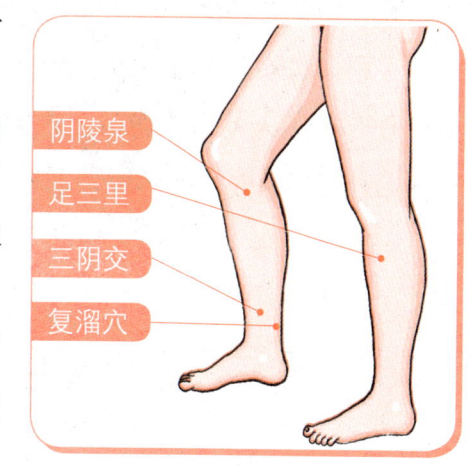

【刮痧操作】用平面按揉法按揉下肢的足三里穴、复溜穴,再用平面刮法刮拭阴陵泉穴至三阴交穴。

【刮痧功效】湿热下注型盆腔炎多表现为小腹胀痛拒按、带下黏腻色黄、大便干结、小便短赤。本组刮拭有助于治疗内湿较重导致的盆腔炎症。

方法4:气滞血瘀型,刮拭血海等穴行气化瘀

【刮痧选穴】血海穴、地机穴、三阴交穴。

血海穴:屈膝,在大腿内侧,髌底内侧端上2寸,当股四头肌内侧头的隆起处。

地机穴：在小腿内侧，当内踝尖与阴陵泉穴的连线上，阴陵泉穴下3寸。

三阴交穴：在小腿内侧，当足内踝尖上3寸，胫骨内侧缘后方。

【刮痧操作】在刮拭部位涂抹刮痧油，刮拭血海穴、地机穴、三阴交穴，刮至皮肤微紫发红为度。间隔5～7天后或患者无痛感后再实施，10次为1个疗程，间隔10天再进行下一个疗程。

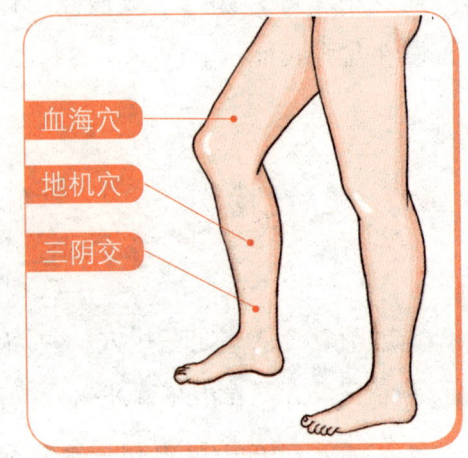

【刮痧功效】气滞血瘀型盆腔炎多表现为小腹刺痛，自觉有肿块，月经下血有块，血块排出后痛减，舌紫暗或有瘀点。本组刮拭具有行气化瘀之功效，有助于缓解气滞血瘀型盆腔炎症。

乳腺增生

乳腺增生是指乳腺组成成分的增生，在结构、数量及组织形态上表现出异常，故称为囊性增生病或乳腺结构不良症。多发于24～40岁的妇女。日常生活中，女性朋友经常进行穴位刮痧可防治乳腺增生，呵护乳房健康。

【病例验证】

疾病信息：王某，女，48岁，双侧乳房出现肿块，胀痛7年，经检查确诊为乳腺增生，多方治疗无效。近因恚怒，肿块明显增大，疼痛加剧，恐生恶物，遂来就诊。经检查，排除恶性肿物。

具体刮法：取肩井穴、天宗穴、外关穴、膻中穴、丰隆穴、太溪穴、行间穴、侠溪穴，在涂抹刮痧油后，行刮痧治疗，各刮至出痧。6周后显效，12周后肿块明显减小，18周后痊愈。随访半年未复发。

方法1：乳腺增生，刮拭太冲、行间两穴

【刮痧选穴】太冲穴、行间穴。

太冲穴：在足背侧，当第1、2跖骨间隙的后方凹陷处。

行间穴：在足背侧，当第1、2趾间，趾蹼缘的后方赤白肉际处。

【刮痧操作】在刮拭部位涂抹刮痧油，刮拭太冲穴、行间穴，刮至皮肤微

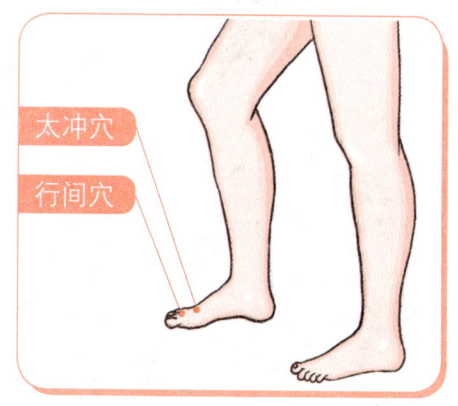

紫发红为度。间隔5～7天后或患者无痛感后再实施，10次为1个疗程，间隔10天再进行下一个疗程。

【刮痧功效】刮拭足背侧的太冲穴和行间穴，是疏解郁闷情绪的开关，能有效防治妇女乳腺增生。

方法2：小叶增生，肩井等穴舒导肝胆，缓解症状

【刮痧选穴】肩井穴、天宗穴、外关穴、丰隆穴、太溪穴、行间穴、侠溪穴。

肩井穴：在肩上，前直乳中，当大椎穴与肩峰端连线的中点上。

天宗穴：在肩胛部，当冈下窝中央凹陷处，与第4胸椎相平。

外关穴：在前臂背侧，当阳池穴与肘尖的连线上，腕背横纹上2寸，尺骨与桡骨之间。

丰隆穴：在小腿前外侧，当外踝尖上8寸，条口穴外，距胫骨前缘2横指（中指）。

太溪穴：在足内侧，内踝后方与脚跟骨筋腱之间的凹陷处。

行间穴：在足背侧，当第1、2趾间，趾蹼缘的后方赤白肉际处。

侠溪穴：在足背外侧，当第4、5趾缝间，趾蹼缘后方赤白肉际处。

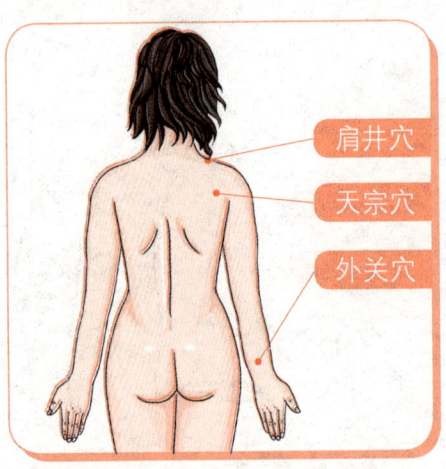
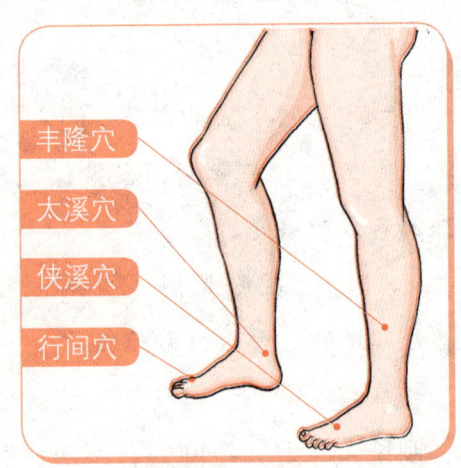

【刮痧操作】

（1）在刮拭部位涂抹刮痧油。由于肩背部肌肉丰富，用力宜重，分别刮拭肩部肩井穴和背部天宗穴，出痧。

（2）重刮上肢外侧外关穴30次，以出痧为度。

（3）刮下肢外侧丰隆穴和足部太溪穴，各30次，可不出痧。

（4）最后重刮足背部行间穴、侠溪穴，出痧。

【刮痧功效】乳腺小叶增生属于乳腺增生的初期增生，多发生于25～35岁，是最常见的乳腺疾病。中医对于乳腺增生一般采用疏肝解郁、行气化瘀的方法治疗。本组刮拭具有疏导肝胆郁结之气的作用，能有效治疗乳腺增生病。

方法3：乳腺疾患，刮拭妇科要穴——膻中穴

【刮痧选穴】膻中穴。

膻中穴：在前正中线上，两乳头连线的中点。

【刮痧操作】在刮拭部位涂抹刮痧油，刮拭胸部膻中穴，用刮板角部，不宜重刮，30次，以出痧为度。

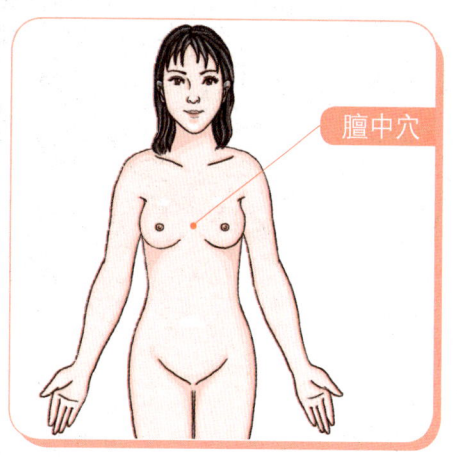

【刮痧功效】膻中穴主要治疗范围可以概括为两个方面，心肺疾患和乳腺系统相关疾患。由于它归属任脉，临近乳房，是预防和治疗乳腺系统相关疾患必用的穴位，故为"妇科要穴"之一。

第十章 五官病怎么刮

五官集中于人体头部，可谓各系统的指挥所、司令部。它的正常、高效运转，需要有力支撑；它的维护、保养，依赖有效手段。因此，对其各种疾病诊断治疗就必须做到正确、无误、及时、迅速且较少有负面效应。而刮痧对于耳、鼻、眼、舌、口疾患而言，正是一种较佳的选择。

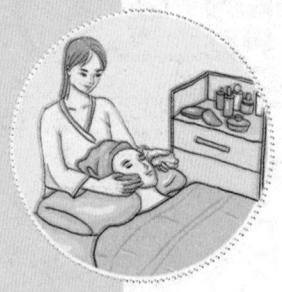

- 耳 鸣
- 眼 病
- 鼻 炎
- 牙 痛
- 咽喉肿痛

本章看点 ▼

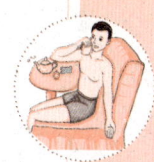
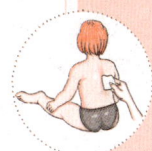
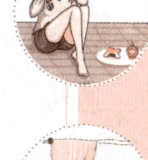
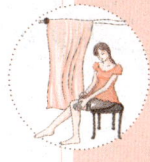

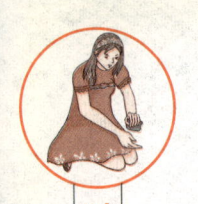

耳鸣

耳鸣是老年人的常见病、多发病,指耳中自觉作响,甚如蝉鸣或打雷。中医学认为,耳鸣多因肾虚或肝胆火盛所致。常见于高血压、脑动脉硬化、贫血、心脏病、慢性肾炎、慢性肝炎以及多种内耳病变中。采用刮痧疗法治疗耳鸣,简便有效。

【病例验证】

疾病信息:关某,男,57岁,耳鸣2个月,因家庭琐事争吵后病情加重,伴口苦,自觉耳中暴鸣如钟鼓,急躁易怒,舌红,脉弦。

具体刮法:取耳门穴、听宫穴、听会穴、翳风穴、外关穴、风池穴、曲池穴、合谷穴,在涂抹刮痧油后,行刮痧治疗,每日1次。1周后痊愈。

 方法1:虚证型耳鸣,刮肝俞等穴补虚止头晕

【刮痧选穴】耳门穴、听宫穴、听会穴、肝俞穴、肾俞穴、三阴交穴、太溪穴。

耳门穴:在面部,当耳屏上切迹的前方,下颌骨髁状突后缘,张口有凹陷处。

听宫穴:在面部,耳屏前,下颌骨髁状突的后方,张口时呈凹陷处。

听会穴:在面部,当耳屏间切迹的

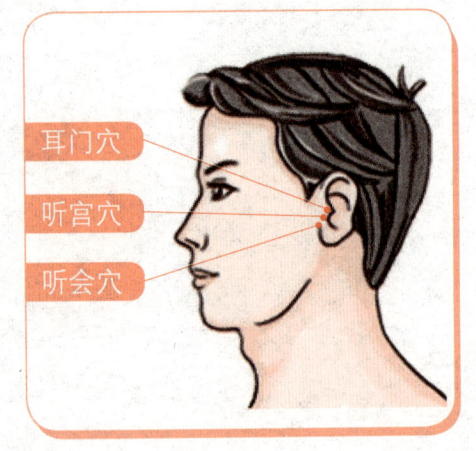

前方，下颌骨髁状突的后缘，张口有凹陷处。

肝俞穴：在背部，当第9胸椎棘突下，旁开1.5寸。

肾俞穴：在腰部，当第2腰椎棘突下，旁开1.5寸。

三阴交穴：在小腿内侧，当足内踝尖上3寸，胫骨内侧缘后方。

太溪穴：在足内侧，内踝后方与脚跟骨筋腱之间的凹陷处。

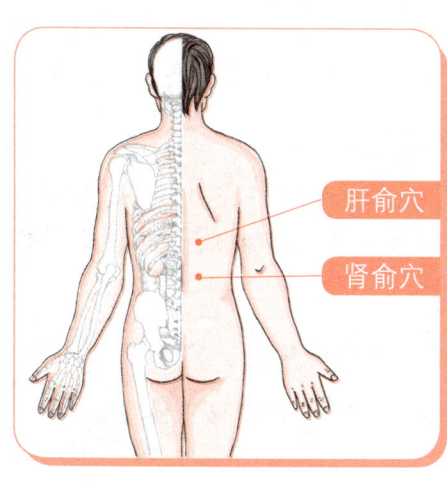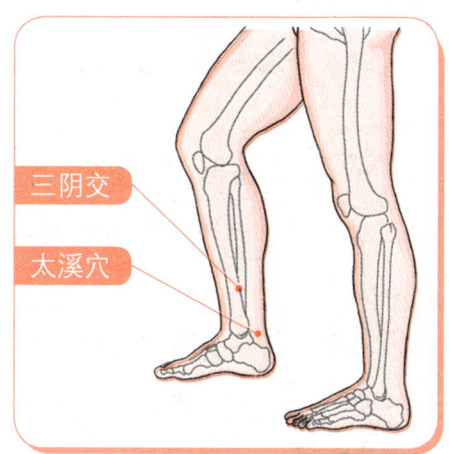

【刮痧操作】

（1）在刮拭部位涂抹刮痧油，刮头部耳门穴、听宫穴、听会穴，因为面部出痧影响美观，因此手法要轻柔，以不出痧为度，且面部不需涂抹刮痧油，通常用补法，忌用重力大面积刮拭，方向由内向外按肌肉走向刮拭，可每天1次。

（2）刮拭背部肝俞穴至肾俞穴，宜用刮板角部从上向下刮拭，应一次到位，中间不要停顿，以出痧为度。

（3）刮下肢内侧三阴交穴，由上至下，中间不宜停顿，至皮肤发红、皮下紫色痧斑痧痕形成为止。

（4）重刮足部太溪穴，用刮板角部，重刮30次，出痧。

【刮痧功效】虚证型耳鸣多表现为耳鸣伴有头晕、目眩、腰痛等。本组刮拭具有补虚止头晕的功效，主治耳鸣以及其他常见的耳部疾病。

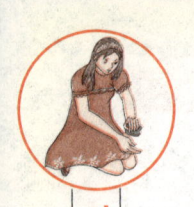

对症刮痧不生病

 方法2：实证型耳鸣，刮拭听宫等穴泄实除耳鸣

【刮痧选穴】耳门穴、听宫穴、听会穴、翳风穴、外关穴、风池穴、曲池穴、合谷穴。

耳门穴：在面部，当耳屏上切迹的前方，下颌骨髁状突后缘，张口有凹陷处。

听宫穴：在面部，耳屏前，下颌骨髁状突的后方，张口时呈凹陷处。

听会穴：在面部，当耳屏间切迹的前方，下颌骨髁状突的后缘，张口有凹陷处。

翳风穴：在耳垂后方，当乳突与下颌骨之间凹陷处。

外关穴：在前臂背侧，当阳池穴与肘尖的连线上，腕背横纹上2寸，尺骨与桡骨之间。

风池穴：在项部，当枕骨之下，与风府穴相平，胸锁乳突肌与斜方肌上端之间的凹陷处。

曲池穴：在肘横纹外侧端，屈肘，当尺泽穴与肱骨外上髁连线中点。

合谷穴：在手背，第1、2掌骨间，当第2掌骨桡侧的中点处。

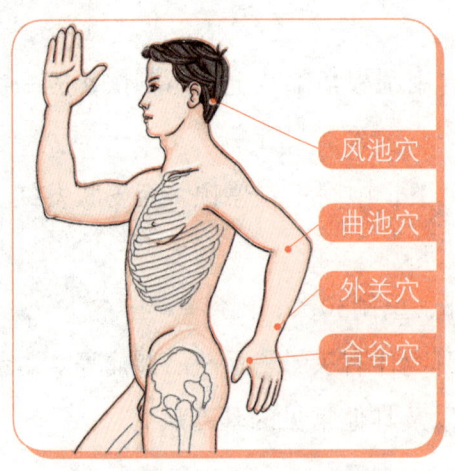
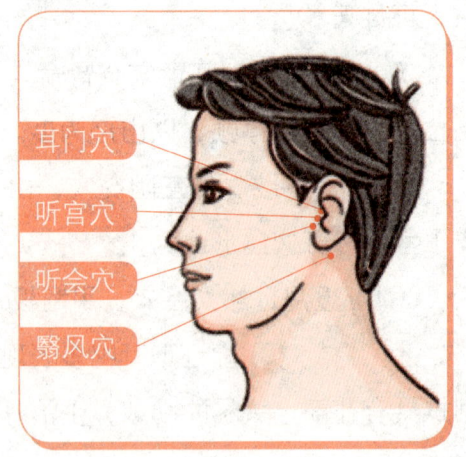

【刮痧操作】

（1）在刮拭部位涂抹刮痧油，刮面部耳门穴、听宫穴、听会穴，因为面部出痧影响美观，因此手法要轻柔，以不出痧为度，且面部不需涂抹刮痧油，通常用补法，忌用重力大面积刮拭，方向由内向外按肌肉走向刮拭，可每天1次。

（2）刮拭颈后部翳风穴至风池穴，可重刮，以出痧为度。

（3）重刮上肢外侧曲池穴至外关穴，由上至下，中间不宜停顿，一次刮完，至皮肤发红、皮下紫色痧斑痧痕形成为止。

（4）重刮手部合谷穴30次，可不出痧。

【刮痧功效】实证型耳鸣临床特点为耳中暴鸣如钟鼓。本组刮拭具有泄实之功效，主治耳鸣。

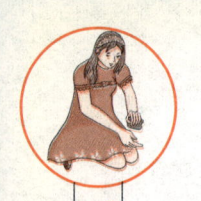

牙 痛

牙痛是指以牙齿及牙龈红肿疼痛为主要表现的病症，为口腔疾患中常见的症状之一，可见于西医学的龋齿、牙髓炎、根尖周围炎和牙本质过敏等。遇冷、热、酸、甜等刺激时牙痛发作或加重，属中医的"牙宣""骨槽风"范畴。

【病例验证】

疾病信息：杨某，女，29岁。突发牙痛，牙龈红肿，大便干燥，口渴喜饮，舌红，脉弦。

具体刮法：取颊车穴、下关穴、合谷穴、内庭穴、二间穴，在涂抹刮痧油后，行刮痧治疗，每日1次。第1次治疗后，牙痛缓解，继续治疗1周后，牙痛症状消失。

 **方法1：实火牙痛，刮拭颊车等穴消肿止痛**

【刮痧选穴】颊车穴、下关穴、合谷穴、内庭穴、二间穴。

颊车穴：在面颊部，下颌角前上方约1横指（中指），当咀嚼时咬肌隆起，按之凹陷处。

下关穴：在面部耳前方，当颧弓与下颌切迹所形成的凹陷中。

合谷穴：在手背，第1、2掌骨间，当第2掌骨桡侧的中点处。

内庭穴：在足背，第2、3趾间缝纹端。

二间穴：微握拳，在手示指本节（第2掌指关节）前，桡侧凹陷处。

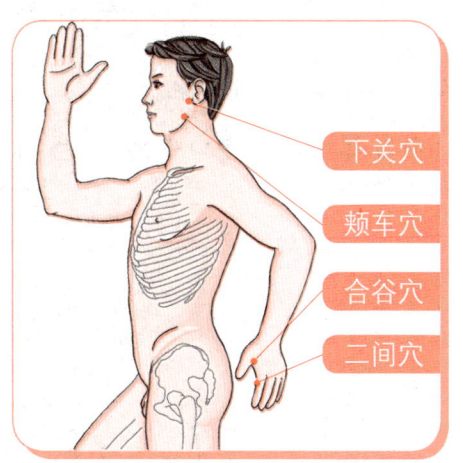
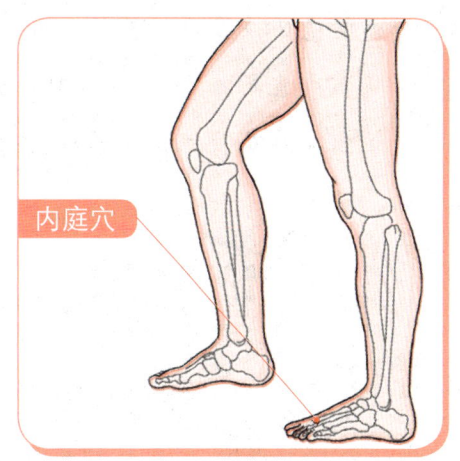

【刮痧操作】

（1）在刮拭部位涂抹刮痧油，点揉下关穴、颊车穴，用力宜重。

（2）重刮手部合谷穴和二间穴，至皮肤发红、皮下紫色痧斑痧痕形成为止。

（3）重刮足部内庭穴，用刮板角部，30次，出痧。

【刮痧功效】实火牙痛表现为牙痛甚剧，牙龈红肿，兼口臭口渴，便秘。本组刮拭中，颊车穴可以起到解痉止痛、活血消肿的作用；下关穴功能清热止痛，主治阳明热邪上扰之牙痛；合谷穴可以起到疏风解表、活络镇痛的作用；内庭穴能起到止痛消肿的效果；二间穴属手阳明大肠经之荥穴，有清热消肿、止痛止血的作用。几穴配伍，可有效治疗实火牙痛。

 ## 方法2：虚火牙痛，刮拭太溪等穴除火清热

【刮痧选穴】太溪穴、合谷穴、颊车穴、下关穴、行间穴。

太溪穴：在足内侧，内踝后方与脚跟骨筋腱之间的凹陷处。

合谷穴：在手背，第1、2掌骨间，当第2掌骨桡侧的中点处。

颊车穴：在面颊部，下颌角前上方约1横指（中指），当咀嚼时咬肌隆

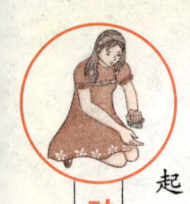

起，按之凹陷处。

下关穴：在面部耳前方，当颧弓与下颌切迹所形成的凹陷中。

行间穴：在足背侧，当第1、2趾间，趾蹼缘的后方赤白肉际处。

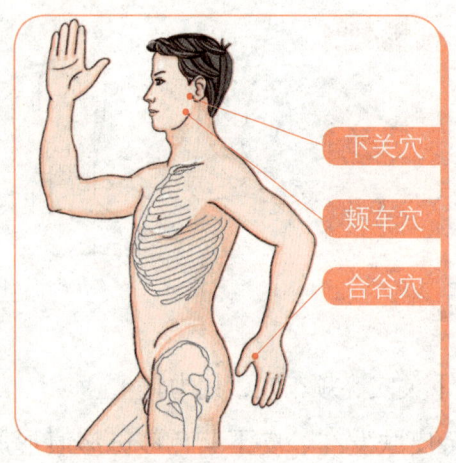
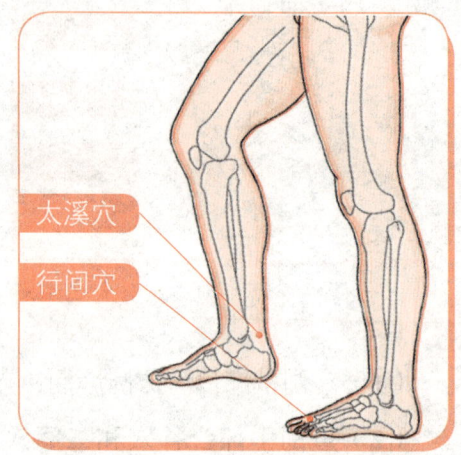

【刮痧操作】

（1）在刮拭部位涂抹刮痧油，先点揉下关穴、颊车穴，用力宜重。

（2）重刮手部合谷穴，至皮肤发红、皮下紫色痧斑痧痕形成为止。

（3）重刮足部太溪穴、行间穴，用刮板角部，各30次，出痧。

【刮痧功效】虚火牙痛表现为牙痛隐隐，时作时止，常在夜晚加重，呈慢性轻微疼痛，齿龈松动，咀嚼无力。本组刮拭对防治牙根无故疼痛和风火牙痛，有很好的疗效。

眼病

眼睛被誉为"心灵的窗户"。它是五官之首，是人体的重要器官，对于人们的工作、学习和生活均至关重要。人人都希望自己有双明亮而有神的眼睛，但是，从出生以来，眼睛就饱受风吹日晒之苦，我们却很少关注它、保护它……了解刮痧，教你爱眼有方。

【病例验证】

疾病信息：董某，女，25岁。3个月前发现眼睑患睑腺炎（俗称麦粒肿），先后反复出现多个，长期不愈。用药后效果不显。经检查：左右上下眼睑，共有大小不等6个肿粒，以最早发的一个为最大，有黄豆粒大小，已经成为硬结，其余有的红肿，有的化脓。手足心热，食欲尚可，舌质略红，口干，苔少。

具体刮法：取曲池穴、内庭穴、行间穴、支沟穴、少冲穴，在涂抹刮痧油后，行刮痧治疗，每周2次。1周后症状明显好转，全部肿粒均有缩小，化脓的肿粒脓已排净，没有新发。2周后，肿粒大部分被完全吸收，只有最早发出的1个尚在，半个大米粒大小。3周后，症状继续好转，剩余半个米粒大小肿粒也基本消失。

方法1：青少年近视，刮拭攒竹等穴恢复视力

【刮痧选穴】攒竹穴、睛明穴、瞳子髎穴、承泣穴、肝俞穴、肾俞穴、光明穴。

攒竹穴：在面部，当眉头陷中，眶上切迹处。

晴明穴：在面部，目内眦角稍上方凹陷处。

瞳子髎穴：在面部，目外眦旁，当眶外侧缘处。

承泣穴：在面部，瞳孔直下，当眼球与眶下缘之间。

肝俞穴：在背部，当第9胸椎棘突下，旁开1.5寸。

肾俞穴：在腰部，当第2腰椎棘突下，旁开1.5寸。

光明穴：在小腿外侧，当外踝尖上5寸，腓骨前缘。

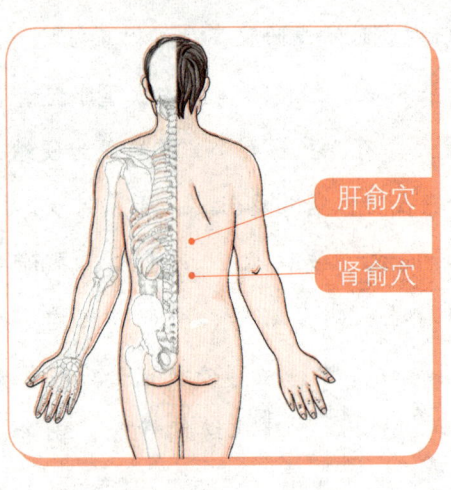
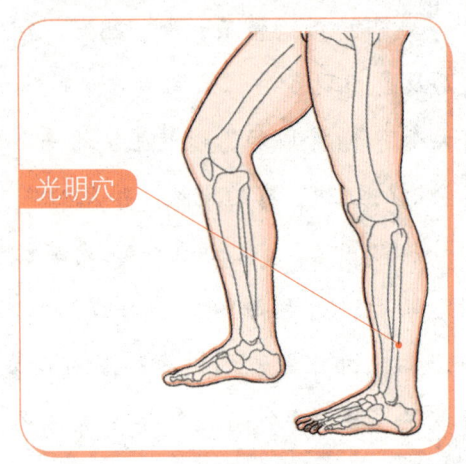

【刮痧操作】在刮拭部位涂抹刮痧油，先点按面部攒竹穴、晴明穴、瞳子髎穴、承泣穴，然后刮拭肝俞穴、肾俞穴，再配合刮拭下肢外侧光明穴，至皮肤出现痧痕为止。

【刮痧功效】本组刮拭是将循经取穴和随症取穴相结合，根据相互关联的传入神经，在体表相应部位选取刺激点，通过刮痧手法，调节视觉神经通路，刺激中枢视皮质，从而恢复视力。

 ## 方法2：睑腺炎，刮拭合谷等穴消肿止痛

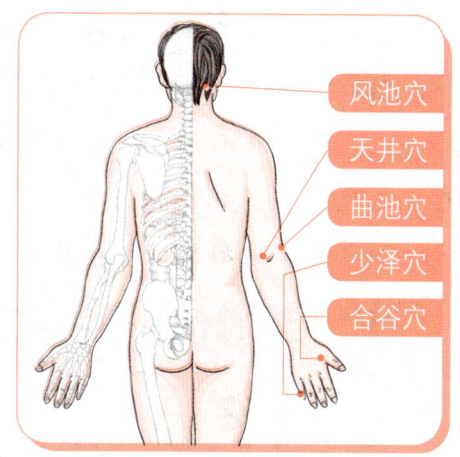

【刮痧选穴】合谷穴、天井穴、风池穴、少泽穴、曲池穴。

合谷穴：在手背，第1、2掌骨间，当第2掌骨桡侧的中点处。

天井穴：在上臂外侧，屈肘时，肘尖直上1寸凹陷处。

风池穴：在项部，当枕骨之下，与风府穴相平，胸锁乳突肌与斜方肌上端之间的凹陷处。

少泽穴：小指末节尺侧，距指甲角0.1寸。

曲池穴：在肘横纹外侧端，屈肘，当尺泽穴与肱骨外上髁连线中点。

【刮痧操作】

（1）在刮拭部位涂抹刮痧油，重刮颈后部风池穴，刮至患者不能耐受为止。

（2）分别刮拭上肢外侧曲池穴、天井穴和手部合谷穴、少泽穴，各30次，出痧为度。

【刮痧功效】睑腺炎（俗称麦粒肿）是感受外邪，眼睑边缘生小硬结，红肿疼痛，形似麦粒，易于溃脓之眼病。多生于一眼，且有惯发性，患者青年较多见。本组刮拭给予活血化瘀，消肿止痛，宣通气血，故对睑腺炎治疗有良效。

 ## 方法3：老年性白内障，刮拭鱼腰等穴见奇效

【刮痧选穴】鱼腰穴、睛明穴、攒竹穴、风池穴、肝俞穴、肾俞穴、

足三里穴。

鱼腰穴：在额部，瞳孔直上，眉毛中。

睛明穴：在面部，目内眦角稍上方凹陷处。

攒竹穴：在面部，当眉头陷中，眶上切迹处。

风池穴：在项部，当枕骨之下，与风府穴相平，胸锁乳突肌与斜方肌上端之间的凹陷处。

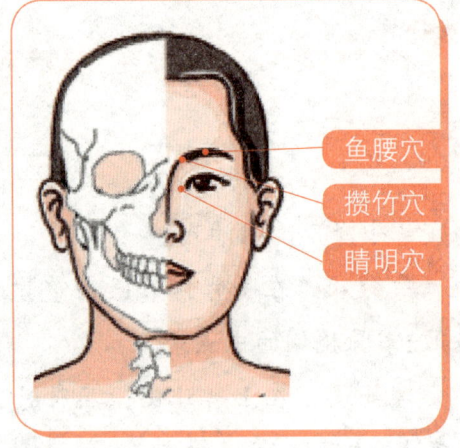

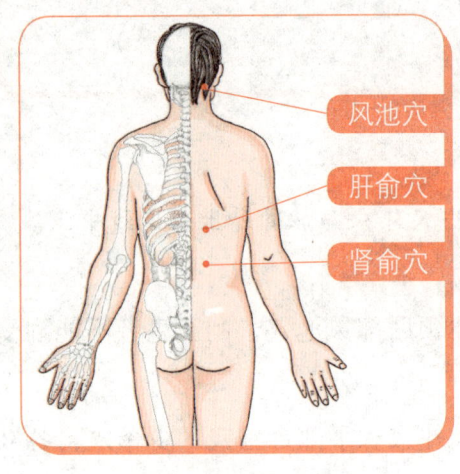

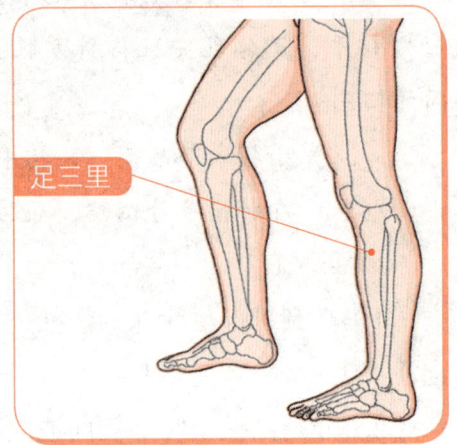

肝俞穴：在背部，当第9胸椎棘突下，旁开1.5寸。

肾俞穴：在腰部，当第2腰椎棘突下，旁开1.5寸。

足三里穴：在小腿前外侧，当犊鼻下3寸，距胫骨前缘1横指（中指）。

【刮痧操作】在刮拭部位涂抹刮痧油，刮拭鱼腰穴、睛明穴、攒竹穴、风池穴、肝俞穴、肾俞穴、足三里穴，在刮拭头面部穴位时手法不宜过重，在刮拭下肢及背部穴位时手法可略微加重。

【刮痧功效】老年性白内障是由于老年人眼晶体退化，细胞代谢障碍，使晶体透明度下降，混浊，逐渐出现视力模糊的慢性常见眼病。本组刮拭不但可以预防老花眼，同时也可以防治50岁后易患的老年性白内障。

 **方法4：迎风流泪，刮拭太阳等穴泪水止得快**

【刮痧选穴】太阳穴、风池穴。

太阳穴：在耳郭前面，前额两侧，外眼角延长线的上方。

风池穴：在项部，当枕骨之下，与风府穴相平，胸锁乳突肌与斜方肌上端之间的凹陷处。

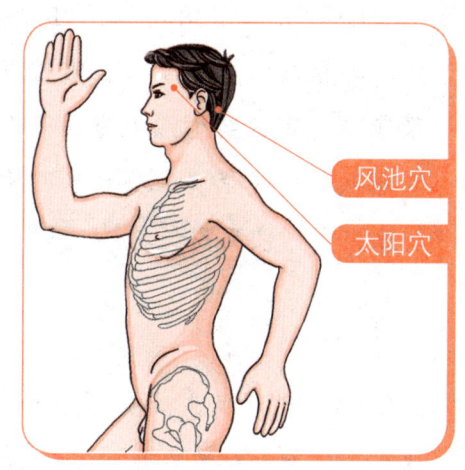

【刮痧操作】在刮拭部位涂抹刮痧油，刮拭太阳穴、风池穴，在刮拭头面部穴位时手法不宜过重。

【刮痧功效】人们通常所说的"迎风流泪"，在现代医学中称之为"溢泪症"。多表现为遇冷风刺激，就不由自主地流泪。采用局部刮痧有助于增加眼部血液循环，促进泪液水汽扩散，对流泪有一定的防治作用。

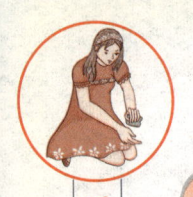

咽喉肿痛

咽喉肿痛是指咽喉部红肿疼痛的症状。多见于外感及咽喉部疾病。咽接食管，通于胃；喉接气管，通于肺。如外感风热之邪熏灼肺系或肺、胃二经郁热上壅，而致咽喉肿痛，属实热证；如肾阴不能上润咽喉，虚火上炎，亦可致咽喉肿痛，属阴虚证。用刮痧来治疗咽喉肿痛，见效快又安全。

【病例验证】

疾病信息：周某，女，28岁。因患急性咽喉炎，咽下疼痛难忍，甚则饮水也感疼痛，伴有发热恶寒、四肢酸痛、烦躁无汗、表情痛苦。

具体刮法：取尺泽穴、合谷穴、廉泉穴、天突穴，在涂抹刮痧油后，行刮痧治疗，每周2次。1周后，发热恶寒、四肢酸痛、烦躁无汗、表情痛苦症状消除，但仍有吞咽困难。继续治疗1周，症状消除，患者痊愈。

 **方法1：风热外袭，刮拭少商等穴清咽止痛**

【刮痧选穴】少商穴、商阳穴、尺泽穴、合谷穴、廉泉穴、天突穴。

少商穴：在手拇指末节桡侧，距指甲角0.1寸。

商阳穴：在手示指末节桡侧，距指甲角0.1寸。

尺泽穴：在肘横纹中，肱二头肌腱桡侧凹陷处。

合谷穴：在手背，第1、2掌骨间，当第2掌骨桡侧的中点处。

廉泉穴：在颈部，当前正中线上，喉结上方，舌骨上缘凹陷处。

天突穴：在颈部，当前正中线上，两锁骨中间，胸骨上窝中央。

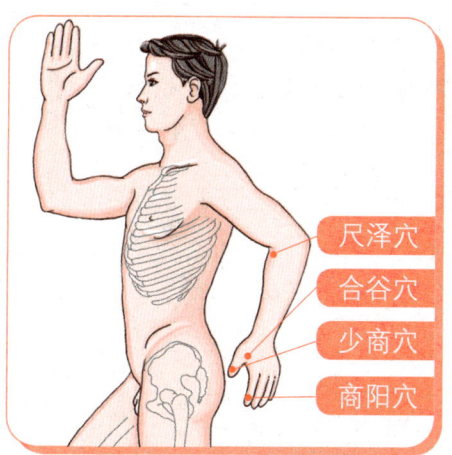 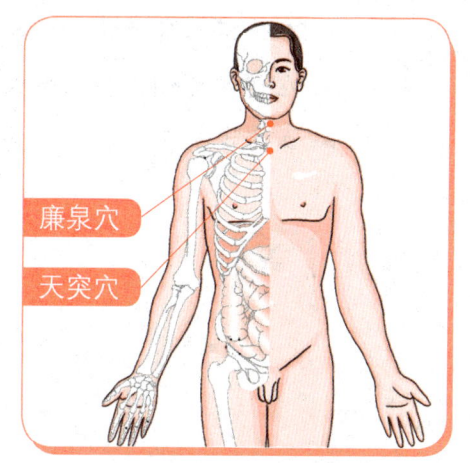

【刮痧操作】在刮拭部位涂抹刮痧油，先刮颈部天突穴、廉泉穴，再刮前臂尺泽穴，然后刮手部合谷穴，最后放痧少商穴、商阳穴。

【刮痧功效】风热外袭表现为咽喉红肿疼痛，有干燥灼热感，吞咽不利，伴恶寒发热。本组刮拭中，少商穴、商阳穴分别为手太阴经、手阳明经井穴，刺血可清泻肺热；尺泽穴为手太阴经合穴，取实则泻其子之意；合谷穴疏风解表，清咽止痛；廉泉穴、扶突穴清利咽喉。

 方法2：肺胃实热，刮拭内庭等穴消肿止痛

【刮痧选穴】内庭穴、天突穴、丰隆穴、少商穴、支沟穴、天枢穴。

内庭穴：在足背，第2、3趾间缝纹端。

天突穴：在颈部，当前正中线上，两锁骨中间，胸骨上窝中央。

丰隆穴：在小腿前外侧，当外踝尖上8寸，条口穴外，距胫骨前缘2横指（中指）。

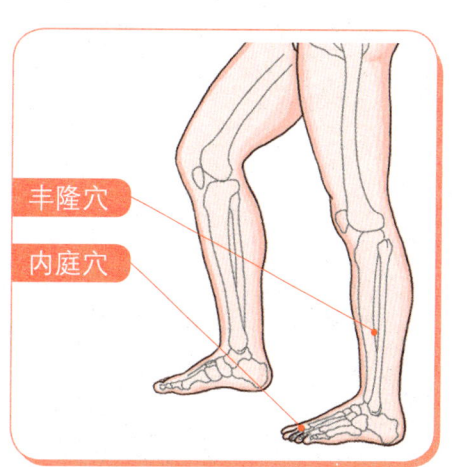

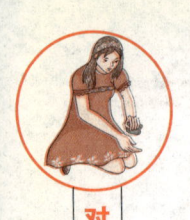

少商穴：在手拇指末节桡侧，距指甲角0.1寸。

支沟穴：在前臂背侧，当阳池穴与肘尖的连线上，腕背横纹上3寸。

天枢穴：在腹中部，平脐中，距脐中2寸。

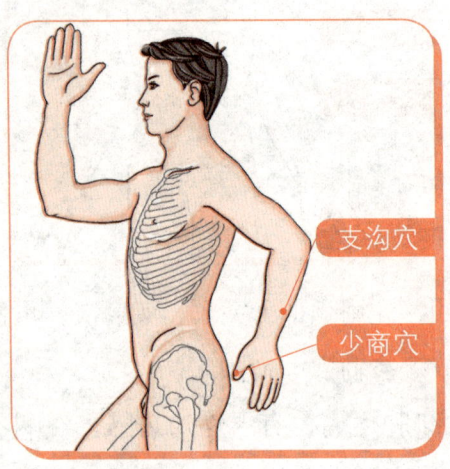
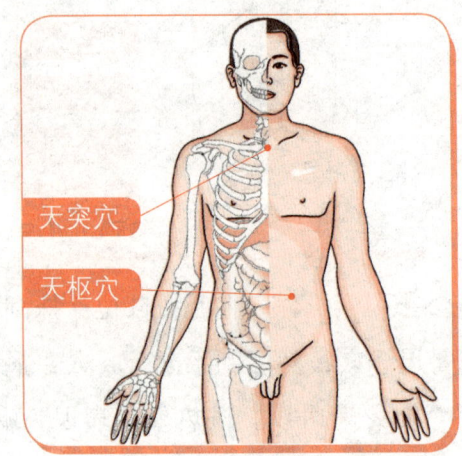

【刮痧操作】在刮拭部位涂抹刮痧油，先刮颈部天突穴，然后刮腹部天枢穴，再刮前臂支沟穴，放痧少商穴，刮下肢丰隆穴，最后刮足部内庭穴。

【刮痧功效】肺胃实热表现为咽喉赤肿疼痛，痛连耳根和颌下，颌有硬结，压痛明显，伴高热、头痛、腹胀、便秘。本组刮拭中，内庭穴清足阳明经郁热，消肿止痛；少商穴、天突穴可清利咽喉；丰隆穴为足阳明经络穴，泻之以清热涤痰；支沟穴、天枢穴通调腑气，治便秘、腹胀。

鼻　炎

鼻炎是指鼻腔黏膜和黏膜下组织的炎症，从发病的急缓及病程的长短来说，可分为急性鼻炎和慢性鼻炎。此外，还有一种十分常见的与外界环境有关的过敏性鼻炎。刮痧让你保持顺畅呼吸，摆脱鼻炎的困扰。

【病例验证】

疾病信息：李某，女，46岁。患者每到春季，喷嚏频作，流泪，鼻流清涕，间歇性发作3余年，曾在某医院诊断为过敏性鼻炎，屡用中西药治疗，效果不明显。经检查：鼻黏膜淡白，舌淡，苔薄，脉沉弱。证属肺脾气虚，卫阳失固。治宜健脾益气，温阳散寒，佐以通窍。

具体刮法：取迎香穴、曲池穴、合谷穴、少商穴、鱼际穴、睛明穴、攒竹穴、风池穴，在涂抹刮痧油后，行刮痧治疗，共行刮痧治疗10次，患者精神振作，诸症悉除，随访未再发。

方法1：急性鼻炎，刮拭上星等穴通经活络利鼻窍

【刮痧选穴】上星穴、风池穴、印堂穴、太阳穴、迎香穴、中府穴、膻中穴、尺泽穴、列缺穴、合谷穴。

上星穴：在头部，当前发际正中直上1寸。

风池穴：在项部，当枕骨之下，与风府穴相平，胸锁乳突肌与斜方肌上端之间的凹陷处。

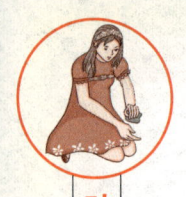

印堂穴：在额部，两眉头的中间。

太阳穴：在耳郭前面，前额两侧，外眼角延长线的上方。

迎香穴：在鼻翼外缘中点旁，当鼻唇沟中。

中府穴：在胸外侧部，云门穴下1寸，平第1肋间隙处，距前正中线6寸。

膻中穴：在前正中线上，两乳头连线的中点。

尺泽穴：在肘横纹中，肱二头肌腱桡侧凹陷处。

列缺穴：在前臂桡侧缘，桡骨茎突上方，腕横纹上1.5寸处，当肱桡肌与拇长展肌腱之间。

合谷穴：在手背，第1、2掌骨间，当第2掌骨桡侧的中点处。

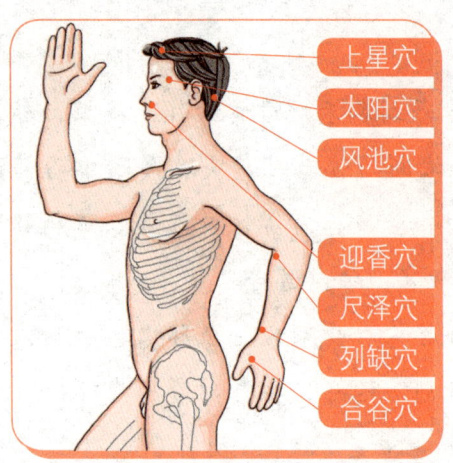

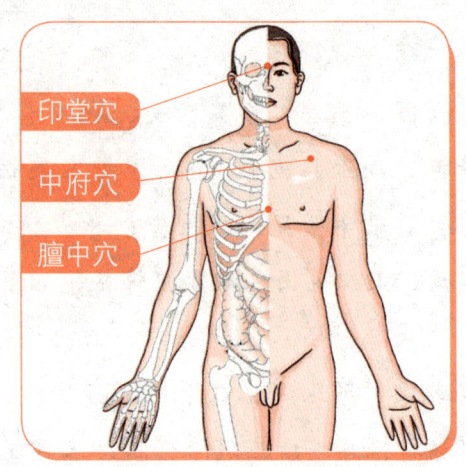

【刮痧操作】在刮拭部位涂抹刮痧油，用面刮法刮拭头部的上星穴、风池穴，用平面按揉法按揉脸部的印堂穴、太阳穴、迎香穴；用平面刮法刮拭胸部的中府穴、膻中穴；用平面刮法由上而下刮拭上肢的尺泽穴至列缺穴，用平面按揉法按揉合谷穴。

【刮痧功效】急性鼻炎起病时有轻度恶寒发热，全身不适，鼻咽部有灼热感，鼻内发干、发痒、打喷嚏。本组刮拭可通经活络利鼻窍，能治疗急性鼻炎等鼻部疾病。

 ## 方法2：慢性鼻炎，刮拭百会等穴增强鼻抗力

【刮痧选穴】百会穴、通天穴、上星穴、风池穴、印堂穴、攒竹穴、太阳穴、迎香穴、合谷穴。

百会穴：在头顶正中线，前发际直上5寸，或两耳尖连线中点处。

通天穴：在头部，当前发际正中直上4寸，旁开1.5寸。

上星穴：在头部，当前发际正中直上1寸。

风池穴：在项部，当枕骨之下，与风府穴相平，胸锁乳突肌与斜方肌上端之间的凹陷处。

印堂穴：在额部，两眉头的中间。

攒竹穴：在面部，当眉头陷中，眶上切迹处。

太阳穴：在耳郭前面，前额两侧，外眼角延长线的上方。

迎香穴：在鼻翼外缘中点旁，当鼻唇沟中。

合谷穴：在手背，第1、2掌骨间，当第2掌骨桡侧的中点处。

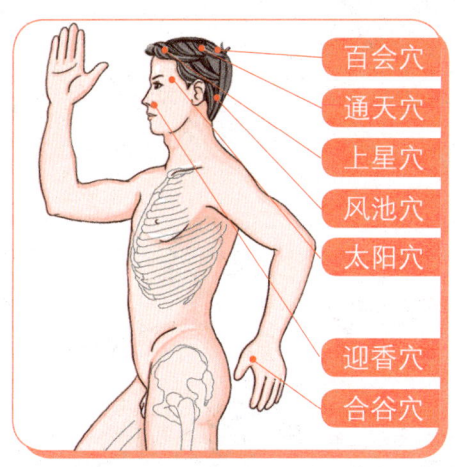 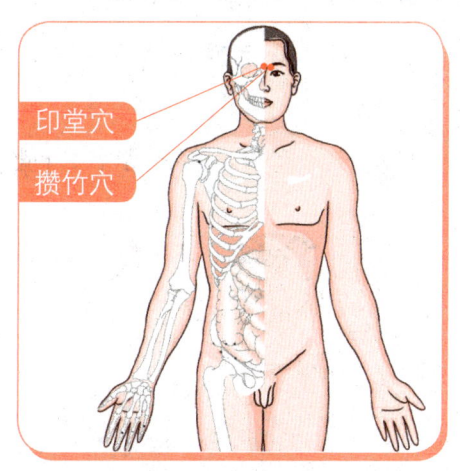

【刮痧操作】在刮拭部位涂抹刮痧油，用水牛角刮痧板刮拭头部的百会穴、通天穴、上星穴、风池穴；用平面按揉法分别刮拭面部的印堂穴、攒竹穴、太阳穴、迎香穴；最后以垂直按揉法按揉上肢部的合谷穴。

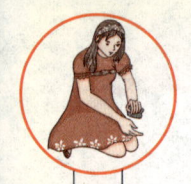

对症刮痧不生病

【刮痧功效】慢性鼻炎以鼻塞、嗅觉失灵为特征。中医学认为，慢性鼻炎主要与肺的功能有关，因为"鼻为肺之窍"，鼻的各种功能正常，主要依赖肺气的作用。刮拭相应穴位能宣肺通窍，清热消炎，增强鼻的抗病能力。

 方法3：过敏性鼻炎，刮拭迎香等穴来断根

【刮痧选穴】迎香穴、曲池穴、合谷穴、少商穴、鱼际穴、睛明穴、攒竹穴、风池穴、印堂穴、鼻通穴、定喘穴。

迎香穴：在鼻翼外缘中点旁，当鼻唇沟中。

曲池穴：在肘横纹外侧端，屈肘，当尺泽穴与肱骨外上髁连线中点。

合谷穴：在手背，第1、2掌骨间，当第2掌骨桡侧的中点处。

少商穴：在手拇指末节桡侧，距指甲角0.1寸。

鱼际穴：在手拇指本节（第1掌指

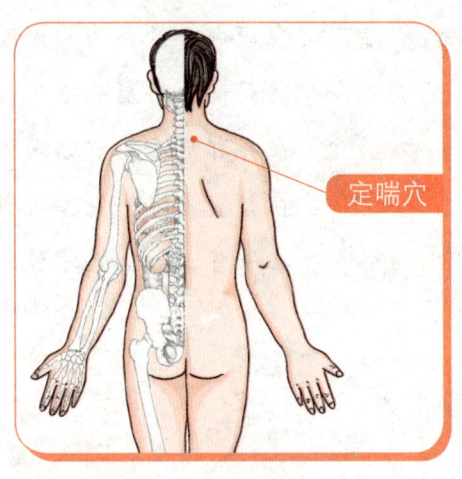

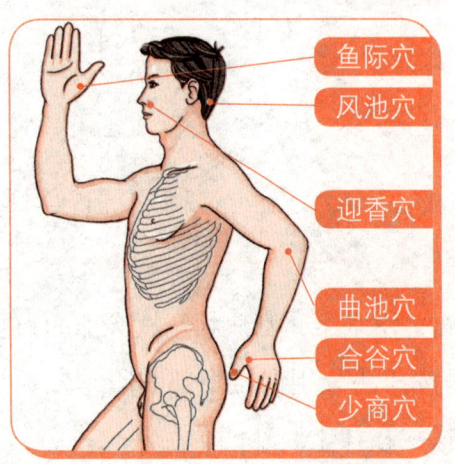

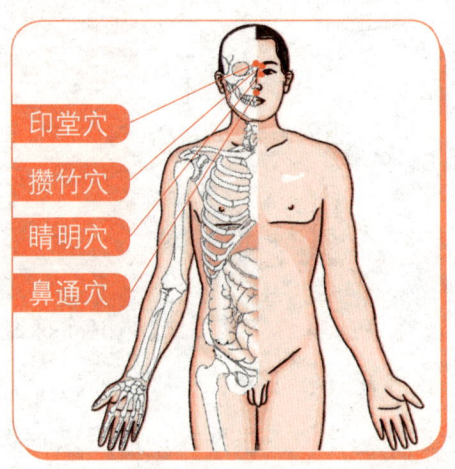

关节）后凹陷处，约当第1掌骨中点桡侧，赤白肉际处。

睛明穴：在面部，目内眦角稍上方凹陷处。

攒竹穴：在面部，当眉头陷中，眶上切迹处。

风池穴：在项部，当枕骨之下，与风府穴相平，胸锁乳突肌与斜方肌上端之间的凹陷处。

印堂穴：在额部，两眉头的中间。

鼻通穴：在面部，当鼻翼软骨与鼻甲的交界处，近鼻唇沟上端。

定喘穴：在背部，当第7颈椎棘突下，旁开0.5寸。

【刮痧操作】在刮拭部位涂抹刮痧油，先从迎香穴刮至少商穴，再从睛明穴刮至攒竹穴，最后重刮风池穴、曲池穴、合谷穴、鱼际穴、印堂穴、鼻通穴、定喘穴，以皮肤发红、皮下有瘀血点、痧斑为度。每3~4天1次，连续刮拭10周。

【刮痧功效】过敏性鼻炎临床特征有鼻黏膜潮湿、水肿、鼻炎、鼻塞、流涕、喷嚏、咳嗽、嗅觉减退等。本组刮拭具有通鼻开窍、益气固表、疏风宣肺之功效，用于治疗过敏性鼻炎、鼻窦炎等鼻病。

第十一章 儿科病怎么刮

孩子是家庭的太阳,祖国的希望,尤其是在目前国家实施的生育政策下,孩子罹患各种各样的疾病之后,更是要关爱备至,精心呵护。而在对小儿疾病的诊治实践中,刮痧作为一种痛苦小、见效快的方法,应当放在举足轻重的位置。

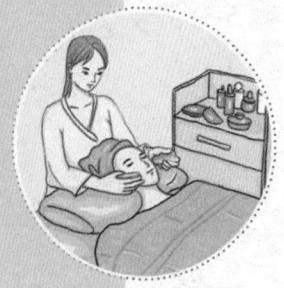

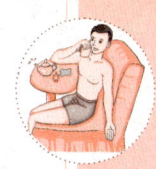
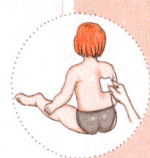
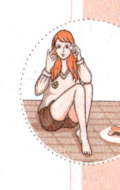
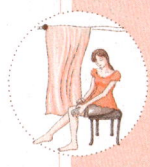

本章看点

- 百日咳
- 小儿便秘
- 小儿疳积
- 小儿夜啼
- 小儿腹泻
- 小儿遗尿

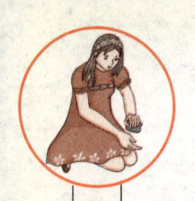

百日咳

百日咳是小儿常见的一种呼吸道疾病,是由百日咳杆菌所传染的。以阵发性痉挛性咳嗽,伴有鸡鸣样吸气声为主要特征。如不及时治疗,常可并发肺炎、脑病等。

【病例验证】

疾病信息:黄某,男,3岁。1个月前出现阵发性剧烈性咳嗽,每次咳嗽至少20余声,西医诊断为百日咳,经服药,仍未能有效控制病情。经检查:咳嗽剧烈,咳声嘶哑重浊,遇寒加剧,食凉加重,痰黄黏稠,口干欲饮水,舌红,苔黄,或苔薄白,脉沉略数,辨为寒毒夹热证,治当温肺散寒,兼清肺热。

具体刮法:取风门穴、身柱穴、肺俞穴、列缺穴、尺泽穴、内关穴、合谷穴,在涂抹刮痧油后,行刮痧治疗,每周2次。二诊:咳嗽明显好转,继续行刮痧6次。三诊:诸症悉除,为了巩固疗效,又行刮痧3次。百日咳痊愈。

 方法1:初期,刮拭风门等穴,小儿"咳"不容缓

【刮痧选穴】风门穴、身柱穴、肺俞穴、列缺穴、尺泽穴、内关穴、合谷穴。

风门穴:在背部,当第2胸椎棘突下,旁开1.5寸。

身柱穴:在背部,当后正中线上,第3胸椎棘突下凹陷中。

肺俞穴:在背部,当第3胸椎棘突下,旁开1.5寸。

列缺穴：在前臂桡侧缘，桡骨茎突上方，腕横纹上1.5寸处，当肱桡肌与拇长展肌腱之间。

尺泽穴：在肘横纹中，肱二头肌腱桡侧凹陷处。

内关穴：在前臂掌侧，当曲泽穴与大陵穴的连线上，腕横纹上2寸，掌长肌腱与桡侧腕屈肌腱之间。

合谷穴：在手背，第1、2掌骨间，当第2掌骨桡侧的中点处。

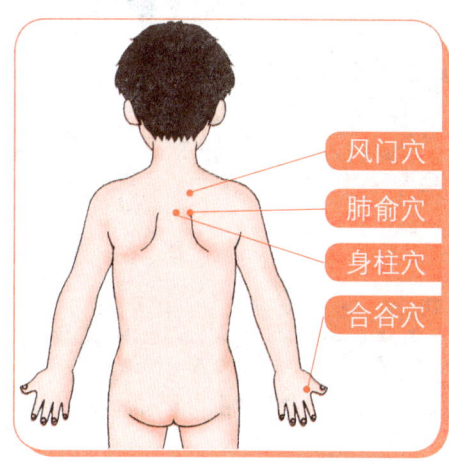
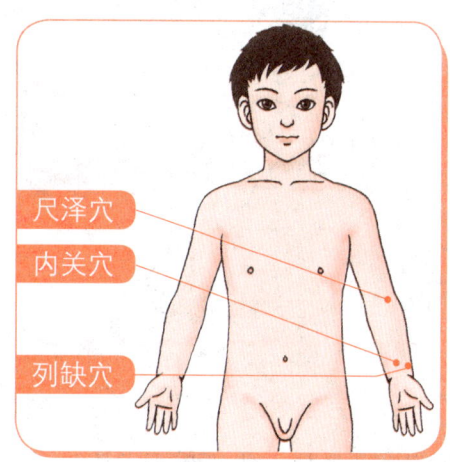

【刮痧操作】在刮拭部位涂抹刮痧油，先刮拭背部的风门穴、身柱穴、肺俞穴，以及前臂的列缺穴，点揉尺泽穴、内关穴、合谷穴，至出痧痕为止，手法力度轻柔。

【刮痧功效】百日咳发病初期症状似感冒，咳嗽、打喷嚏、流鼻涕，偶伴有轻微发热。3～4日后上述症状逐渐减轻，唯有咳嗽加重，夜间尤甚，进入痉咳期。本组刮拭对于百日咳的患儿来说，能祛除体内的痰湿，宣通肺气，疏散风邪，调理气机，对病症极有帮助。

 方法2：恢复期，刮拭肺俞等穴轻松把痰咳出来

【刮痧选穴】肺俞穴、脾俞穴、商阳穴、少商穴。

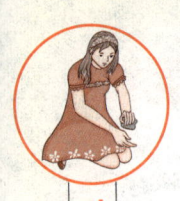

对症刮痧不生病

肺俞穴：在背部，当第3胸椎棘突下，旁开1.5寸。

脾俞穴：在背部，当第11胸椎棘突下，旁开1.5寸。

商阳穴：在手示指末节桡侧，距指甲角0.1寸。

少商穴：在手拇指末节桡侧，距指甲角0.1寸。

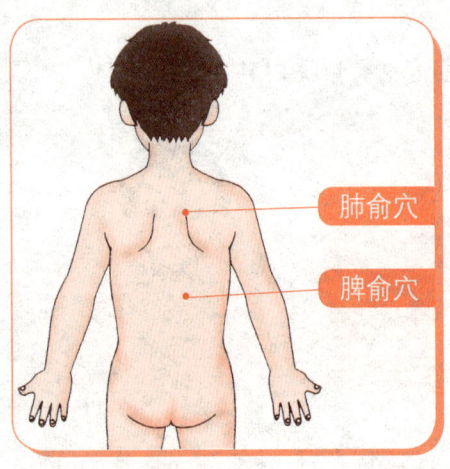
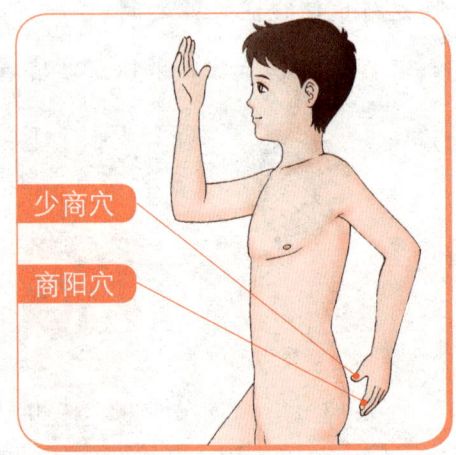

【刮痧操作】在刮拭部位涂抹刮痧油，先刮拭背部的肺俞穴、脾俞穴，再配合刮拭手部的商阳穴、少商穴，手法宜轻柔。

【刮痧功效】百日咳到最后的恢复期，痉咳逐渐好转，病症逐步痊愈。本组刮拭中，肺俞穴是呼吸系统疾病的特效穴，可疏风解表，宣肺散寒，配伍其他穴位，可缓解咳嗽痰多等百日咳症状。

小儿夜啼

小儿白日如常，入夜啼哭，或每夜定时啼哭，甚则通宵达旦者，称为夜啼。多见于1岁以内的乳婴儿。临床表现入夜啼哭不安，或每夜定时啼哭，甚则通宵达旦为特点。其多因脾寒、心热、体虚、惊恐等致心神失摄而发为本病。

【病例验证】

疾病信息：郭某，女，7个月。患儿于半月前患感冒，病愈后常夜啼，睡眠不实。经检查：患儿眼屎较多，大便干燥，小便腥臭，舌质红，苔薄白，指纹淡紫。诊为外感病后，余热不尽，热扰神明，少寐多啼之夜啼证。

具体刮法：取关元穴、内关穴、中脘穴、足三里穴，在涂抹刮痧油后，行刮痧治疗，2次即愈。

方法1：脾脏虚寒夜啼，刮拭关元等穴温脾散寒

【刮痧选穴】关元穴、内关穴、中脘穴、足三里穴。

关元穴：在下腹部，前正中线上，当脐中下3寸。

内关穴：在前臂掌侧，当曲泽穴与大陵穴的连线上，腕横纹上2寸，掌长肌腱与桡侧腕屈肌腱之间。

中脘穴：在上腹部，前正中线上，当脐中上4寸。

足三里穴：在小腿前外侧，当犊鼻下3寸，距胫骨前缘1横指（中指）。

【刮痧操作】在刮拭部位涂抹刮痧油，刮拭关元穴、内关穴、中脘穴、足三里穴。

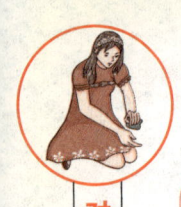

对症刮痧不生病

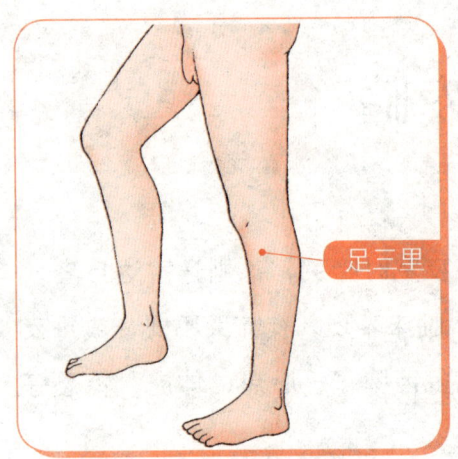
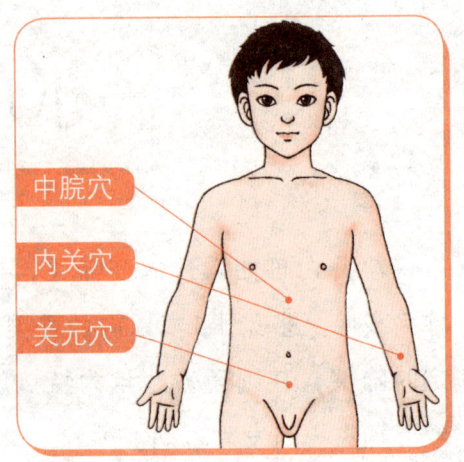

【刮痧功效】脾脏虚寒夜啼的症状是啼哭时哭声低弱,面色清白,四肢欠温,睡喜俯卧,腹喜摩按,口中气冷,曲腰抱膝,食少便溏,小便清长,舌淡苔白,脉沉细。本组刮拭有温脾散寒的作用,用于脾脏虚寒夜啼。

 **方法2:心经积热夜啼,刮拭神门等穴清心导滞**

【刮痧选穴】神门穴、大陵穴、三阴交穴。

神门穴:在腕部,腕掌侧横纹尺侧端,尺侧腕屈肌腱的桡侧凹陷处。

大陵穴:在腕掌横纹的中点处,当掌长肌腱与桡侧腕屈肌腱之间。

三阴交穴:在小腿内侧,当足内踝尖上3寸,胫骨内侧缘后方。

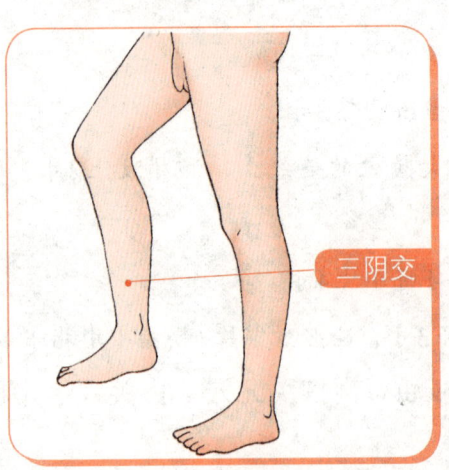
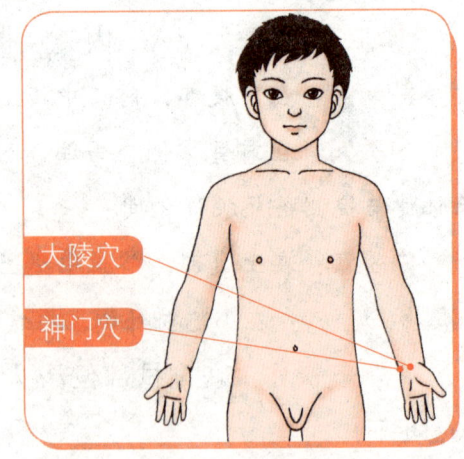

【刮痧操作】在刮拭部位涂抹刮痧油,先刮拭神门穴、大陵穴,再刮拭下肢三阴交穴。

【刮痧功效】心经积热夜啼的症状是啼哭时哭声响亮,面红唇赤,烦躁不安,口中气热,手腹俱热,睡喜仰卧,大便秘结,小便短涩,舌红苔黄,脉数有力,指纹较红紫。本组刮拭有清心导滞的作用,用于心经积热夜啼。

方法3:卒受惊恐夜啼,刮拭内关等穴镇惊安神

【刮痧选穴】内关穴、神门穴、三阴交穴。

内关穴:在前臂掌侧,当曲泽穴与大陵穴的连线上,腕横纹上2寸,掌长肌腱与桡侧腕屈肌腱之间。

神门穴:在腕部,腕掌侧横纹尺侧端,尺侧腕屈肌腱的桡侧凹陷处。

三阴交穴:在小腿内侧,当足内踝尖上3寸,胫骨内侧缘后方。

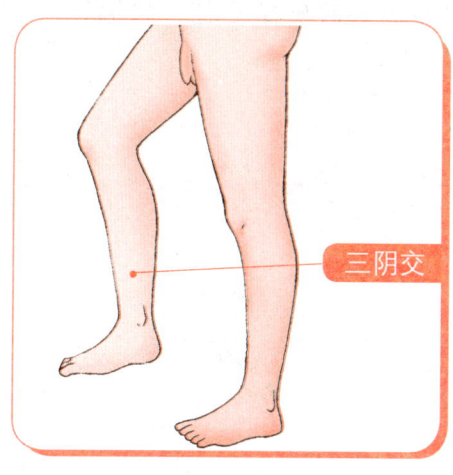
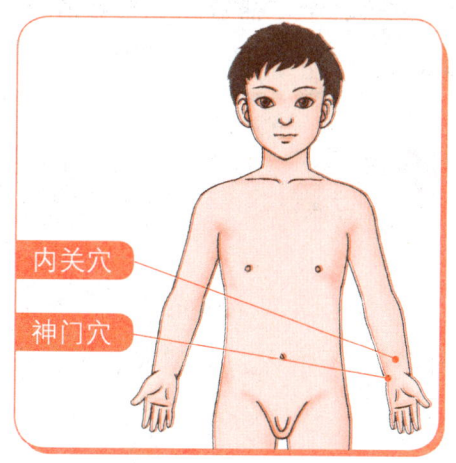

【刮痧操作】在刮拭部位涂抹刮痧油,刮拭内关穴、神门穴、三阴交穴。

【刮痧功效】卒受惊恐夜啼的症状是夜间突然啼哭,声音尖短,双目惊恐状,睡中时作惊惕,面色一会儿白一会儿青,紧偎母怀,脉象急数,指纹青。本组刮拭有镇惊安神的作用,用于卒受惊恐夜啼。

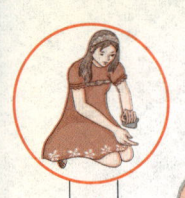

小儿便秘

小儿便秘是指肠蠕动缓慢,水分吸收过多,导致大便干燥硬结,排便次数减少且排便困难。患儿排便时哭闹费力,次数明显减少,有时2~3天,甚至6~7天排便一次。食物过于精细,饮食量不够,平时排便不规则或夏季饮水过少,均可引起小儿便秘。

【病例验证】

疾病信息:赵某,男,2岁。其妈妈诉:2~3天才大便一次,便干难下,常致脱肛,时有肛门渗血,半年来多方诊治,医院常给予泻火解毒通便药,但效果并不明显。经检查:脾气虚弱,运化无力而便秘。

具体刮法:取脾俞穴、胃俞穴、大肠俞穴、天枢穴、支沟穴、足三里穴,在涂抹刮痧油后,行刮痧治疗,几日后患儿的便秘逐渐消失。

 **方法1:暂时性便秘,刮拭脾俞等穴使大便畅通**

【刮痧选穴】脾俞穴、胃俞穴、大肠俞穴、天枢穴、支沟穴、足三里穴、三阴交穴、上巨虚穴。

脾俞穴:在背部,当第11胸椎棘突下,旁开1.5寸。

胃俞穴:在背部,当第12胸椎棘突下,旁开1.5寸。

大肠俞穴:在腰部,当第4腰椎棘

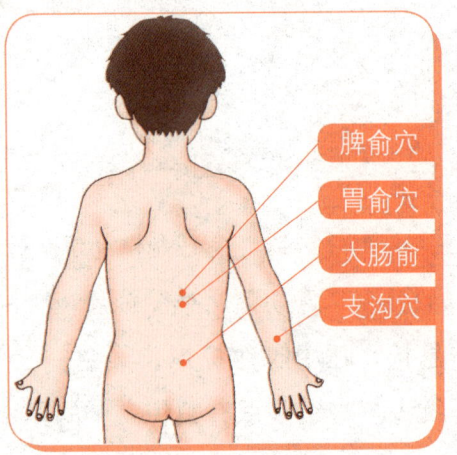

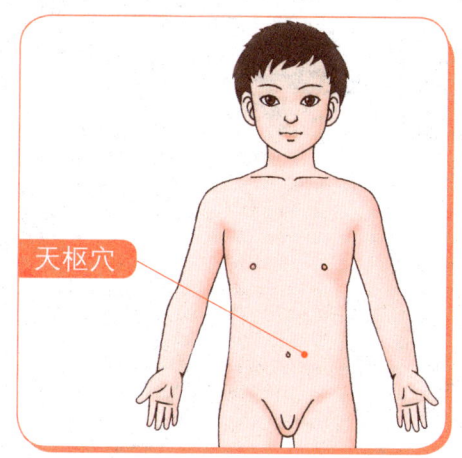 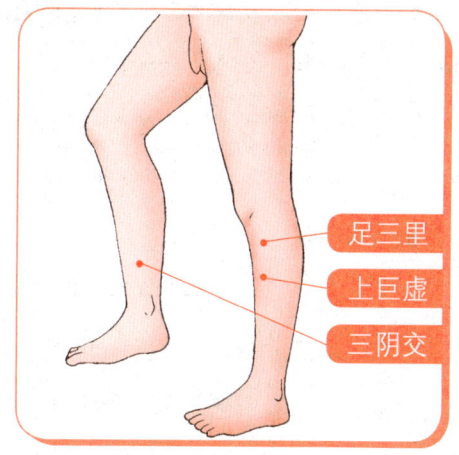

突下，旁开1.5寸。

天枢穴：在腹中部，平脐中，距脐中2寸。

支沟穴：在前臂背侧，当阳池穴与肘尖的连线上，腕背横纹上3寸，尺骨与桡骨之间。

足三里穴：在小腿前外侧，当犊鼻下3寸，距胫骨前缘1横指（中指）。

三阴交穴：在小腿内侧，当足内踝尖上3寸，胫骨内侧缘后方。

上巨虚穴：在小腿前外侧，当犊鼻下6寸，距胫骨前缘1横指（中指）。

【刮痧操作】在刮拭部位涂抹刮痧油，先刮拭背部的脾俞穴、胃俞穴、大肠俞穴；接着刮拭腹部的天枢穴、上肢的支沟穴；最后刮拭下肢的足三里穴、三阴交穴、上巨虚穴。每个穴位都要刮至出现痧痕为止。每日1次。

【刮痧功效】暂时性便秘的症状表现不是十分明显。本组刮拭借助刮痧的方式，可以起到刺激穴位的作用，从而增进小儿的胃肠蠕动，改善胃肠功能，缓解小儿暂时性便秘。

方法2：习惯性便秘，支沟等穴化解便秘之苦

【刮痧选穴】大肠俞穴、支沟穴、足三里穴、天枢穴、腹结穴。

大肠俞穴：在腰部，当第4腰椎棘突下，旁开1.5寸。

支沟穴：在前臂背侧，当阳池穴与肘尖的连线上，腕背横纹上3寸，尺骨与桡骨之间。

足三里穴：在小腿前外侧，当犊鼻下3寸，距胫骨前缘1横指（中指）。

天枢穴：在腹中部，平脐中，距脐中2寸。

腹结穴：在下腹部，大横穴下1.3寸，距前正中线4寸。

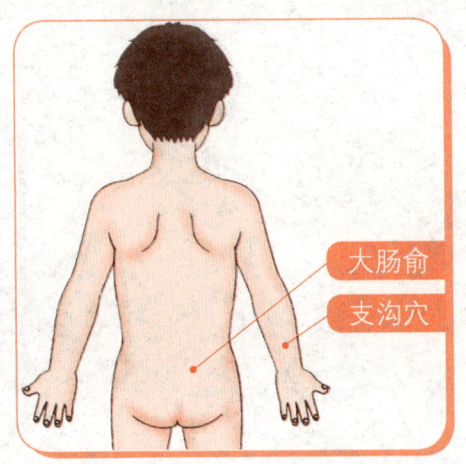

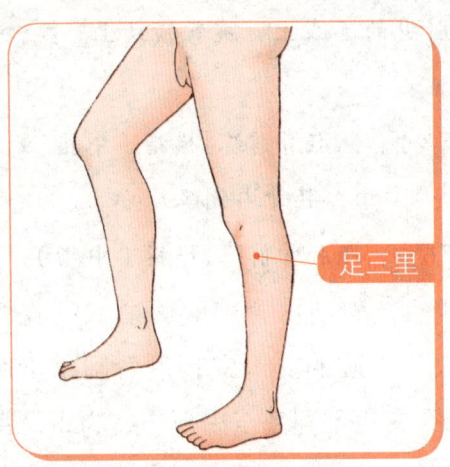

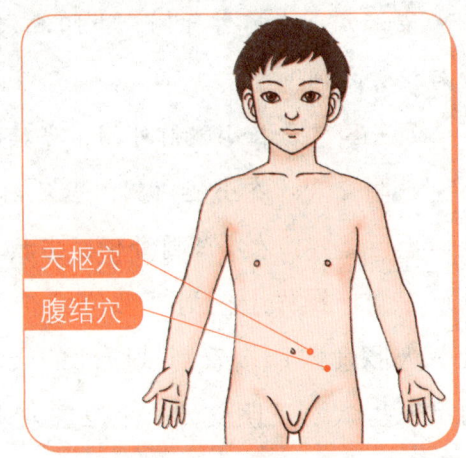

【刮痧操作】在刮拭部位涂抹刮痧油，先刮拭大肠俞穴、支沟穴、足三里穴，每个穴位都要刮至出痧痕为止，然后再点揉天枢穴、腹结穴。每日1次。

【刮痧功效】本组刮拭外散大肠腑之热，理气降逆，调和肠胃，可治疗小儿习惯性便秘。

 **方法3：虚证便秘，刮大肠俞等穴排便更有力**

【刮痧选穴】大椎穴、肾俞穴、大肠俞穴、小肠俞穴、天枢穴、足三里穴、气海穴、三阴交穴。

大椎穴：在后正中线上，第7颈椎棘突下凹陷处。

肾俞穴：在腰部，当第2腰椎棘突下，旁开1.5寸。

大肠俞穴：在腰部，当第4腰椎棘突下，旁开1.5寸。

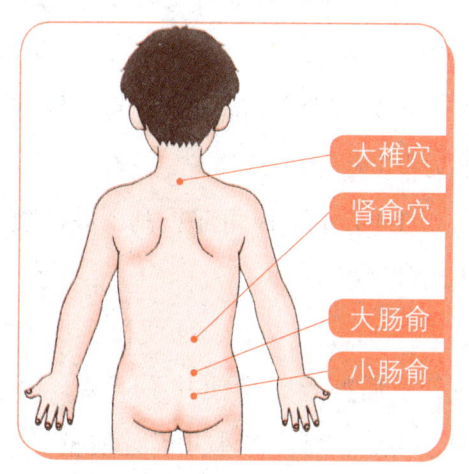

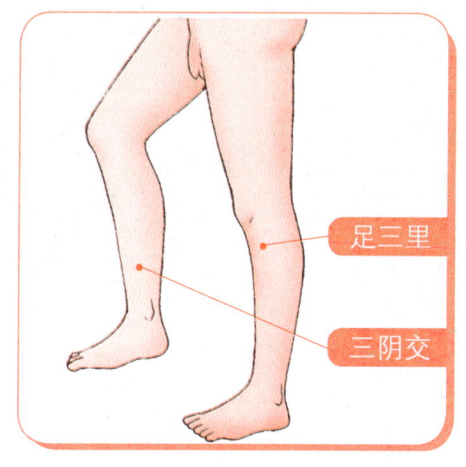

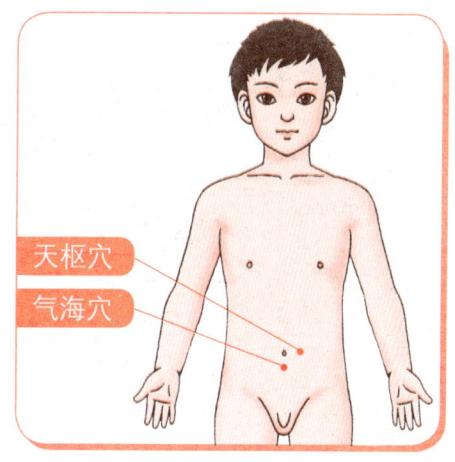

小肠俞穴：在骶部，当骶正中嵴旁1.5寸，平第1骶后孔。

天枢穴：在腹中部，平脐中，距脐中2寸。

足三里穴：在小腿前外侧，当犊鼻下3寸，距胫骨前缘1横指（中指）。

气海穴：在下腹部，前正中线上，当脐中下1.5寸。

三阴交穴：在小腿内侧，当足内踝尖上3寸，胫骨内侧缘后方。

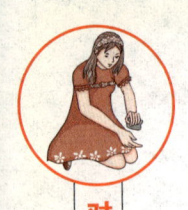

【刮痧操作】

（1）在刮拭部位涂抹刮痧油，刮颈后大椎穴，用力要轻柔，不可用力过重，可用刮板棱角刮拭，以出痧为度。

（2）刮拭背部肾俞穴至大肠俞穴、小肠俞穴，用刮板角部由上至下刮拭30次，出痧。

（3）刮拭腹部天枢穴至气海穴，用刮板角部自上而下刮拭30次，以出痧为度。

（4）用刮板角部重刮下肢内侧三阴交穴和外侧足三里穴，各30次，可不出痧。

【刮痧功效】虚证便秘表现为虽有便意，如厕努挣乏力，挣则汗出短气，便后疲乏，大便并不干结，面色苍白。本组刮拭有益气润肠、温阳通便之功效，可治疗小儿虚证便秘。

小儿腹泻

小儿腹泻是指小儿大便次数明显增多，便下稀薄，或如水样，多由于饮食不当或肠道内感染所致。对于正处于发育关键期的小儿来说，腹泻如果治疗不及时，会导致小儿营养不良，反复感染，从而影响小儿的生长发育。因此，对于腹泻的小儿，妈妈要找出原因，对症下药，才能事半功倍。

【病例验证】

疾病信息：蔡某，男，3岁。患腹泻，水样便，一日10余次，有奶瓣，有时发绿，诊为小儿腹泻。治疗当健脾补胃，厚肠敛泻，以培后天之本。

具体刮法：取大肠俞穴、胃俞穴、肾俞穴、龟尾穴、足三里穴，在涂抹刮痧油后，行刮痧治疗。刮痧治疗3次后痊愈。

方法1：风寒型腹泻，刮拭风门等穴疗效快

【刮痧选穴】风门穴、大椎穴、大肠俞穴。

风门穴：在背部，当第2胸椎棘突下，旁开1.5寸。

大椎穴：在后正中线上，第7颈椎棘突下凹陷处。

大肠俞穴：在腰部，当第4腰椎棘突下，旁开1.5寸。

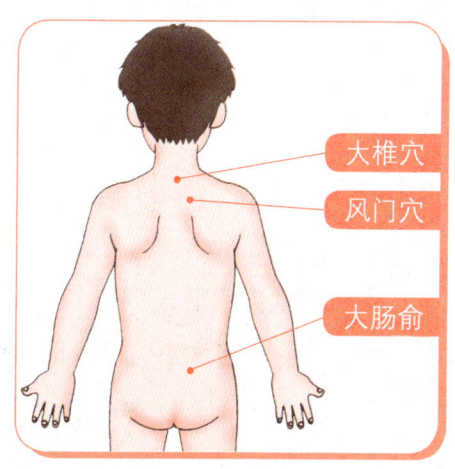

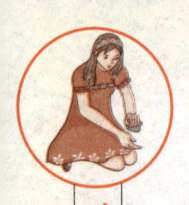

【刮痧操作】在刮拭部位均匀涂抹刮痧油，刮拭背部的风门穴、大椎穴、大肠俞穴，刮至皮肤红热或微微出痧。

【刮痧功效】风寒型腹泻表现为小儿大便稀薄多泡沫，色淡，臭味少，有腹鸣腹痛，或伴有发热，此型多见于腹泻的早期。本组刮拭主治小儿风寒型腹泻。

方法2：伤食型腹泻，绕脐推刮让孩子远离腹泻

【刮痧选穴】中脘穴、脐部周围。

中脘穴：在上腹部，前正中线上，当脐中上4寸。

【刮痧操作】在刮拭部位均匀涂抹刮痧油，刮拭腹部中脘穴，绕脐顺时针推刮5次，逆时针揉刮10次。

【刮痧功效】伤食型腹泻有腹胀腹痛、泻前哭闹、大便酸臭如蛋花状、口臭、不思饮食等症状。本组刮拭可以缓解腹泻，使大便成形。

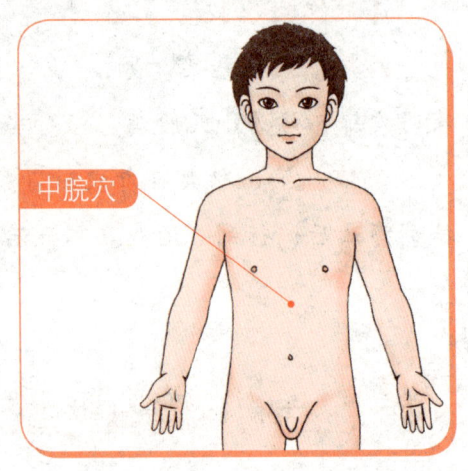

中脘穴

方法3：脾胃虚弱型腹泻，脾俞等穴健脾益胃止泻

【刮痧选穴】脾俞穴、胃俞穴、肾俞穴、大肠俞穴。

脾俞穴：在背部，当第11胸椎棘突下，旁开1.5寸。

胃俞穴：在背部，当第12胸椎棘突下，旁开1.5寸。

肾俞穴：在腰部，当第2腰椎棘突下，旁开1.5寸。

大肠俞穴：在腰部，当第4腰椎棘突下，旁开1.5寸。

【刮痧操作】在刮拭部位均匀涂抹刮痧油，刮拭背部的脾俞穴、胃俞穴、肾俞穴、大肠俞穴，手法轻柔，局部潮红即可。

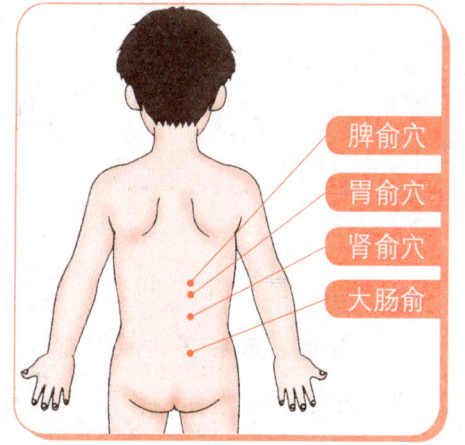

【刮痧功效】脾胃虚弱性腹泻主要表现为食后作泻，有未消化的乳食残渣，不臭，面色萎黄，消瘦。本组刮拭治疗腹泻，并有补脾、益胃、止泻的作用。

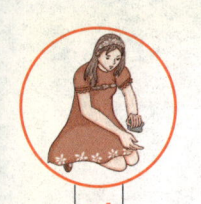

小儿疳积

疳积是小儿时期尤其是1~5岁儿童的一种常见病症。是指由于喂养不当，或由多种疾病影响，使脾胃受损而导致全身虚弱、面黄消瘦、发枯等慢性病症。下面来看看刮痧是怎样调治小儿疳积的。

【病例验证】

疾病信息：高某，男，1岁半。患儿于生后3个月即出现厌食，仅食母乳，不愿吃固体食物，进食后腹胀，时有呕吐，面色发黄，体弱、无力，坐立均落后于同龄儿，不会行走，智力发育正常。在当地医院多次就诊，诊断营养不良性贫血、佝偻病、消化不良，对症治疗无效。

具体刮法：取脾俞穴、胃俞穴、中脘穴、天枢穴、章门穴、气海穴、足三里穴、鱼际穴、四缝穴，在涂抹刮痧油后，行刮痧治疗，每周2次。1周后，患儿饮食正常，呕吐消失。

 **方法1：小儿疳积，刮拭脾俞等穴健脾胃消疳积**

【刮痧选穴】脾俞穴、胃俞穴、中脘穴、天枢穴、章门穴、气海穴、足三里穴、鱼际穴、四缝穴。

脾俞穴：在背部，当第11胸椎棘突下，旁开1.5寸。

胃俞穴：在背部，当第12胸椎棘突下，旁开1.5寸。

中脘穴：在上腹部，前正中线上，当脐中上4寸。

天枢穴：在腹中部，平脐中，距脐中2寸。

章门穴：在侧腹部，当第11肋游离端的下方。

气海穴：在下腹部，前正中线上，当脐中下1.5寸。

足三里穴：在小腿前外侧，当犊鼻下3寸，距胫骨前缘1横指（中指）。

鱼际穴：在手拇指本节（第1掌指关节）后凹陷处，约当第1掌骨中点桡侧，赤白肉际处。

四缝穴：在第2～5指掌侧，第1、2节横纹中央。

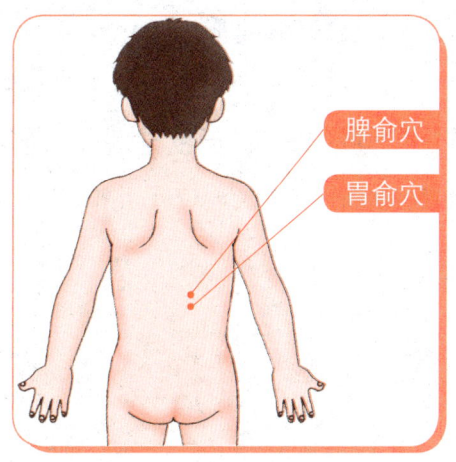

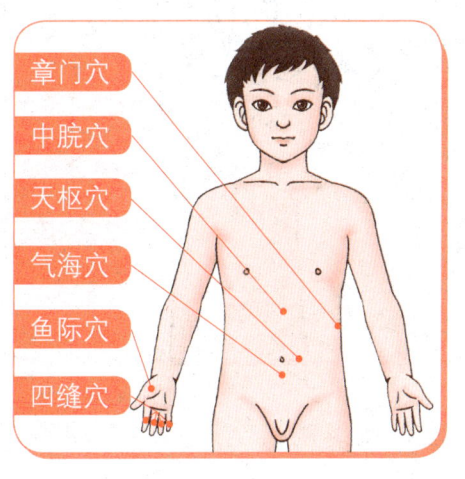

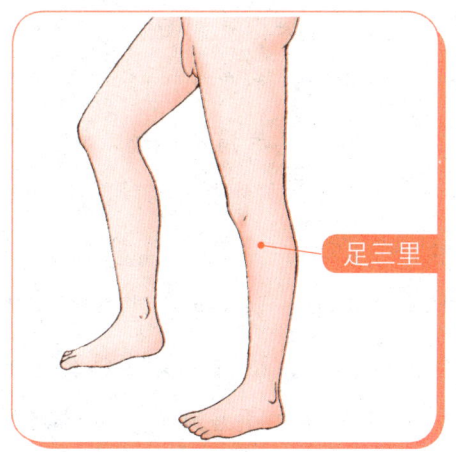

【刮痧操作】

（1）在刮拭部位涂抹刮痧油，刮拭背部脾俞穴至胃俞穴，宜用刮板角部从上向下刮拭，以出痧为度。

（2）刮拭腹部，从中脘穴向下刮至气海穴，用刮板角部自上而下刮拭30次，以出痧为度。

（3）分别刮拭腹部章门穴、天枢穴，30次，不宜过重，以出痧为度。

（4）鱼际穴、四缝穴放痧。

（5）刮下肢外侧足三里穴，由上至下，中间不宜停顿，至皮肤发红、皮下紫色痧斑痧痕形成为止。

【刮痧功效】本组刮拭中，中脘穴、章门穴、脾俞穴、胃俞穴为俞募配穴，可健脾和胃；天枢穴疏通胃肠积滞；气海穴健脾理气；鱼际穴放痧可清热宣肺；四缝穴治疗小儿疳积，经验效穴。

方法2：小儿食滞，刮拭脾经等健脾胃促消化

【刮痧选穴】脾经、板门穴、大肠经。

脾经：拇指桡侧面。

板门穴：手掌大鱼际平面中心。

大肠经：示指桡侧边。

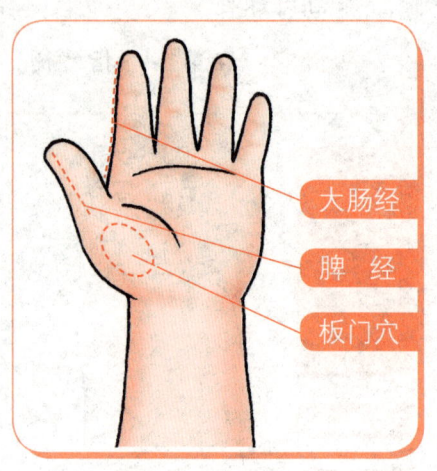

【刮痧操作】在刮拭部位涂抹刮痧油，刮痧者以一手握住婴幼儿的手，使其掌心向上，另一手自小儿拇指指尖向指根方向刮拭，然后再刮拭婴幼儿板门穴；最后使婴幼儿手掌侧放，自婴幼儿虎口沿桡侧缘刮拭至示指尖，动作要轻柔。

【刮痧功效】本组刮拭中，脾经能健脾和胃，有助于小儿消食解滞；板门穴可治疗宝宝腹胀、食欲缺乏；大肠经消食导滞，和中健脾，缓解小儿疳积。

小儿遗尿

小儿遗尿又称尿床，指睡中小便自遗，醒后方觉，故又称遗尿，多为3~12岁小儿之疾病。多因肾气不足，膀胱寒冷，下元虚寒，或病后体质虚弱，脾肺气虚，或不良习惯所致。做父母的千万别因"尿床不是病"的传统观念的误导而忽视孩子尿床，以免给孩子造成终生遗憾。

【病例验证】

疾病信息：张某，男，4岁，遗尿，每夜3~4次，均不能自醒，尤其劳累后更甚。经检查：患儿精神倦怠，身体瘦弱，面色萎黄，舌苔白，脉细，诊断为先天肾气虚弱，下元不固。

具体刮法：取气海穴、关元穴、太渊穴、足三里穴、三阴交穴，在涂抹刮痧油后，行刮痧治疗，每周2次，治疗5次后，夜间无尿床发生，偶有醒来排尿1次；又继续治疗3次巩固疗效，随访1年无复发。

方法1：肾气不足型遗尿，刮拭中极等穴抑止排尿

【刮痧选穴】中极穴、关元穴、肾俞穴、膀胱俞穴、三阴交穴、神门穴。

关元穴：在下腹部，前正中线上，当脐中下3寸。

中极穴：在下腹部，前正中线上，当脐中下4寸。

肾俞穴：在腰部，当第2腰椎棘突下，旁开1.5寸。

膀胱俞穴：在骶部，当骶正中嵴旁1.5寸，平第2骶后孔。

三阴交穴：在小腿内侧，当足内踝尖上3寸，胫骨内侧缘后方。

神门穴：在腕部，腕掌侧横纹尺侧端，尺侧腕屈肌腱的桡侧凹陷处。

【刮痧操作】

（1）在刮拭部位涂抹刮痧油，刮

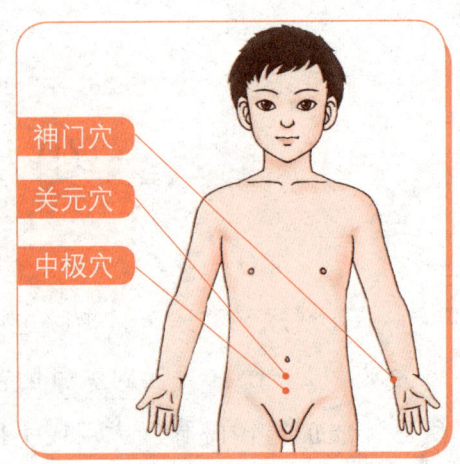

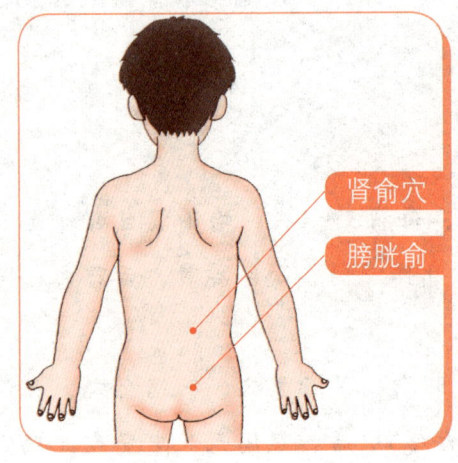

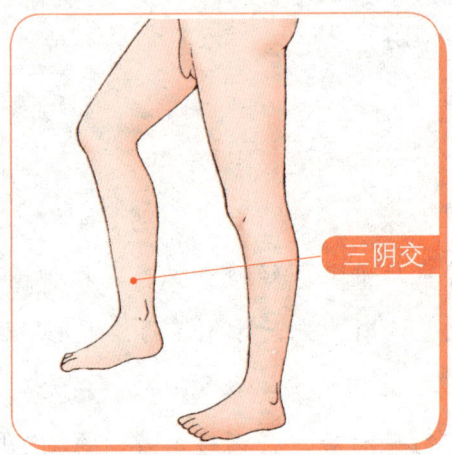

背部肾俞穴至膀胱俞穴，宜用刮板角部重刮30次，以出痧为度。

（2）刮腹部关元穴至中极穴，不宜重刮，自上而下来回刮动，至皮肤发红、皮下紫色痧斑痧痕形成为止。

（3）刮前臂内侧神门穴，不宜重刮，30次，出痧。

（4）重刮下肢三阴交穴，30次，出痧。

【刮痧功效】肾气不足型遗尿多由先天不足引起，如早产、双胎、胎弱、脏腑脊髓发育不全，常伴有手脚冰凉、神情疲倦、腰腿酸软等症状。本组刮拭能有效抑止小儿肾气不足型遗尿。

方法2：脾胃气虚型遗尿，刮拭气海等穴改善症状

【刮痧选穴】气海穴、关元穴、太渊穴、三阴交穴、足三里穴。

气海穴：在下腹部，前正中线上，当脐中下1.5寸。

关元穴：在下腹部，前正中线上，当脐中下3寸。

太渊穴：在腕掌侧横纹桡侧，桡动脉搏动处。

三阴交穴：在小腿内侧，当足内踝尖上3寸，胫骨内侧缘后方。

足三里穴：在小腿前外侧，当犊鼻下3寸，距胫骨前缘1横指（中指）。

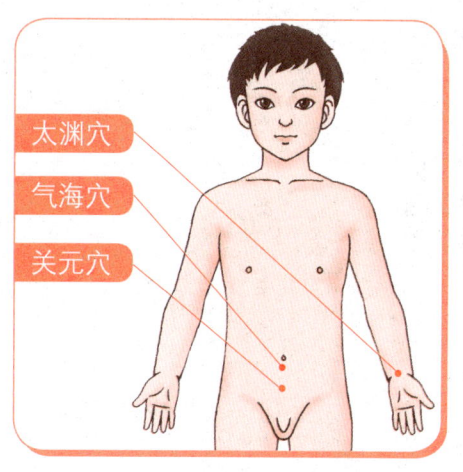
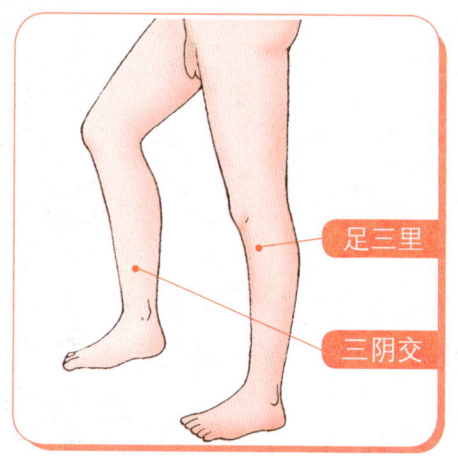

【刮痧操作】在刮拭部位均匀涂抹刮痧油，先刮拭腹部气海穴至关元穴，再刮前臂太渊穴和下肢三阴交穴、足三里穴，手法轻柔，局部潮红即可。

【刮痧功效】脾胃气虚型遗尿主要表现为不爱说话、食欲缺乏、大便溏薄。本组刮拭有健脾和胃之功效，可辅助治疗小儿脾胃气虚型遗尿。

第十二章 皮肤病怎么刮

各种皮肤病不仅影响美观，还会使人倍感无奈，产生自卑心理。尤其是在极注重外在形象的现代社会，皮肤病反复发作往往令许多人烦恼倍增。自然，药物的治疗是一种选择，而一法多治的刮痧疗法则是对症治疗的另一种方式，不仅安全方便，还能根治皮肤病。

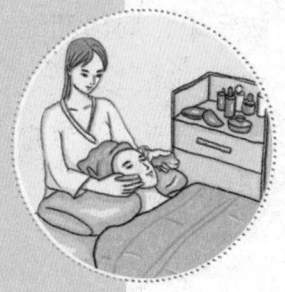

本章看点

- 湿 疹
- 痤 疮
- 荨麻疹
- 带状疱疹

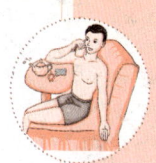
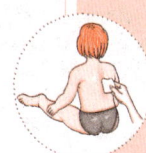
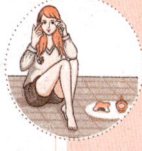
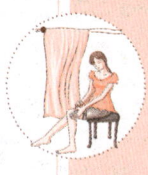

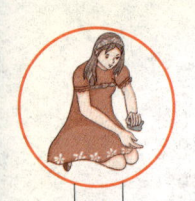

对症刮痧不生病

湿 疹

湿疹是一种常见的炎症性皮肤病，很多人都深受其害，这是一种易反复发作，可发生于任何年龄阶层的疾病。湿疹有急性湿疹和慢性湿疹之分，除药物治疗外，刮痧治疗湿疹也颇为有效。

【病例验证】

疾病信息：吴某，男，21岁。患者自幼身体虚弱，2年前一次外出淋雨回家后，双侧小腿出现湿疹，继而渗液瘙痒。经检查：双小腿胫前各有10厘米×6厘米片状增厚的苔藓样变皮损，两侧对称，受损皮肤肤色较黯，粗糙肥厚，呈苔藓样变，剧痒，皮损表面有搔痕，患者诉头昏乏力，腰酸肢软。

具体刮法：取血海穴、三阴交穴、足三里穴、曲池穴、膈俞穴、郄门穴，在涂抹刮痧油后，行刮痧治疗，每周2次。治疗4周后，患者瘙痒症状缓解，头昏、乏力症状亦缓解，其他症状如前，继续治疗。治疗8周后，受损皮肤趋于平坦，苔藓样变减退，瘙痒症状消除，亦不觉头昏、乏力。

 **方法1：除湿去痒，刮拭肺俞等穴去除湿疹**

【刮痧选穴】肺俞穴、曲池穴、阴陵泉穴、神门穴、大椎穴、委中穴。

肺俞穴：在背部，当第3胸椎棘突下，旁开1.5寸。

曲池穴：在肘横纹外侧端，屈肘，当尺泽穴与肱骨外上髁连线中点。

阴陵泉穴：在小腿内侧，当胫骨内侧髁后下方凹陷处。

神门穴：在腕部，腕掌侧横纹尺侧端，尺侧腕屈肌腱的桡侧凹陷处。
大椎穴：在后正中线上，第7颈椎棘突下凹陷处。
委中穴：在腘横纹中点，当股二头肌腱与半腱肌肌腱的中间。

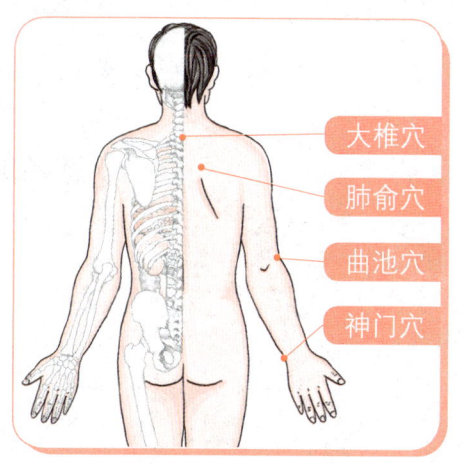
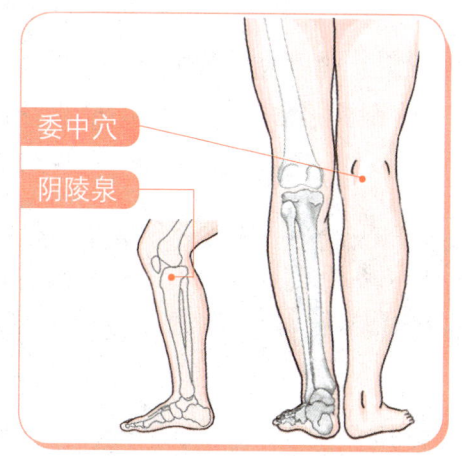

【刮痧操作】

（1）在刮拭部位涂抹刮痧油，刮颈后大椎穴，用力要轻柔，不可用力过重，可用刮板棱角刮拭。

（2）刮拭背部肺俞穴，用刮板角部自上而下刮拭30次，以出痧为度。

（3）分别刮上肢外侧曲池穴和内侧神门穴，至皮肤发红、皮下紫色痧斑痧痕形成为止。委中穴放痧。

（4）刮下肢内侧阴陵泉穴，不宜过重，30次，以出痧为度。

【刮痧功效】本组刮拭有除湿去痒之功效，可辅助治疗湿疹、皮肤瘙痒等病症。

 **方法2：清热化湿，刮拭上肢除湿不痒做得到**

【刮痧选穴】曲池穴、内关穴、合谷穴。

曲池穴：在肘横纹外侧端，屈肘，当尺泽穴与肱骨外上髁连线中点。

内关穴：在前臂掌侧，当曲泽穴与大陵穴的连线上，腕横纹上2寸，掌长肌腱与桡侧腕屈肌腱之间。

合谷穴：在手背，第1、2掌骨间，当第2掌骨桡侧的中点处。

【刮痧操作】在刮拭部位涂抹刮痧油，刮上肢曲池穴、内关穴、合谷穴，注意患者在发病时刮拭各穴均应采用重刮法，以清热化湿，平常可根据辨证不同，选用不同的穴位刮拭，调整体质。

【刮痧功效】本组刮拭有清热化湿之功效，可除去体内湿热，缓解湿疹患者的剧烈瘙痒。

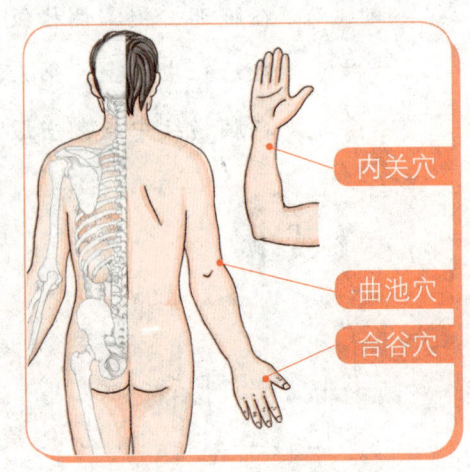

方法3：对付湿疹，刮拭血海穴轻松就能搞定

【刮痧选穴】血海穴。

血海穴：在大腿内侧，髌底内侧端上2寸，当股四头肌内侧头的隆起处。

【刮痧操作】在刮拭部位涂抹刮痧油，每日用面刮法从上向下刮拭血海穴1~2次，每次10~20下即可。

【刮痧功效】中医学认为，风是导致皮肤疾病的主要原因，古人云："治风先治血，血行风自灭。"因此，不难理解，血海穴也是治疗皮肤疾病常用穴之一，临床可用于治疗老年皮肤瘙痒症、带状疱疹、白癜风、股癣、湿疹、黄褐斑、过敏性紫癜、局限性硬皮病、神经性皮炎等疾病。

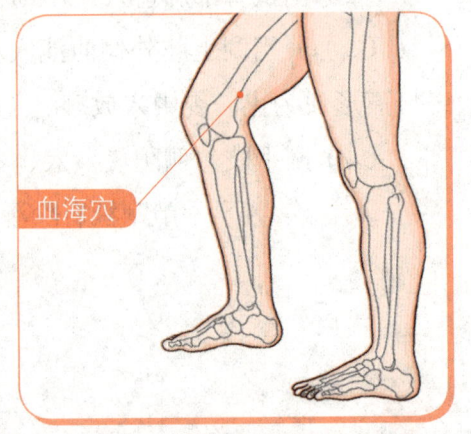

荨麻疹

荨麻疹是一种常见的过敏性皮肤病，俗称风疹块，是一种过敏性皮肤病。常因某种食物、药物、生物制品、病灶感染、精神因素、肠寄生虫、外界冷热等刺激引起。合理运用刮痧调治荨麻疹，疗效较好，不妨一试。

【病例验证】

疾病信息：谷某，女，40岁。3年来皮肤发热、瘙痒，搔抓后呈红条索状隆起，以夜间为甚，稍有触碰，即发红隆起。经检查：背部皮肤划痕试验（+），舌红紫，苔净，脉弦滑带数。诊断：荨麻疹，辨证：淤滞阻络，血瘀生风。

具体刮法：取风府穴、大椎穴、膈俞穴、曲池穴、合谷穴、足三里穴、血海穴，在涂抹刮痧油后，行刮痧治疗，在采用刮痧疗法时配合中药治疗，5次后瘙痒减轻，搔痕已不明显，继续治疗几次后痊愈，复查未见复发。

方法1：瘙痒灼热，刮拭风池等穴疏风止痒

【刮痧选穴】风池穴、膈俞穴、肝俞穴、大肠俞穴。

风池穴：在项部，当枕骨之下，与风府穴相平，胸锁乳突肌与斜方肌上端之间的凹陷处。

膈俞穴：在背部，当第7胸椎棘突下，旁开1.5寸。

肝俞穴：在背部，当第9胸椎棘突下，旁开1.5寸。

大肠俞穴：在腰部，当第4腰椎棘突下，旁开1.5寸。

【刮痧操作】在刮拭部位涂抹刮痧油，以单角刮拭头颈部双侧风池穴；再以面刮法刮拭背部膈俞穴至大肠俞穴。

【刮痧功效】本组刮拭中，风池穴、肝俞穴可疏泄风寒，解郁安神；膈俞穴可和血理气；大肠俞穴可理气化滞，合穴可疏风止痒，祛除荨麻疹。

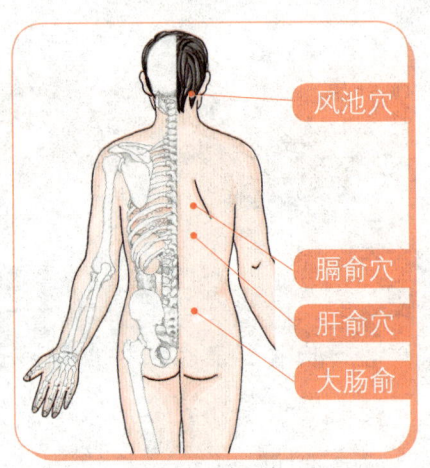

 方法2：祛除荨麻疹，刮拭曲池等穴巧妙缓解

【刮痧选穴】曲池穴、手三里穴、治痒穴、血海穴、三阴交穴。

曲池穴：在肘横纹外侧端，屈肘，当尺泽穴与肱骨外上髁连线中点。

手三里穴：在前臂背面桡侧，当阳溪穴与曲池穴连线上，肘横纹下2寸。

治痒穴：在手腕放下时，从肩膀凹洼，以垂直线而下，该线与乳头的水平线相交处。

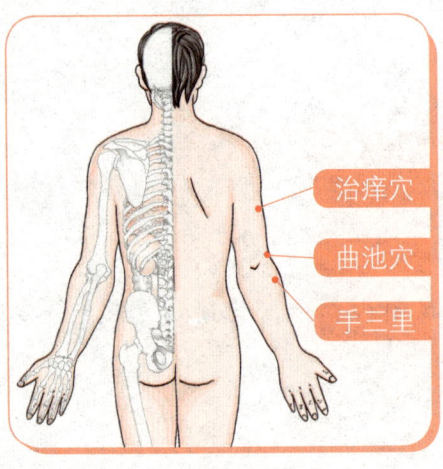

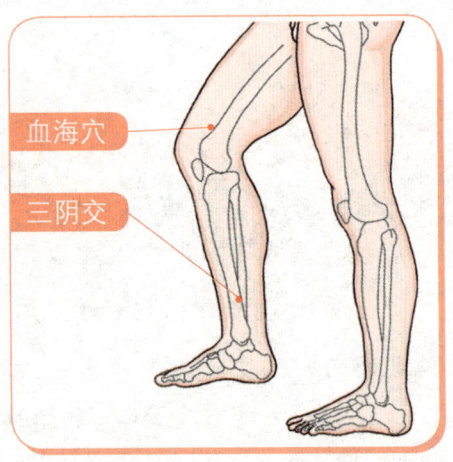

血海穴：屈膝，在大腿内侧，髌底内侧端上2寸，当股四头肌内侧头的隆起处。

三阴交穴：在小腿内侧，当足内踝尖上3寸，胫骨内侧缘后方。

【刮痧操作】在刮拭部位涂抹刮痧油，用面刮法刮拭上肢曲池穴至手三里穴，奇穴双侧治痒穴，接着用面刮法刮拭下肢双侧血海穴、三阴交穴。

【刮痧功效】本组刮拭中，治痒穴是治疗皮肤炎症的奇效穴；曲池穴至手三里穴可疏风解表，还可调节肠胃功能；血海穴、三阴交穴调和气血与脾胃。坚持进行刮拭对荨麻疹、皮炎等有疗效。

方法3：发作期，刮拭风市等穴效果看得见

【刮痧选穴】风市穴、阳陵泉穴、血海穴、曲池穴、臂臑穴、外关穴、内关穴。

风市穴：在大腿外侧部的中线上，当腘横纹上7寸，或直立垂手时，中指尖处。

阳陵泉穴：在小腿外侧，当腓骨小头前下方凹陷处。

血海穴：屈膝，在大腿内侧，髌底内侧端上2寸，当股四头肌内侧头的隆起处。

曲池穴：在肘横纹外侧端，屈肘，当尺泽穴与肱骨外上髁连线中点。

臂臑穴：在臂外侧，三角肌止点处，当曲池穴与肩髃穴连线上，曲池穴上7寸处。

外关穴：在前臂背侧，当阳池穴与肘尖的连线上，腕背横纹上2寸，尺骨与桡骨之间。

内关穴：在前臂掌侧，当曲泽穴与大陵穴的连线上，腕横纹上2寸，掌长肌腱与桡侧腕屈肌腱之间。

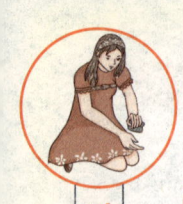
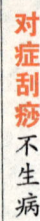

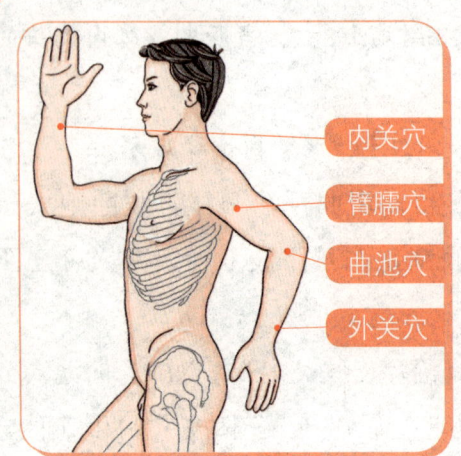
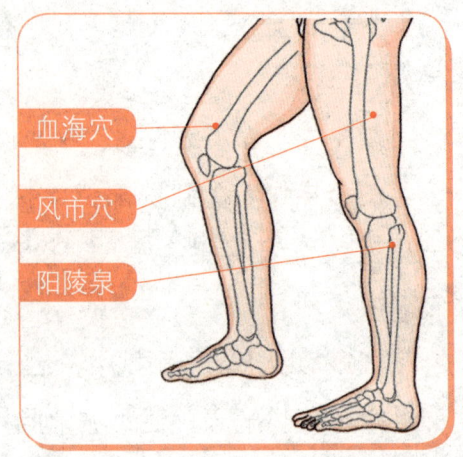

【刮痧操作】用面刮法由上而下依次刮拭风市穴、阳陵泉穴、血海穴、曲池穴、臂臑穴、外关穴、内关穴，每个穴位半分钟，以周身微汗出为最佳。

【刮痧功效】本组刮拭的操作，可在荨麻疹发作期起到明显的治疗效果。

痤疮

痤疮，俗称青春痘、粉刺、暗疮，中医古代称面疱、酒刺。是皮肤科常见病，多发病。据学者们统计，在青春期男性有95%、女性有85%患过不同程度的痤疮。虽然危害不大，但是影响美观，采用刮痧疗法并能坚持不懈，就可以摆脱痤疮的困扰。

【病例验证】

疾病信息：靳某，男，24岁。患者18岁颜面始出粉刺，未经治疗，至21岁病情加重，颜面布满大小不等结节，挤之有豆渣样物排出，治疗1年余，未效。经检查：面部油腻，毛孔粗大，除鼻及眼周外，他处均见多数散在黑头粉刺及米粒至豌豆大小结节隆起，根底融合成片，肿胀紫黯，黑头粉刺挤压有豆渣样物排出，大结节挤压有稀薄脓性及血性分泌物。脉洪数有力，舌淡，苔微黄而腻，大便较干。

具体刮法：让患者洗净面部，常规面部消毒，用痤疮挑挤器挑破黑头粉刺及隆起结节，挤出豆渣样物及脓血性分泌物后，取合谷穴、曲池穴、足三里穴、三阴交穴、血海穴、内庭穴、支沟穴，在涂抹刮痧油后，行刮痧治疗，每周2次。治疗4周后痊愈，无明显瘢痕和色素，皮肤细嫩。随访未复发。

方法1：肺经蕴热型痤疮，大椎等穴清凉肺血

【刮痧选穴】大椎穴、肺俞穴、尺泽穴、曲池穴、合谷穴。

大椎穴：在后正中线上，第7颈椎棘突下凹陷处。

肺俞穴：在背部，当第3胸椎棘突下，旁开1.5寸。

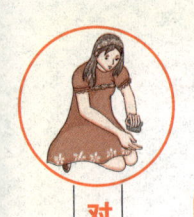

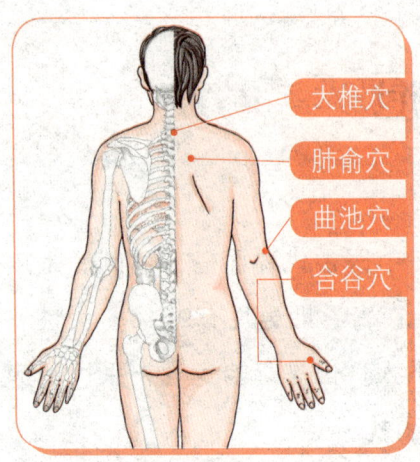

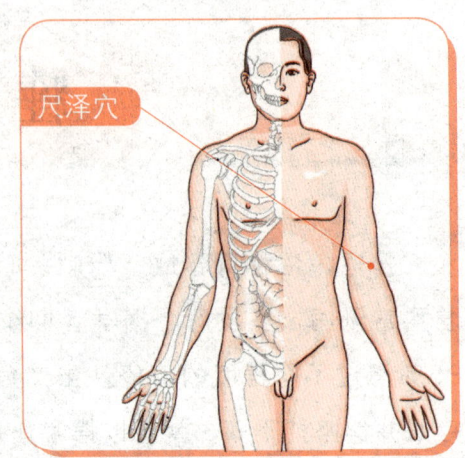

尺泽穴：在肘横纹中，肱二头肌腱桡侧凹陷处。

曲池穴：在肘横纹外侧端，屈肘，当尺泽穴与肱骨外上髁连线中点。

合谷穴：在手背，第1、2掌骨间，当第2掌骨桡侧的中点处。

【刮痧操作】

（1）在刮拭部位涂抹刮痧油，刮颈后大椎穴，用力要轻柔，不可用力过重，可用刮板棱角刮拭。

（2）刮拭背部肺俞穴，用刮板角部自上而下刮拭30次，以出痧为度。

（3）分别刮上肢内侧尺泽穴、外侧曲池穴和手部合谷穴，至皮肤发红、皮下紫色痧斑痧痕形成为止。

【刮痧功效】肺经蕴热型痤疮表现为痤疮丘疹，多分布于鼻周。本组刮拭有清凉肺血之功效，可治疗肺经蕴热型痤疮。

 方法2：脾胃湿热型痤疮，脾俞等穴清热利湿

【刮痧选穴】脾俞穴、合谷穴、三阴交穴、足三里穴、丰隆穴。

脾俞穴：在背部，当第11胸椎棘突下，旁开1.5寸。

合谷穴：在手背，第1、2掌骨间，当第2掌骨桡侧的中点处。

三阴交穴：在小腿内侧，当足内踝尖上3寸，胫骨内侧缘后方。

足三里穴：在小腿前外侧，当犊鼻下3寸，距胫骨前缘1横指（中指）。

丰隆穴：在小腿前外侧，当外踝尖上8寸，条口穴外，距胫骨前缘2横指（中指）。

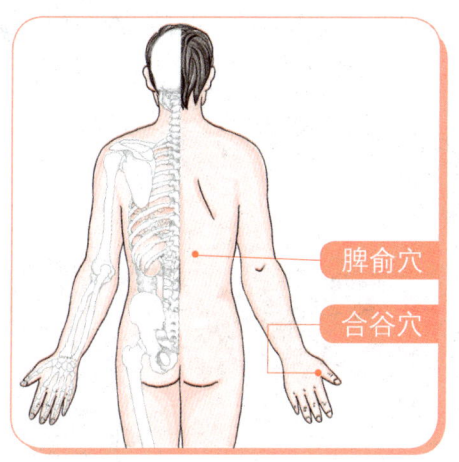 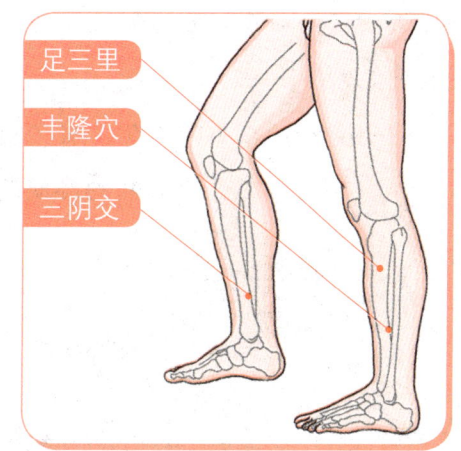

【刮痧操作】

（1）在刮拭部位涂抹刮痧油，刮背部脾俞穴，宜用刮板角部从上向下刮拭，以出痧为度。

（2）刮手部合谷穴，至皮肤发红、皮下紫色痧斑痧痕形成为止。

（3）刮下肢内侧三阴交穴，至皮肤发红、皮下紫色痧斑痧痕形成为止。

（4）最后重刮下肢外侧足三里穴至丰隆穴，用刮板角部由上至下，应一次到位，中间不宜停顿，30次，可不出痧。

【刮痧功效】脾胃湿热型痤疮表现除丘疹外，常以结节囊肿为主，皮肤出油较多，治愈后常留瘢痕。本组刮拭有清热利湿之功效，可治疗脾胃湿热型痤疮。

 方法3：瘀血阻滞型痤疮，曲池等穴活血化瘀

【刮痧选穴】曲池穴、支沟穴、合谷穴、血海穴、三阴交穴、内庭穴。

曲池穴：在肘横纹外侧端，屈肘，当尺泽穴与肱骨外上髁连线中点。

支沟穴：在前臂背侧，当阳池穴与肘尖的连线上，腕背横纹上3寸，尺骨与桡骨之间。

合谷穴：在手背，第1、2掌骨间，当第2掌骨桡侧的中点处。

血海穴：屈膝，在大腿内侧，髌底内侧端上2寸，当股四头肌内侧头的隆起处。

三阴交穴：在小腿内侧，当足内踝尖上3寸，胫骨内侧缘后方。

内庭穴：在足背，第2、3趾间缝纹端。

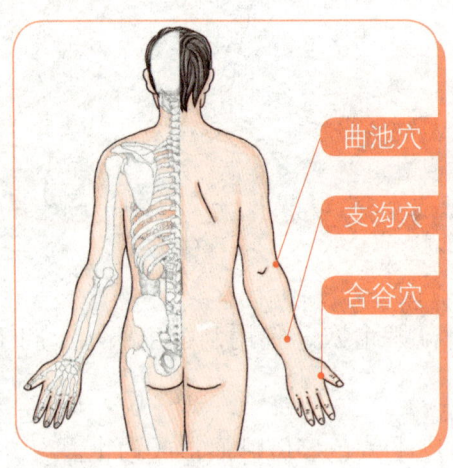
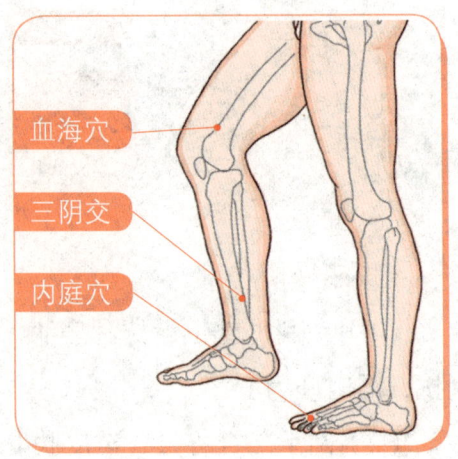

【刮痧操作】

（1）在刮拭部位涂抹刮痧油，刮上肢外侧曲池穴至支沟穴和手部合谷穴，由上至下，中间不宜停顿，至皮肤发红、皮下紫色痧斑痧痕形成为止。

（2）刮下肢血海穴至三阴交穴，遇关节部位不可强力重刮，由上至下，中间不宜停顿，一次刮完，至皮肤发红、皮下紫色痧斑痧痕形成为止。

（3）重刮足部内庭穴，用刮板角部刮30次，以出痧为度。

【刮痧功效】瘀血阻滞型痤疮以口周丘疹为主，兼有黯斑。本组刮拭有活血化瘀之功效，可治疗瘀血阻滞型痤疮。

带状疱疹

带状疱疹是一种由病毒引起的皮肤病，可发生于身体任何部位，但以腰背为多见，故此俗称"串腰龙"。中医学认为，该病的发生多因情志内伤、肝郁气滞、日久化火而致肝胆火盛、外受毒邪而发。刮痧疗法可以作为该病的辅助疗法，对疾病的恢复很有帮助。

【病例验证】

疾病信息：赵某，女，44岁。左侧眉、额疼痛，随后出现水疱，诊为带状疱疹，打点滴数日后，局部已经结痂，但疼痛反而加重，尤以夜间为重。食纳及大便均正常，夜尿两三次至四五次不等。形瘦唇红。脉右关弦有力，左关小弦微滑，两手均稍缓，舌淡红边有齿痕，苔薄白微腻。

具体刮法：取皮疹水疱局部、阴陵泉穴、三阴交穴、内庭穴、血海穴，行刮痧治疗，每周2次。治疗4次后，症状明显缓解。治疗4周后，症状消失。

方法1：肝胆火旺型带状疱疹，刮拭胆俞等穴调治

【刮痧选穴】皮疹水疱局部、胆俞穴、外关穴、血海穴、曲泉穴、侠溪穴、太冲穴。

胆俞穴：在背部，当第10胸椎棘突下，旁开1.5寸。

外关穴：在前臂背侧，当阳池穴与肘尖的连线上，腕背横纹上2寸，尺骨与桡骨之间。

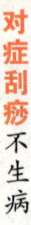

血海穴： 屈膝，在大腿内侧，髌底内侧端上2寸，当股四头肌内侧头的隆起处。

曲泉穴： 在膝内侧，屈膝，当膝关节内侧端，股骨内侧髁的后缘，半腱肌、半膜肌止端的前缘凹陷处。

侠溪穴： 在足背外侧，当第4、5趾缝间，趾蹼缘后方赤白肉际处。

太冲穴： 在足背侧，当第1、2跖骨间隙的后方凹陷处。

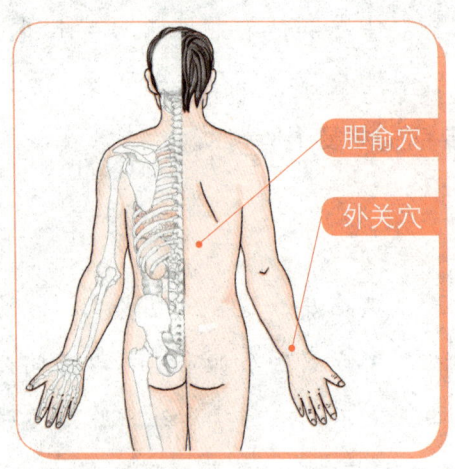
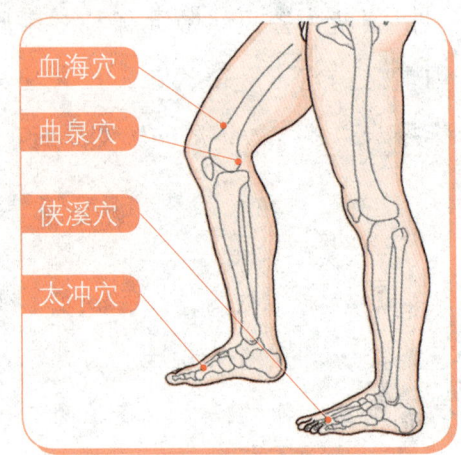

【刮痧操作】

（1）在刮拭部位涂抹刮痧油，刮拭背部胆俞穴，用刮板角部由上至下刮拭30次，出痧。

（2）刮皮疹水疱局部，不宜重刮，切不可触碰水疱，以出痧为度。

（3）重刮上肢外关穴30次，以出痧为度。

（4）用刮板角部重刮下肢血海穴和曲泉穴，足部侠溪穴、太冲穴，各30次，可不出痧。

【刮痧功效】肝胆火旺型带状疱疹表现为皮损鲜红，灼热刺痛，伴口苦、烦躁易怒、小便短赤。本组刮拭有去热止痛之功效，可治疗肝胆火旺型带状疱疹。

方法2：脾胃湿热型带状疱疹，刮拭血海等穴调治

【刮痧选穴】皮疹水疱局部、血海穴、阴陵泉穴、三阴交穴、内庭穴。

血海穴：屈膝，在大腿内侧，髌底内侧端上2寸，当股四头肌内侧头的隆起处。

阴陵泉穴：在小腿内侧，当胫骨内侧髁后下方凹陷处。

三阴交穴：在小腿内侧，当足内踝尖上3寸，胫骨内侧缘后方。

内庭穴：在足背，第2、3趾间缝纹端。

【刮痧操作】

（1）在刮拭部位涂抹刮痧油，刮皮疹水疱局部，不宜重刮，切不可触碰水疱，以出痧为度。

（2）刮下肢血海穴、阴陵泉穴至三阴交穴，遇关节部位不可强力重刮，由上至下，中间不宜停顿，一次刮完，至皮肤发红、皮下紫色痧斑痧痕形成为止。

（3）用刮板角部重刮足部内庭穴30次，可不出痧。

【刮痧功效】脾胃湿热型带状疱疹以皮损淡红、起黄白水疱、渗水糜烂，伴食欲缺乏、腹胀为主要表现。本组刮拭有健脾去湿之功效，可治疗脾胃湿热型带状疱疹。

方法3：气滞血瘀型带状疱疹，刮拭阿是穴调治

【刮痧选穴】阿是穴。

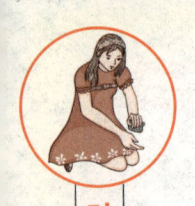

阿是穴：以痛为腧，即人们常说的"有痛便是穴"。

【刮痧操作】在刮拭部位先涂抹刮痧油，在胸胁痛处刮拭，不宜过重，刮板成45°角，以出痧为度。

【刮痧功效】采用刮拭阿是穴治疗气滞血瘀型带状疱疹，以疏通局部血络，以热引热，引邪发散，拔引郁毒。